JN249816

カダバーと動画で学ぶ
頭蓋底アプローチ

監修 栗栖　薫　広島大学大学院医歯薬保健学研究科
脳神経外科学教授

編著 井川房夫　広島大学大学院医歯薬保健学研究科
脳神経外科学准教授

川原信隆　前横浜市立大学大学院医学研究科
脳神経外科学教授

後藤剛夫　大阪市立大学大学院医学研究科
脳神経外科学講師

中外医学社

執筆者一覧 （執筆順）

川 俣 貴 一	東京女子医科大学脳神経外科学講座教授・講座主任
阿久津博義	筑波大学医学医療系脳神経外科講師
堀口健太郎	千葉大学大学院医学研究院脳神経外科学助教
後 藤 剛 夫	大阪市立大学大学院医学研究科脳神経外科学講師
大 畑 建 治	大阪市立大学大学院医学研究科脳神経外科学教授
木 下 康 之	広島大学大学院医歯薬保健学研究科脳神経外科学助教
富 永　　篤	県立広島病院脳神経外科主任部長
中 川 隆 之	京都大学大学院医学研究科耳鼻咽喉科・頭頸部外科講師
岩味健一郎	愛知医科大学医学部脳神経外科学講師
齋 藤　　清	福島県立医科大学医学部脳神経外科学教授
井 川 房 夫	広島大学大学院医歯薬保健学研究科脳神経外科学准教授
野 口 明 男	杏林大学医学部脳神経外科学講師
森　　健太郎	防衛医科大学校脳神経外科学講座教授
鮫 島 哲 朗	浜松医科大学医学部脳神経外科講師
吉 田 一 成	慶應義塾大学医学部脳神経外科学教授
伊 澤 仁 之	東京医科大学脳神経外科学分野助教
河 野 道 宏	東京医科大学脳神経外科学分野主任教授
森 迫 拓 貴	大阪市立大学大学院医学研究科脳神経外科学講師
太 田 仲 郎	札幌禎心会病院脳神経外科副部長
谷 川 緑 野	札幌禎心会病院副院長
坂 田 勝 巳	横浜市立大学附属市民総合医療センター脳神経外科部長・准教授
末 永　　潤	横浜市立大学大学院医学研究科脳神経外科学講師
田 中 貴 大	横浜市立大学大学院医学研究科脳神経外科学
川 原 信 隆	前横浜市立大学大学院医学研究科脳神経外科学教授
山 口　　智	広島大学大学院医歯薬保健学研究科脳神経外科学助教
原 田 洋 一	水戸ブレインハートセンター副院長

監修の序

　この度，井川房夫准教授，川原信隆前教授，後藤剛夫講師の編集による『カダバーと動画で学ぶ頭蓋底アプローチ』が発刊されることとなりました．これまで数多くの手術書が発刊され，我々は勉強させて頂いてきました．

　手術記録の中に描かれるきれいな図は「芸術」とまでいえるような素晴らしいものであり，非常に印象的でイメージを長く残しておくのに役立っています．一方最近では手術中の画像記録がビデオから DVD に代わり，その局面，局面でのデジタル画像をダウンロードして，手術記録に貼り付けることが多くなったと思います．手術顕微鏡下での cadaver dissection は微小解剖を学べる点，あるいは頭蓋底の解剖，白質線維の走行など実際に手術のシミュレーションも兼ねて研修できる点が，ただ手術ビデオを観て勉強するより遥かにより実地的です．

　本刊は，それらのそれぞれの利点を活かし，また，制限をカバーして克服するものとして，これまでにない企画で構成されています．手術では，制限のある中で，できるだけ侵襲少なく，最大限の対応可能な手術アプローチや手術操作，術野の展開が要求されます．その局所の解剖学的オリエンテーションを得るために，必要でないところまで剥離や切開・露出を行うわけにはいきません．一方，カダバーを用いての勉強では，最終的には全て露出しても構わない状況で，アプローチのそれぞれの局面における展開を確認しながら，開放や切開，切離を進めていくことが可能です．それに，それぞれの手術アプローチにおける言語的な解説が加わることとなります．もちろん，ポイントになるそれぞれのモダリティーでの画像の術前の読み，更にはそれらを複合して作成されたシミュレーション画像も，最近では当たり前のように検討されています．それらが経験の少ない術者に，あたかも実際の手術に於ける術野の展開に近似した立体的手術局所解剖学を学ぶ機会となっています．

　これらの要素を書籍と，Web 上からアクセスすることにより動画も閲覧できて，手元にあるテキストを読みながら，PC 上で動画を確認し，まるで手術室や解剖センターにいるかのような空間を生み出すことになります．まさに，紙媒体だけではなく，また，ビデオや DVD だけでなく，様々な情報媒体を応用しての新しい情報供与・応用による教育が実践できるわけです．将来大きく出版界に影響を与えるような試みとも取ることができます．

　改めて，このような形での本書の作成と更に発刊決定をされました，編者と出版社に敬意を表すものであります．読者の皆様が，「複合された頭蓋底への手術アプローチに関する情報」を大いに活用して，限られた経験の中にあっても最大限の安全性と有効性を得ることができますことを，その結果として患者さんに最大限の益を与えることができますことを願ってやみません．

　　2017 年 4 月

広島大学副理事・広島大学大学院医歯薬保健学研究科脳神経外科学教授

栗　栖　　薫

序

　頭蓋底アプローチは症例が少なく，経験を積みたくても困難な領域でした．いつ必要になるかはわからないけれど，若いころからカダバーダイセクションコースへ参加し，頭蓋底の解剖を勉強してきました．しかし，一度や二度のコースへの参加では実践に役立たず，何度もコースへ参加する必要がありました．必要なアプローチの直前に，カダバーで同じアプローチをしておくのが理想ですが，なかなか理想通りにはいきません．

　どんな達人，エキスパートでも生まれて初めての手術アプローチがあります．やったことがないアプローチは重圧もありますが，脳神経外科の醍醐味の一つで，それを乗り越えた時には大きな達成感が得られます．プロスポーツの選手が「プレッシャーを楽しむ」と言いますが，脳神経外科医もプレッシャーは自分を育ててくれることを知り，前向きに受け止める姿勢が大切だと考えます．プレッシャーに勝つためには事前に十分な準備をせざるを得ません．手術動画だけでなく，カダバー動画を繰り返し見ることは非常に有用です．

　以前，福島孝徳先生のカダバーコースのあと，カダバー動画ビデオが配布されたことがありました．音声の入った芸術的な解剖コースは何度見ても新たな勉強になりました．また，九州大学の先生方がロートン先生から学んだ解剖動画をVHSビデオ動画シリーズに作成され，術前にVHSビデオを擦り切れるほど見て右脳に叩き込みました．患者さんを担当し，術前に解剖動画を見ることは本当に実践勉強になりました．これらの経験から私は，手術動画だけでなく，カダバー動画が脳神経外科医に絶対に役立つと確信し，本書を作成するに至りました．慣れていないアプローチの前に，本書の動画を是非何度も見ていただきたいと思います．現代はスマートフォンやiPadもあり，ネット環境が充実してきました．ただ，本書はカダバーダイセクションコースへの参加を全く省略するものではありません．自分自身でカダバーの解剖実践は必要ですが，その回数を減らすのに役立つと思います．

　本書は頭蓋底外科エクスパートの一人である前横浜市立大学脳神経外科学教授　川原信隆先生と共同編集の機会を頂いておりましたが，かないませんでした．故川原信隆教授の教えと魂を受け継いだ本になれば幸せです．執筆をお願いした先生方は，日本の第一線でご活躍されている先生ばかりで，超ご多忙にもかかわらず，充実した内容に仕上げてくださり，この場を借りて厚く御礼申し上げます．本書は，豊富な図・写真とインターネットを利用した手術動画・カダバー動画を含み，ネット環境さえあればいつでもどこでも動画を見ることができます．必ずや先生方のお役に立てると確信しております．ひいては多くの患者様のお役に立てることができましたら幸いです．

　　　2017年3月

　　　　　　　　　　　　　　　　　　　　　　　　　　　　　　井 川 房 夫

目次

I Anterior skull base, Transnasal

1. Transsphenoidal approach 2

1）手術 2

①下垂体腺腫 .... 〈川俣貴一〉 2

TSS の実際 2

1. セッティング 2
2. 鼻腔内操作 3
3. 蝶形骨洞内操作 3
4. トルコ鞍底開窓・硬膜切開 3
5. 腫瘍摘出 4
6. 海綿静脈洞近傍の操作 7
7. 閉創 8

症例 3　非機能性下垂体腺腫 8

②頭蓋咽頭腫に対する extended transsphenoidal approach (endoscopic endonasal transplanum-transtuberculum approach)
〈阿久津博義〉　13

術前検査 14

1. MRI 14
2. 下垂体部-鼻腔全体の CT（3 方向）.......................... 14
3. 耳鼻科診察 14

手術器械準備 15

1. 内視鏡 15
2. 手術器械 15
3. ナビゲーション 15

手術手技 15

症例：鞍上部頭蓋咽頭腫症例 15

i

2) カダバー ･････････････････････････････････････〈堀口健太郎〉 25
　　　Transsphenoidal approach の手術手技 ････････････････････････ 25
　　　　1. 鼻腔解剖 ･･ 25
　　　　2. 蝶形骨洞解剖 ･･ 29
　　　　3. 硬膜内解剖 ･･ 31

2. Endoscopic endonasal anterior petrosal approach　　34

　1) 手術 ･･････････････････････････〈後藤剛夫, 大畑建治〉 34
　　　経鼻内視鏡下錐体骨解剖 ･･････････････････････････････････ 34
　　　Endoscopic endonasal anterior petrosal approach ･････････････ 35

　2) カダバー ･･････････････････････････〈後藤剛夫, 大畑建治〉 41

3. Transclival approach　　43

　1) 手術 ･･････････････････････････〈木下康之, 富永　篤〉 43
　　　症例 ･･ 43
　　　　1. 術前検査 ･･ 43
　　　　2. 術前の準備 ･･ 46
　　　　3. 手術 ･･ 46

　2) カダバー ･････････････････････････････････････〈堀口健太郎〉 51
　　　Transclival approach の手術手技 ･･････････････････････････ 51
　　　　1. 鼻腔-蝶形骨洞解剖 ･･････････････････････････････････ 51
　　　　2. 斜台部解剖 ･･ 53

4. Trans-maxillary approach　　58

　1) 手術 ･･････････････････････････････････〈中川隆之〉 58
　　　手術方法 ･･ 58
　　　　1. 上顎洞開放 ･･ 59
　　　　2. 蝶口蓋動脈同定 ････････････････････････････････････ 60
　　　　3. 蝶形骨洞開放, 翼突管同定 ･･････････････････････････ 61
　　　　4. 上顎洞後壁削除, 正円孔同定 ････････････････････････ 61
　　　　5. 翼口蓋窩の蝶形骨からの剥離 ････････････････････････ 62
　　　　6. V-R ラインでの骨削除, 下顎神経同定 ････････････････ 62
　　　症例 ･･ 63
　　　症例動画 ･･ 63

2）カダバー ……………………………………………………………〈中川隆之〉 65
　　カダバー 1 ……………………………………………………………………… 65
　　　Step 1 ……………………………………………………………………… 65
　　　Step 2 ……………………………………………………………………… 67
　　　Step 3 ……………………………………………………………………… 68
　　　Step 4 ……………………………………………………………………… 68
　　カダバー 2 ……………………………………………………………………… 69

5. Transbasal approach　　　　　　　　　　　　　　　　　　　　70

1）手術 …………………………………………………〈岩味健一郎, 齋藤　清〉 70
　　適応 ……………………………………………………………………………… 71
　　疾患 ……………………………………………………………………………… 71
　　Transbasal approach に必要な解剖 …………………………………………… 71
　　　1．前頭蓋底解剖 ………………………………………………………… 71
　　　2．前頭蓋底硬膜 ………………………………………………………… 72
　　　3．前頭蓋底アプローチにより到達可能な解剖構造 ………………… 72
　　術前検討 ………………………………………………………………………… 72
　　Anterior craniofacial approach（ACFA）……………………………………… 72
　　　手技のステップ ………………………………………………………… 72
　　前頭蓋底一塊切除 ……………………………………………………………… 78
　　　手技のステップ ………………………………………………………… 78

2）カダバー …………………………………………〈岩味健一郎, 齋藤　清〉 82
　　Transbasal approach に必要な解剖 …………………………………………… 82
　　Anterior craniofacial approach（AFCA）……………………………………… 82
　　　手技のステップ ………………………………………………………… 82

Ⅱ　　Middle skull base

1. Modified Dolenc approach　　　　　　　　　　　　　　　　90

1）手術 ………………………………………………………………〈井川房夫〉 90
　　体位, 皮膚切開, 開頭 …………………………………………………………… 90
　　Modified Dolenc approach の実際 …………………………………………… 90
　　Modified Dolenc approach の利点 ……………………………………………101

2) カダバー ·· 〈野口明男〉 102
　手術手技 ··· 102
　　1. 皮膚切開 ··· 103
　　2. 開頭と第2骨片（orbito-zygomatic bar）の作成 ··········· 103
　　3. 左 extradural anterior clinoidectomy ························ 104
　　4. 左 Dolenc approach ·· 105

2. Extradural temporopolar approach 　107

1）手術 ·· 〈森　健太郎〉 107
　術前検査 ··· 108
　手術方法 ··· 109
　内頚動脈傍床部動脈瘤の手術 ·· 111
　脳底動脈先端部動脈瘤の手術 ·· 115
　閉頭と術後管理 ·· 118
　補足（海綿静脈洞からの出血のコントロール） ····················· 118

2）カダバー ··· 〈森　健太郎〉 119
　EDTPA の手術手技 ··· 119
　Cadaver dissection の手順 ··· 120
　　1. 硬膜外操作 ··· 120
　　2. 硬膜内操作 ··· 123

3. Pericavernous sinus approach 　〈鮫島哲朗〉127
　海綿静脈洞の基本解剖 ·· 128
　海綿静脈洞へのアプローチ（cavernous sinus triangles） ········· 128
　Peri and cavernous sinus approach ·· 131
　　1. 開頭および硬膜外からのアプローチ ······························ 131
　　2. 海綿静脈洞上壁からのアプローチ
　　　（前床突起の削除と海綿静脈洞上前壁の開放） ················· 132
　　3. 海綿静脈洞外側壁からのアプローチ ······························ 135
　　4. 閉創 ·· 136

4. Anterior petrosal approach 　137

1）手術 ·· 〈吉田一成〉 137
　適応 ·· 137
　必要な知識 ··· 138

術前検査 ··· 139
   1．CT ··· 139
   2．MRI ··· 139
   3．Angiography ·· 140
手術手技 ··· 141
   1．体位，皮切・開頭 ······································ 141
   2．中頭蓋底の剝離 ··· 142
   3．Anterior petrosectomy ······························ 142
   4．SPS，天幕離断 ··· 143
   5．閉創 ··· 145
補足 1　中大脳静脈の還流パターンと温存の工夫 ·· 145
補足 2　内耳道上後方へ進展した髄膜腫への対応 ·· 145
手術症例提示 ··· 145
   1．三叉神経鞘腫（P type）····························· 145
   2．錐体斜台部髄膜腫 ······································ 149

2）カダバー ··〈吉田一成〉153
皮膚切開から開頭 ··· 153
中頭蓋底の硬膜外剝離 ··· 153
Anterior petrosectomy ·· 155
硬膜・天幕切開 ··· 156
海綿静脈洞の開放 ··· 157

5．Middle fossa approach 160

1）手術 ······································〈伊澤仁之，河野道宏〉160
術前検査 ··· 160
手術 ··· 162
   1．術前準備，体位 ··· 162
   2．皮切，皮弁，側頭筋処置 ···························· 162
   3．開頭 ··· 163
   4．硬膜外術野の展開 ······································ 164
   5．内耳道の想定と開放 ··································· 165
   6．錐体骨ドリリング ······································ 165
閉創と術後管理 ··· 168
   1．閉創 ··· 168
   2．術後管理 ·· 168

目次

2) カダバー ……………………………………………………〈伊澤仁之，河野道宏〉 170
    Cadaver dissection の手順 ………………………………………………………… 171
      1. 皮切・開頭 ……………………………………………………………………… 171
      2. 中頭蓋底硬膜外操作 …………………………………………………………… 172
      3. 錐体骨ドリリング ……………………………………………………………… 173

Ⅲ Posterior skull base

1. Posterior-combined petrosal approach   180

1) 手術 ……………………………………………………………………………… 180
  ①腫瘍手術 ……………………………………………〈森迫拓貴，後藤剛夫，大畑建治〉 180
    手術手技 …………………………………………………………………………… 180
      1. 体位 ……………………………………………………………………………… 180
      2. 皮切および有茎筋膜骨膜弁作成 ……………………………………………… 180
      3. 開頭 ……………………………………………………………………………… 181
      4. S状静脈洞露出と錐体骨露出 ………………………………………………… 181
      5. 錐体骨削除 ……………………………………………………………………… 183
      6. 硬膜テント切開 ………………………………………………………………… 184
      7. 硬膜内の観察 …………………………………………………………………… 185
      8. 閉創 ……………………………………………………………………………… 186
    手術症例：頭蓋咽頭腫 …………………………………………………………… 186
    手術の実際 ………………………………………………………………………… 186
      1. 体位 ……………………………………………………………………………… 186
      2. 皮切 ……………………………………………………………………………… 187
      3. 開頭 ……………………………………………………………………………… 187
      4. 硬膜切開，テント切開 ………………………………………………………… 188
      5. 腫瘍摘出 ………………………………………………………………………… 188
      6. 閉頭 ……………………………………………………………………………… 188
      7. 術後 ……………………………………………………………………………… 188

  ②血管障害手術 …………………………………………………〈太田仲郎，谷川緑野〉 190
    CTPA の適応 ……………………………………………………………………… 190
    術前評価 …………………………………………………………………………… 191
    体位 ………………………………………………………………………………… 192
    皮膚切開 …………………………………………………………………………… 193

症例：27 歳女性，椎骨脳底動脈合流部大型動脈瘤 ……………………… 193
手術の実際 …………………………………………………………… 194
   1. 浅側頭動脈（superficial temporal artery: STA）と
      後頭動脈（occipital artery: OA）の確保 …………………… 194
   2. Posterior petrosectomy …………………………………… 195
   3. Anterior petrosectomy …………………………………… 197

③ Transmastoid approach ……………………………〈鮫島哲朗〉201
症例 1：右聴神経鞘腫 ……………………………………………… 201
   1. 体位と皮切 ………………………………………………… 201
   2. Mastoidectomy ……………………………………………… 201
   3. 内耳道硬膜の露出 ………………………………………… 202
   4. 内耳道硬膜の切開 ………………………………………… 202
   5. 腫瘍圧減圧 ………………………………………………… 203
   6. 腫瘍皮膜の剝離 …………………………………………… 203
   7. 閉創 ………………………………………………………… 204

2）カダバー ……………………………………………〈鮫島哲朗〉205
側頭骨のランドマーク ……………………………………………… 206
皮膚切開 ……………………………………………………………… 207
体位 …………………………………………………………………… 208
Part A：Mastoidectomy …………………………………………… 209
  Step 1：皮膚切開と筋層の展開，ランドマークの確認 ……… 209
  Step 2：Mastoidectomy の基本手技 ………………………… 210
  Step 3：三半規管の削開と内耳道の露出 …………………… 214
Part B：Combined transpetrosal approach ……………………… 217
  Step 1：体位と皮切 …………………………………………… 217
  Step 2：Mastoidectomy と開頭 ……………………………… 218
  Step 3：Anterior transpetrosal approach …………………… 218
  Step 4：硬膜切開と主要解剖構造の観察 …………………… 220
  Step 5：Total petrosectomy（錐体削開）…………………… 220

2. Transcondylar approach　　222

1）手術 ………………………〈坂田勝巳，末永　潤，田中貴大，川原信隆〉222
拡大型後頭下開頭の変遷 …………………………………………… 222
手術症例の呈示：大孔部髄膜腫 …………………………………… 223
術前画像所見 ………………………………………………………… 223
手術所見 ……………………………………………………………… 223

目次

1. 第1段階：後頭下開頭	225
2. 第2段階：硬膜外操作	225
3. 第3段階：腫瘍摘出	225
4. 術後経過	226

2）カダバー 〈坂田勝巳，田中貴大，末永　潤，川原信隆〉229

第1段階：皮膚切開および後頭下筋群 229
1. 後頭下筋層の解剖 230
2. 後頭下三角 232
3. 後頭蓋窩手術に必要な骨学 232
第2段階：硬膜外操作 233
第3段階：硬膜内操作 234

3. Cervicocranial approach 237

1）手術 〈山口　智〉237

Midline approach で対応可能な頭蓋頚椎移行部病変 237
大後頭孔から環軸椎の手術解剖的特徴 237
手術手技 240
1. 後頭骨下面から C2 までの展開 240
2. 硬膜内操作における注意点 241

2）カダバー 〈原田洋一〉243

硬膜外の解剖（皮膚切開〜筋肉剥離〜後頭骨） 243
1. 皮膚切開 243
2. 筋肉切開〜後頭骨露出 244
椎骨動脈 245
C1，C2 神経 246
後頭下開頭〜硬膜内の解剖 246

あとがき 249

索引 251

I

Anterior skull base, Transnasal

Ⅰ. Anterior skull base, Transnasal

1 Transsphenoidal approach

1）手術 ①下垂体腺腫

　経蝶形骨洞手術（transsphenoidal surgery：TSS）は下垂体腫瘍に対する第一選択の術式であり，一般的に広く行われている．本術式ではより低侵襲な経鼻孔アプローチが行われるようになり，さらに近年では拡大経蝶形骨洞手術が日常的に施行されている．その背景にはこの術式に神経内視鏡が導入されアプローチ可能な範囲，すなわち，海綿静脈洞近傍，鞍上部，斜台部などへの到達が容易になったことが挙げられる．神経内視鏡の利点は広角で視野が広く，顕微鏡で死角になる部分でも観察，操作可能なことである．一方で，モニターイメージである以上，基本的には立体視ができず近位が拡大強調されるため大きさの感覚がつかみにくいという欠点があるのは事実である．加えて神経内視鏡手術の場合には，内視鏡の分だけ術野が狭くなり器具の干渉や操作性の低下などの問題，さらにはいまだに神経内視鏡下操作用の器具が十分ではないという問題もある．

　しかしながら TSS では神経内視鏡使用は必要不可欠であり，内視鏡単独手術あるいは顕微鏡との併用手術が日常的に行われている．拡大経蝶形骨洞手術の詳細は他稿に譲り，基本的な下垂体腺腫摘出術の実際について解説する．

■ TSS の実際

1．セッティング

　神経内視鏡のセッティングにはさまざまな方法がある．最近では助手が神経内視鏡を保持し微妙に動かしながら操作を行う方法が遠近感も得られやすく推奨されているが，ある程度熟練を要するため一般的には神経内視鏡を固定して手術することが多い．

　上体を 15° 程度挙上し，頭部をアプローチサイドに向けた体位をとる．円座固定でも構わないが，ナビゲーションを使用する際にはヘッドピン固定が望ましい．Vertex をどれだけ落として固定するかは，腫瘍の前後（前頭蓋底，斜台方向）への進展度合いに依存する．

　術中モニタリングとして，血管ドップラー，visual evoked potential（VEP），眼球運動モニタリングなどを用いる[1,2]．

2. 鼻腔内操作

アプローチには片側鼻腔あるいは両側鼻腔アプローチがあるが，操作性の点からは後者が望ましい．よって拡大法や，非拡大法であっても大きめの腫瘍であれば両側アプローチを選択した方がよい．どちらの鼻孔からアプローチするか（両側アプローチであればどちらを主体とするか）については施設により異なるが，側方進展に左右差がある場合にはその対側から，ほぼ差がない場合には原則として右から施行するのが一般的である．

経鼻腔的にアプローチし蝶形骨洞を開放するが，自然口を直接拡大して蝶形骨洞を広げる方法と，鼻中隔粘膜を切開して経中隔的に蝶形骨洞を露出し開窓する方法の2つがある．両側鼻腔アプローチは，前者の場合には骨性鼻中隔後半部分を切除することで反対側の術野を確保する．後者では，鼻中隔粘膜の切開位置のバリエーションはあるが，切開後に鼻中隔に沿って剥離していき，一部を骨折させるかドリルなどで除去して蝶形骨洞前壁に到達する．この段階では対側の鼻中隔粘膜は温存されている．いずれの方法でも自然口近傍で対側粘膜を切開するか少し手前で直線状に切開することで両鼻腔アプローチにできる．両鼻腔アプローチの方が道具の干渉が少なく操作性がよいので，頭蓋咽頭腫などに対する拡大法や大きめの下垂体腺腫では推奨される．

3. 蝶形骨洞内操作

蝶形骨洞前壁に到達後前壁をドリルや各種鉗子を用いて削除する．われわれはノミを用いて前壁を一塊にはずしそれを形成して鞍底形成に用いている．この方法では骨性鼻中隔を温存してあるので，再手術の際にはそれを鞍底形成に用いることができる．蝶形骨洞内の隔壁にはいくつものバリエーションがあるがこれらを削除しつつ，われわれは蝶形骨洞内粘膜を鞍底形成に使用すべく準備・温存し，術野の端に温存しておく[3]．もし粘膜を摘除する場合にはむやみに引き抜くことはせず必要な部分を切除する．蝶形骨洞は可及的に広く開窓し，特に下後方のvomer が厚い部分はドリルなどを用い広範に削除し神経内視鏡を留置するスペースを十分に確保する．

4. トルコ鞍底開窓・硬膜切開

トルコ鞍底は，可及的に広く外側まで開窓するのが原則であるが，閉創，特に硬性再建のことを考慮するとある程度にとどめておき必要ならば途中で追加するという方法が好ましい．ここで血管ドップラーにて両側内頚動脈，海綿静脈洞の位置を確認する．

硬膜切開は，硬膜の閉鎖，intercavernous sinus の切開，前方の観察などの点から基本は必要最小限度の正中縦切開（十字切開）である．ただし，各施設・各術者で異なり，広く開放されるとされるH字型，斜めの十字切開などのバリエーションがある．

Ⅰ．Anterior skull base, Transnasal

5. 腫瘍摘出

本稿では下垂体腺腫の摘出方法について述べるとともにビデオを供覧する．

①腫瘍摘出の一般的留意点

下垂体腺腫の摘出に限ったことではないが，神経内視鏡手術の場合，顕微鏡手術よりも垂直方向すなわち牽引する方向での操作になりがちである．下垂体腺腫では頭蓋咽頭腫ほど fine な sharp dissection が要求されるわけではないが，経鼻的下垂体腺腫摘出術でも，顕微鏡下と同等の操作性を追求すべきである．特に後述するような仮性被膜外摘出を行う場合に，正常下垂体との境界面での剝離は単なる牽引するという操作ではなく可及的に fine な操作を心がけるべきである．

どのような下垂体腺腫であっても基本的にまず腫瘍の内減圧を行うべきである．鞍上進展を伴うような比較的大きめの下垂体腺腫の摘出の場合には，単純に真ん中から減圧していくと上方からくも膜や鞍隔膜が下降してきて操作の邪魔となるばかりでなくそのくも膜の間に隠れている腫瘍が摘出しにくくなる．よって両サイドを先に摘出するようなイメージで内減圧を進めるべきである．やむを得ずくも膜が落ちてきたときには綿片などで圧迫しながらその陰の腫瘍を摘出していく．

②仮性被膜外摘出

a) Pseudocapsule の病理組織所見

Pseudocapsule が下垂体腺腫境界部分の圧迫された正常下垂体であるという考え方は，1970 年代には Bergland が下垂体腺腫の pseudocapsule は basement membrane, collagen, fibroblasts, pericytes, 圧迫された毛細血管などの凝縮であると報告しているのをはじめ，基本的な考え方は初期から現在まで受け継がれている[4-7]．われわれの検討では，下垂体腺腫と線維成分が増生した圧迫された正常下垂体が直接接する部分を有しており，境界部分には腫瘍細胞も確認された[6]．

境界部位の腫瘍細胞については，積極的な下垂体腺腫摘出様式をとった半分の症例において pseudocapsule への腫瘍浸潤がみられるが，腺腫が大きくなると小さいものに比べてその可能性が上昇すると報告されている[8]．

Pseudocapsule の境界を越えて腺腫細胞が浸潤するという報告はほかにもみられ[6,7,9]，これらの部位は再発や機能腺腫での内分泌学的治癒の妨げとなる．

b) 仮性被膜外摘出（extracapsular resection）とは

境界部分の組織学的観点からは subcapsular resection では不完全摘出に終わる可能性が高くなる．Extracapsular resection は術中に確認される microsurgical pseudocapsule を積極的に摘出する術式であり[6,8]，the method of using the pseudocapsule as a surgical capsule ともいわれる[10]．この術式は，内減圧を行いながら，術中に判定できる pseudocapsule（われわれが呼称した microsurgical pseudocapsule）の外側面と正常下垂体の間で剝離し腫瘍を摘出する 図1 （症例 1），図2 （症例 2）．この摘出方法の最大の利点は組織学的に腫瘍を全摘し，治癒率を高めることができることである[6,8,10]．正常下垂体側に腫

1. Transsphenoidal approach　1）手術①

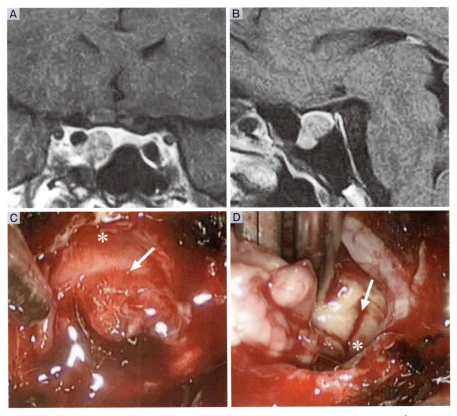

図1 症例1：64歳男性　先端巨大症症例（GH-producing pituitary adenoma）
術前造影 MRI（A：T1WI 冠状断，B：T1WI 矢状断）．C, D：神経内視鏡下術中写真（矢印：腫瘍正常下垂体境界部〔仮性被膜〕，＊：正常下垂体）．
術前 GH：14.57 ng/mL，IGF-1：476 ng/mL（基準値：73〜224）
術後 75 g OGT nadir：0.55 ng/mL（random GH：0.6 ng/mL），IGF-1：137 ng/mL

　瘍細胞が進展・浸潤している症例や部位では，外側に剝離面を求めなければ完全摘出はできない．摘出されていない部分も総合的に判断すると，結合組織が増加した圧迫された正常下垂体組織（pseudocapsule）がそのさらに外側の正常下垂体と剝離されることになる．しかし，海綿静脈洞への進展がみられる部位では一般的に pseudocapsule の連続性は保たれないので，そのような部位までこの術式を完遂することは不可能である．
　本術式が必要とされるのは機能性腺腫（PRL 産生腺腫，先端巨大症，クッシング病，TSH 産生腺腫）である．機能性腺腫では，仮性被膜を意識した本術式が非常に有用で必須と考える．一方でいわゆる非機能腺腫では柔軟な考え方をすべきであり，年齢や腫瘍の進展様式も考慮して症例に応じて仮性被膜内摘出にとどめることも考慮すべきである．

c）仮性被膜のみつけ方
　仮性被膜のとっかかりをみつけるのにいくつかの方法がある．硬膜切開後に腫

Ⅰ. Anterior skull base, Transnasal

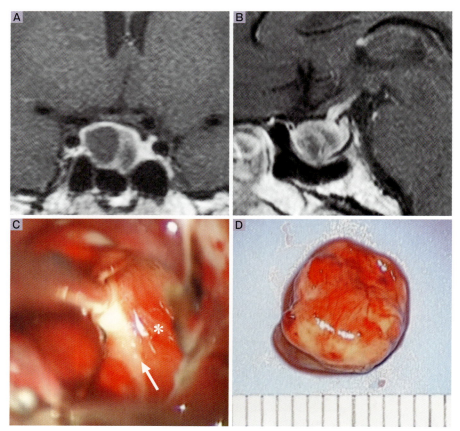

図2 症例2：35歳女性　先端巨大症症例（GH & PRL-producing pituitary adenoma）
術前造影MRI（A：T1WI冠状断，B：T1WI矢状断）．C：顕微鏡下術中写真（矢印：腫瘍正常下垂体境界部〔仮性被膜〕，＊：正常下垂体）．D：仮性被膜外摘出した腫瘍標本（目盛りはmm）．
術前 GH：13.6 ng/mL，IGF-1：558 ng/mL（基準値：112〜271），PRL：47.3 ng/mL
術後 75 g OGT nadir：0.37 ng/mL，IGF-1：187 ng/mL，PRL：10.2 ng/mL

瘍内減圧なしに表面をじっくりと観察し正常下垂体との境界部分で仮性被膜を見極めて剝離面を作成していく方法を推奨する者もいる．一方でわれわれは積極的に適切な内減圧を行うことにより腫瘍と正常下垂体との間に段差が生じることを利用して糸口をみつける方法をとっている 図1 ．よって適切な腫瘍内減圧を推奨している．この方法でも適切な剝離面をみいだせないときには鞍背側から腫瘍剝離を始めると比較的に容易に仮性被膜（microsurgical pseudocapsule）をみつけることができる．

　顕微鏡下での操作では比較的容易に境界面での剝離を広げていくことが比較的容易であるが，神経内視鏡下での操作だとどうしても牽引する操作が中心になりやすいので，うまくカウンターの力を加えながら剝離面を見失わないよう注意する．

d）仮性被膜外摘出の治療成績と下垂体機能・術後合併症
　Microsurgical pseudocapsuleを積極的に摘出することにより組織学的なと

りこぼしは減るが，では実際に治療成績が向上するのか，そのような摘出を行った際に術後の下垂体機能はどうなるのか，といった臨床データは意外に報告がなかった．2005年以降に論文が発表された[6,8,10]．結論として，このような術式をとることで治療成績は向上し，術後下垂体機能も含めてこのアプローチに起因する合併症はまれであるとされる[6,8,10]．最近の論文でも再現性が証明されている[11,12]．

仮性被膜外摘出を行った際には圧迫された正常下垂体も一部摘出されるが，そのような摘出方法をとっても有意な下垂体機能低下はみられないという意味である[6,8]．この術式で摘出される可能性のある正常下垂体は，圧迫されて細胞が縮小した部分であり機能には影響しないものと考えられる．

e）仮性被膜外摘出の問題点

前述のように本術式により有意に下垂体機能低下をきたすことはないが，当然のことながら操作が過度になると髄液漏などとともに合併症が生じる可能性はあり注意が必要である．前葉側は多少の損傷でも問題ないことが多いが，後葉側は思わぬ尿崩症につながる可能性があり，十分経験を積んだ上でこのような摘出を行うべきである．

下垂体腺腫のpseudocapsuleが近年注目され，本術式が推奨されているが，より適切な剝離面を見極めるための術式であるという認識をもつことが最も重要である．腺腫の種類や年齢なども考慮した上で本術式を行わなければならない．基本的には機能腺腫を中心に施行されるべきであり，初心者がやみくもに外側に剝離面を求めることは思わぬ合併症に結びつくことにもなるので注意が必要である．

6．海綿静脈洞近傍の操作

神経内視鏡が導入され，さらにハイビジョン内視鏡にみられるような技術革新により，下垂体腺腫摘出術での海綿静脈洞近傍での腫瘍摘出率は格段に向上している．海綿静脈洞内側壁や内頚動脈を直視しての操作が可能であり，海綿静脈洞内腫瘍摘出操作では，顕微鏡に比べて神経内視鏡の優位性が顕著である．近年ではKnosp grade 4の症例でも内分泌学的cureに近い治療成績が得られることがある．しかし一方では，海綿静脈洞近傍での操作は思わぬ合併症を招くことがあり得るので，血管ドップラーや眼球運動モニタリングなどを適宜使用しながら[1,2]，過度な操作は慎むべきである．

海綿静脈洞近傍での操作性や安全性を向上させるためには新たな器具の開発も引き続き必要である．上記のように神経内視鏡はきわめて有用性が高いが，従来の手術器具では内視鏡下での操作性や周辺への到達度という点でまだ不十分といわざるを得ない．すなわち手術器具が干渉し操作性が十分ではない点や内視鏡では観察されるが手術器具が到達できないといった問題点がある．これらの問題点を軽減あるいは解消することによりこの手術手技はさらに向上，発展していくものと考えられる．われわれはこれらの問題点を少しでも解決すべく広範囲への到達と操作性の向上を目的とした自在鉗子を開発してきた[13]．

7. 閉創

　神経内視鏡下手術が発展するにしたがって，拡大法が用いられることも多くなり，術中に髄液漏がみられる手術が増えている．明確な拡大法をとらなくても最近の積極的な腫瘍摘出術では髄液漏がみられる頻度が高い．安定的な鞍底形成ができることは本手術では必須である．

　各施設でバリエーションがあるものの，術中の髄液漏の有無と程度により閉創方法が工夫されている．われわれの施設では，髄液漏の程度，有無にかかわらず硬性再建は基本的に全例で施行している．また，適宜 fibrin glue を使用する．

①髄液漏がないもしくはごく少量の場合
　サージセルあるいはスポンゼルをパックし，硬膜を寄せるように縫合し，採取しておいた蝶形骨洞前壁あるいは骨性鼻中隔にて硬性再建を行う．

②中等度の髄液漏
　脂肪あるいは筋膜を硬膜下に敷き硬膜を寄せるように縫合し硬性再建を行う．蝶形骨洞内粘膜を鞍底形成に使用することもある[3]．

③高度な髄液漏
　完全にくも膜がオープンし，第三脳室底まで開くような場合には，硬膜下腔に脂肪または筋膜を滑り込ませ，硬膜に数針固定する．さらに硬膜外に脂肪をおいて硬膜を縫合しながらこれを完全に固定する．さらに硬性再建を行うが，施行できない場合は特に鼻中隔有茎粘膜弁[14]，蝶形骨洞内粘膜弁[3] などを追加する．

■ 症例 3　非機能性下垂体腺腫（動画 1）

動画 1

　68 歳男性．2 カ月前から左目のかすみ感を自覚したため，近医を受診し頭部 MRI にて下垂体腫瘍を指摘された 図3 （Knosp grade 3）．前医脳神経外科を介して紹介受診となった．左側に強い両耳側盲を認めた 図4 （左＝視力 0.9, フリッカー 21.3 Hz；右＝視力 1.0, フリッカー 28.6 Hz）．術前の内分泌精査にて，複合型下垂体機能低下症（副腎系，性腺系，成長ホルモン系）と診断した．

　神経内視鏡下経鼻的下垂体腫瘍摘出術（両鼻腔アプローチ：神経内視鏡視野角 0°，30°，45°，70°）を施行した．腫瘍は吸引不可の硬さで CUSA も使用して内減圧を行った．CUSA は Tissue Select 機能をうまく組み合わせると細かな血管を残すことができ出血をコントロールしやすくなる利点がある．正常下垂体との境界（仮性被膜）を見極め 図5 ，左海綿静脈洞近傍の操作にはわれわれが開発した屈曲型リングキュレット（剝離子）を使用した 図6 ．左内頸動脈の隆起 図7 を確認し，右側方では正常下垂体 図8 を確認し，手術を終了した．

　術後 MRI にて腫瘍は全摘された 図9 ．術後新たな内分泌機能低下を認めず，視野視力障害は改善した 図10 （左＝視力 1.2, フリッカー 29.6 Hz；右＝視力

動画 1　http://www.chugaiigaku.jp/images/movie/cad_sb/1111_kawamata_1.mp4

1. Transsphenoidal approach　1）手術①

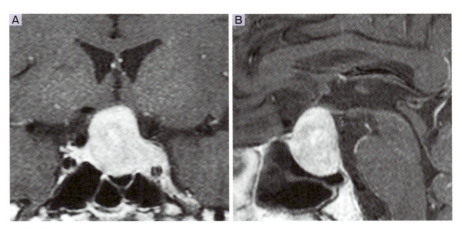

図3 症例3（動画症例）：68歳男性　非機能性下垂体腺腫
術前造影MRI（A：T1WI冠状断，B：T1WI矢状断）．

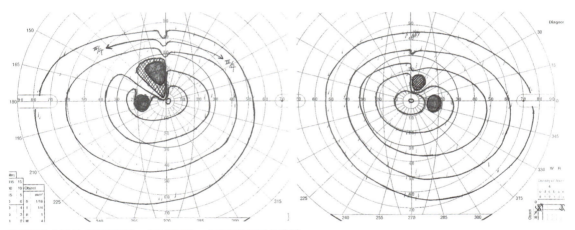

図4 症例3（動画症例）：68歳男性　非機能性下垂体腺腫
術前視野検査．

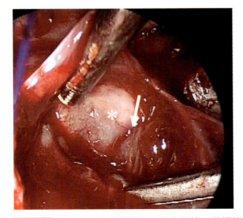

図5 症例3（動画症例）：68歳男性　非機能性下垂体腺腫
神経内視鏡下術中写真（矢印：腫瘍正常下垂体境界部〔仮性被膜〕，＊：正常下垂体）．

Ⅰ．Anterior skull base, Transnasal

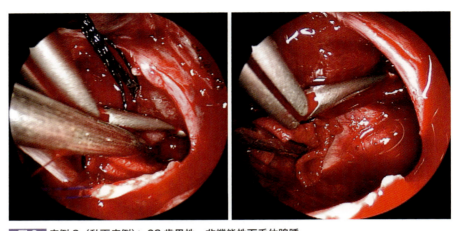

図6 症例3（動画症例）：68歳男性　非機能性下垂体腺腫
神経内視鏡下術中写真：左海綿静脈洞近傍操作．屈曲リングキュレット（剝離子）使用．

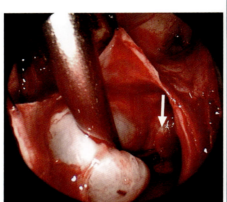

図7 症例3（動画症例）：
　　　68歳男性　非機能性下垂体腺腫
神経内視鏡下術中写真：左内頚動脈（矢印）．

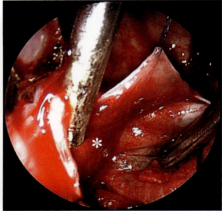

図8 症例3（動画症例）：
　　　68歳男性　非機能性下垂体腺腫
神経内視鏡下術中写真：正常下垂体（右側方：＊）．

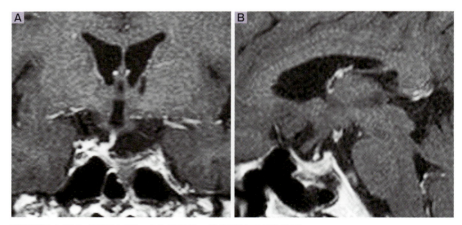

図9 症例3（動画症例）：68歳男性　非機能性下垂体腺腫
術後造影MRI（A：T1WI冠状断，B：T1WI矢状断）．

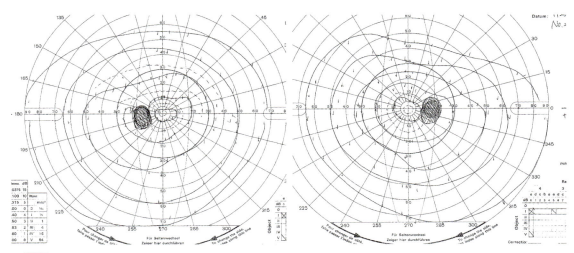

図10 症例3（動画症例）：68歳男性　非機能性下垂体腺腫
術後視野検査．

1.2，フリッカー31.6 Hz）．病理は，gonadotropin-producing adenoma（腫瘍細胞はFSHにびまん性の陽性像を示しLHは局所的に弱陽性），MIB-1＝0.6%であった．

- 文献

1) Kawamata T, Ishii N, Amano K, et al. A novel simple real-time electrooculographic monitoring system during transsphenoidal surgeries to prevent postoperative extraocular motor nerve dysfunction. Neurosurg Rev. 2013; 36: 371-6.
2) 川俣貴一．内視鏡下経蝶形骨手術の術中モニタリング．In: 寺本　明，編．NS NOW No.19 下垂体外科 Update―大きく変わった経蝶形骨手術．東京：メジカルビュー社；2012. p.13-22.
3) Amano K, Hori T, Kawamata T, et al. Repair and prevention of cerebrospinal fluid leakage in transsphenoidal surgery: a sphenoid sinus mucosa technique. Neurosurg Rev. 2016; 39: 123-31.
4) Bergland R. Pathological considerations in pituitary tumors. Prog Neurol Surg. 1975; 6: 62-94.
5) Teramoto A, Sano K, Osamura R, et al. Immunohistochemical observations of the pituitary adenomas with the use of enzyme-labelled antibody method--on the residual pituitary gland and "capsule" of the adenoma. Neurol Med Chir (Tokyo). 1979; 19: 895-902.
6) Kawamata T, Kubo O, Hori T. Surgical removal of growth hormone-secreting pituitary adenomas with intensive microsurgical pseudocapsule resection results in complete remission of acromegaly. Neurosurg Rev. 2005; 28: 201-8.
7) Oldfield EH, Vortmeyer AO. Development of a histological pseudocapsule and its use as a surgical capsule in the excision of pituitary tumors. J Neurosurg. 2006; 104: 7-19.
8) Lee EJ, Ahn JY, Noh T, et al. Tumor tissue identification in the pseudocapsule of pituitary adenoma: should the pseudocapsule be removed for total resection of pituitary adenoma? Neurosurgery. 2009; 64(3 Suppl): 62-70.

Ⅰ. Anterior skull base, Transnasal

9) Wrightson P. Conservative removal of small pituitary tumors: is it justified by the pathological findings? J Neurol Neurosurg Psychiatry. 1978; 41: 283-9.

10) Jagannathan J, Smith R, DeVroom HL, et al. Outcome of using the histological pseudocapsule as a surgical capsule in Cushing disease. J Neurosurg. 2009; 111: 531-9.

11) Kim EH, Ku CR, Lee EJ, et al. Extracapsular en bloc resection in pituitary adenoma surgery. Pituitary. 2015; 18: 397-404.

12) Xie T, Liu T, Zhang X, et al. Time to revive the value of the pseudocapsule in endoscopic endonasal transsphenoidal surgery for growth hormone adenomas. World Neurosurg. 2016; 89, 65-71.

13) Kawamata T, Amano K, Hori T. Novel flexible forceps for endoscopic transsphenoidal resection of pituitary tumors: Technical report. Neurosurg Rev. 2008; 31: 65-8.

14) Kassam AB, Thomas A, Carrau RL, et al. Endoscopic reconstruction of the cranial base using a pedicled nasoseptal flap. Neurosurgery. 2008; 63(1 Suppl 1): ONS44-52.

〈川俣貴一〉

Ⅰ. Anterior skull base, Transnasal

1 Transsphenoidal approach

1）手術 ②頭蓋咽頭腫に対する extended transsphenoidal approach（endoscopic endonasal transplanum-transtuberculum approach）

　蝶形骨洞正中部を経由してトルコ鞍部に到達する transsphenoidal surgery（TSS）は下垂体腺腫に対する手術法として確立された術式である．しかしながら，近年の経鼻内視鏡手術の進歩により，蝶形骨洞の外側部分，篩骨洞・上顎洞・前頭洞も含めたすべての副鼻腔および，斜台・前頭蓋底・中頭蓋底などを経由する拡大経蝶形骨洞手術（extended transsphenoidal surgery: extended TSS），別名経鼻頭蓋底手術（endonasal skull base surgery）を用いることで，より広範囲の頭蓋底病変に到達することが可能になった．この extended TSS を用いることで，頭蓋咽頭腫，髄膜腫，脊索腫，神経鞘腫，副鼻腔悪性腫瘍など，下垂体腺腫以外のさまざまな腹側頭蓋底病変に対する経鼻的手術の適応が拡大し，またその良好な成績が報告されてきている．本稿ではその中でも特に適応症例が増加している頭蓋咽頭腫に対する extended TSS，またその中でも現在主流になりつつある endoscopic extended TSS について述べる．

　頭蓋咽頭腫はその発生母地から鞍隔膜下腫瘍，鞍上部腫瘍，第三脳室内腫瘍に大別されるが，鞍隔膜下腫瘍に対しては経鼻手術を，第三脳室内腫瘍は経頭蓋手術（anterior interhemispheric translamina terminalis approach）を第一選択にするのが一般的である．鞍上部腫瘍に対しては，小さい視神経下方の腫瘍，トルコ鞍拡大例，トルコ鞍底の深い例は経鼻手術が，大きい視神経上方・外側進展腫瘍は開頭手術が有利であり，症例に応じて最適な術式を選択する．また最適な術式を選択するには，開頭・経鼻両方の術式の利点・欠点に精通しておく必要がある．

　通常トルコ鞍拡大を伴う鞍隔膜下腫瘍に対しては下垂体腺腫に対する術式とほぼ同様で，通常の transsphenoidal approach で対応可能な例がほとんどであるため，今回は鞍上部腫瘍に対する endoscopic extended TSS について述べる．頭蓋咽頭腫に対する extended TSS としては，通常のトルコ鞍部の骨削除に加えて，鞍結節および蝶形骨平面の骨削除を追加した transplanum-tuberculum approach 図1A を行う．その際の骨窓は 図1B のような Chef's hat drilling とよばれる，トルコ鞍部に比べて鞍結節・蝶形骨平面の方が大きくなるような形状にすることで，広い操作空間を確保し，硬膜内でのスムーズな摘出操作を可能にする．また，その際に medial opticocarotid recess の骨 図1B （青三角）を

Ⅰ. Anterior skull base, Transnasal

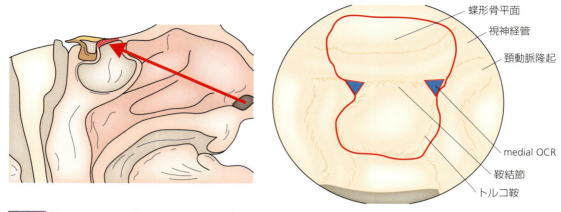

図1 Transplanum-tuberculum approach
A：トルコ鞍前方の鞍結節・蝶形骨平面（赤）の削除，B：骨窓（Chef's hat drilling）（赤線）

除去するまで骨削除を行うことがポイントである．

■ 術前検査

1. MRI

　Thin slice の T2 DRIVE や FIESTA などの MR cisternography の撮影で下垂体柄・視神経・周囲血管（ICA, ACA, P-com, PCA, basilar a.）・視床下部と腫瘍との関係を確認しておく．当院では神経と血管とのコントラストを付けるため T2 DRIVE と造影 T1 強調画像の差分画像（sDRICE）を用いて評価している 図2C, D [1]．下垂体柄の位置は画像上判別困難な例もあるが，術前に認識しておくと下垂体柄を残す際に有利である．視床下部の浮腫を生じている側は腫瘍と視床下部の癒着がある可能性があり，そのつもりで剝離を行う．腫瘍周囲の血管の情報を得るために MRA も行っておいた方がよい．

2. 下垂体部-鼻腔全体の CT（3方向）

　蝶形骨洞の含気の程度，後部篩骨洞（Onodi cell の有無），視神経管・Vidian canal の位置，トルコ鞍の大きさ・深さ，腫瘍の石灰化などを確認する．副鼻腔炎の有無もみておく．特に術後の重篤な髄膜炎予防の観点から，真菌性副鼻腔炎を疑う所見（液体成分の中の石灰化）の有無をみておく．

3. 耳鼻科診察

　副鼻腔炎や鼻腔内の癒着の有無を含めた鼻腔内の確認，特に幼児例では経鼻手術が可能かどうか，もしくは可能としても細径スコープが必要かなどを事前に確認し，準備をしておく必要がある．本術式では術後に嗅裂粘膜障害による嗅覚低下の可能性もあるため，術前の嗅覚検査も行っておくことが望ましい．

■ 手術器械準備

1. 内視鏡

　顕微鏡手術で行っている施設においても，死角の確認の際に内視鏡は有用である．内視鏡は画質の点からハイビジョンが望ましい．幼児例では，細径のスコープが必要な場合もある．内視鏡洗浄装置も内視鏡の汚れを拭き取る時間節約の点で便利である．

2. 手術器械

　硬膜内の繊細な操作を行うには，専用の細径・シングルシャフトの攝子・ハサミ・持針器などの器具が必要である．特に内視鏡手術では手技中にスコープと器具の干渉をいかに防ぐかが重要であるため，専用の器具がなければ安全な手術ができない．バイポーラもシングルシャフトのものや，通常の攝子型でも極細径のものが必要である．視神経管や頚動脈隆起のドリリングの際に熱損傷を予防するため，術野で持続洗浄が確実にできるドリルが必要である．

3. ナビゲーション

　蝶形洞の含気の悪い例（conchal type）では必須である．

■ 手術手技

　以下，実際の症例を使って手技を解説する．

動画 1

症例：鞍上部頭蓋咽頭腫症例（動画 1）

　ほぼ無症候で発見された 54 歳男性の頭蓋咽頭腫症例．頭部 MRI 図 2A～D では鞍上部から第三脳室内に進展する多囊胞性の病変がある．下垂体柄は囊胞の右側に変位（図 2A, C, D 黄矢印）していると予想される．囊胞は左右 PCA（図 2C 赤矢印），左 P-com（図 2D 青矢印）と接している．側方進展は左側優位でみられる 図 2A, C, D．

①手術体位

　術者が患者頭部に対して右尾側に立つ方法が一般的である．仰臥位，頭部は 15°ほど挙上，頭頂部を軽度左に傾けて頭部を軽度右に回旋し，術者と患者の顔面が正対するような向きとし，また頭部を術者側に近づける．バッキングなどの際に頭部が動くと危険なため，基本的に頭部はピン固定する．

②鼻腔・副鼻腔操作

　鞍上部頭蓋咽頭腫では術中高度の髄液漏になるため，確実な頭蓋底再建が必須

動画 1　http://www.chugaiigaku.jp/images/movie/cad_sb/1112_akutsu_1.mp4

I. Anterior skull base, Transnasal

である．高度の髄液漏に対しては有茎鼻中隔粘膜弁が最も有用であることに異論はなく，当院でもそれを用いている．粘膜弁は最初に作成する 図3 ．粘膜弁を

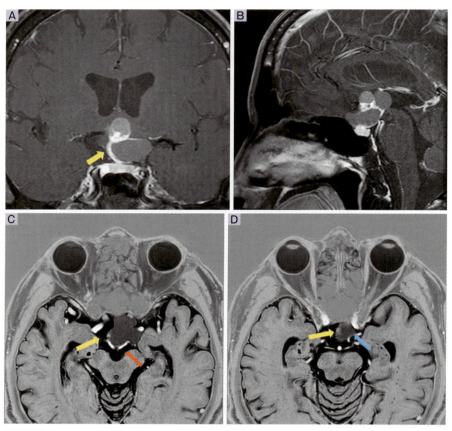

図2 症例の術前MRI
A：T1造影，冠状断，B：T1造影，矢状断，C, D：T2 DRIVE－T1造影，差分画像軸位断（sDRICE）
黄矢印：下垂体柄（右に偏位），赤矢印：PCA，青矢印：P-com

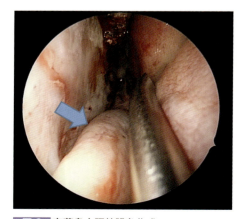

図3 有茎鼻中隔粘膜弁作成
左鼻中隔粘膜弁（矢印）を作成しているところ．

作成する際に気をつけることとしては，①嗅覚の温存のために嗅上皮を温存する．そのためには，粘膜弁の形状を，前方は最大限上下に幅を拡げるが，後方（だいたい中鼻甲介の前縁より後方）では下方だけを使用して幅を狭くして，しゃもじ型にする．②粘膜弁の栄養血管である，蝶形口蓋動脈の中隔後鼻枝を確実に温存する．この血管は蝶形骨洞自然孔より下方を走行するため，粘膜弁の上縁の切開を蝶形骨洞自然孔より下方に下げない．③前頭蓋底の硬膜欠損を前縁まで確実に被覆するために十分な長さの粘膜弁を確保する．そのためには，粘膜弁の下縁の切開を十分後方に（鼻中隔の後端まで）伸ばす．④鼻中隔軟骨の壊死を防ぐため，粘膜弁採取の対側鼻中隔粘膜の前方部分は骨から剝離しない．両側の鼻中隔粘膜を全体的に剝離してしまうと，軟骨壊死・鼻中隔穿孔・鞍鼻などのリスクが高くなる．当院では粘膜弁採取の対側鼻中隔粘膜は rescue flap incision という直線切開[2]のみとしている．粘膜弁の作成法の図は自著の別の教科書を参照されたい[3]．以上の点に気をつけ，また耳鼻科医との緊密な協力体制のある当院においては，鼻中隔粘膜弁採取による嗅覚障害や鼻の愁訴などはほとんど経験していない．なお，有茎鼻中隔粘膜弁使用後の再手術時には，粘膜弁を再利用することも可能である[4]．

　ついで，蝶形骨洞前壁を可及的に広く露出（両側 Vidian nerve を確認するまで）し，前壁を広く削除し（wide sphenoidotomy），蝶形骨洞内中隔を削除する．本手術においては 図1 のようにトルコ鞍部よりも前方の前頭蓋底骨削除が必要になる．その際に重要なのは，蝶形骨洞前壁を前頭蓋底ぎりぎり上方まで削除しておくことである．そうしないと，残った骨が庇になって視野を妨げるとともに，器具の操作範囲も狭まってしまい，操作がしづらくなる．その際に術後嗅覚障害予防の観点から，蝶形骨洞前壁の正中前上方（篩骨垂直版）を覆う鼻中隔粘膜は嗅上皮であるため温存する必要がある．そのためには，嗅上皮粘膜を骨膜下に剝離挙上してから骨成分のみを除去することと 図4 ，粘膜の剝離も嗅

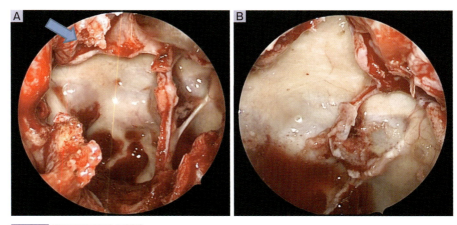

図4　蝶形骨洞前壁の削除
A：嗅裂粘膜（矢印）を骨膜下に剝離して温存，B：蝶形骨洞前壁を十分上方まで切除

Ⅰ．Anterior skull base, Transnasal

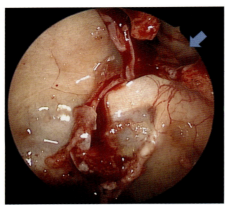
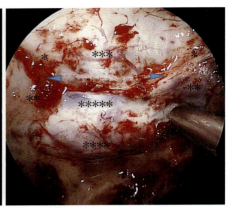

図5 左最後部篩骨洞（矢印）の開放

図6 頭蓋底骨削除後
＊：視神経管，＊＊：内頚動脈，＊＊＊：蝶形骨平面，＊＊＊＊：トルコ鞍底，＊＊＊＊＊：anterior intercavernous sinus，矢頭：medial OCR

糸を障害しないよう，あまり前方まで剥離しないことである．もう1点は，後部篩骨洞（もしくはOnodi cell/最後部篩骨洞）を両側とも開放し，蝶形骨洞との間の骨を除去しておくことで，前上方の操作空間を拡大しておくことである 図5．これらの操作をしておくことで，以降の操作が格段にやりやすくなる．

③頭蓋底骨切除

　トルコ鞍，視神経管，頚動脈隆起，鞍結節，蝶形骨平面を広く露出し，骨削除を行う．この骨削除範囲が，後の硬膜内の操作範囲を規定することになるので，安全な範囲で最大限に骨削除する．また，再建の際に硬膜再建をやりやすくする意味でも骨窓は広い方がよい．形状としては前述のように， 図1B のような chef's hat 型にし，また medial opticocarotid recess の骨まで除去する．Medial opticocarotid recess 近傍の頚動脈（paraclinoid ICA）は表面の骨が薄くて欠損していることもあり，また前方に突出していて損傷しやすく，注意が必要である．頚動脈隆起や視神経管のドリリングの際には，小型のマッチスティック型ダイアモンドバーを用い，内視鏡をズームして拡大率を上げ，持続洗浄しながら行うのが安全である．また，開頭手術における前床突起削除の際でも同様であるが，骨が厚い状態でケリソンパンチなどで削除すると，パンチで視神経を圧迫したり，硬膜を損傷したりして危険なので，骨を十分に薄くしてから薄刃の皿メスなどで硬膜と剥離しながら慎重に骨片を挙上する（egg shell technique）．本症例では，腫瘍が左側優位に側方進展していたため，骨窓も左側に広く作成した 図6．

④硬膜切開

　硬膜切開は，anterior intercavernous sinus に平行にトルコ鞍部と前頭蓋底部に2本の横切開をおき，正中で sinus に向かって縦切開をおき，最後に sinus を凝固切断する 図7．その際，sinus が発達している場合は完全に焼き切るの

1. Transsphenoidal approach　1）手術②

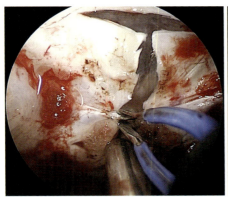
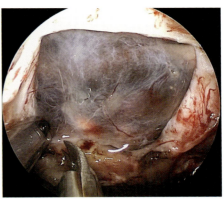

図7 硬膜切開
Anterior intercavernous sinus を正中で凝固離断．

図8 硬膜翻転
鞍隔膜を切開し，硬膜を翻転．広い視野と操作空間を作成する．

は難しく，出血をみることがある．また，トルコ鞍底硬膜全体が静脈洞化していることもある．そのような場合は，サージセル＋フィブリン糊などで圧迫止血しながら切開を進める．

　硬膜切開後硬膜を観音開き状に翻転するが，その際に鞍隔膜と硬膜との付着を切開すると，硬膜が翻転しやすくなる 図8 ．その後硬膜に糸をかける術者もいるが，糸が器具の出し入れの際に邪魔になるので，われわれはフィブリン糊で固着して硬膜の翻転状態を維持している（動画1）．

⑤**硬膜内操作**
▶**手技のポイント**
　①**内視鏡下の microsurgery（endoscopic microsurgery）**
　　　硬膜外操作と異なり，硬膜内操作の基本は開頭の顕微鏡手術における良性脳腫瘍手術と同様で，両手操作の microsurgery である．すなわち，腫瘍の内減圧を行って周囲組織へのテンションを下げたのちに，両手を使ってカウンタートラクションをかけながら，くも膜，神経・血管を腫瘍から peel off したり，鋭的・鈍的剝離を使い分け，周囲正常構造を温存しつつ腫瘍を摘出するのが基本である．通常の下垂体腺腫の手術のようにリングキュレットで掻き出したり，カウンタートラクションをかけずに単純に引き抜く操作（pull surgery）は厳禁である．また，これも顕微鏡下手術と同様であるが，軟膜・くも膜などの膜構造や腫瘍と正常組織の境界の見極めのためには，ズームインして拡大率を上げ，またなるべく操作部位に内視鏡を近接させて微細構造を確実に見極めながら手技を行う必要がある．そのためにはハイビジョンの内視鏡を用い，またズームイン時に解像度が落ちるデジタルズームでなく，解像度が落ちない光学ズームの内視鏡の方が有利である．
　②**内視鏡と手術器具の干渉を防ぐ（avoid sword fighting）**
　　　硬膜内でスムーズな手術操作を行うためには，内視鏡のスコープと手術器

具との干渉を防ぐことが重要である．これができないと，ときには手術器具がスコープに当たって跳ねたりして，非常に危険なことにもなる．干渉をふせぐための工夫は以下のとおりである．

(1) 鼻・副鼻腔機能を維持しつつ広い操作空間を確保する

鼻腔内・蝶形骨洞前壁・頭蓋底という手前から奥までのすべての空間を可及的に拡大しておくことが必要である．しかしながら，かといって鼻腔内をがらんどうにしてしまうと，術後の empty nose syndrome などにより患者の QOL を落とすことにもなるので，鼻・副鼻腔機能を温存しつつ操作空間を拡大する必要がある．そのためには耳鼻科との協力体制が重要であることはいうまでもない．われわれは transplanum-tuberculum approach では鼻腔の狭小な幼小児例に限り，下鼻甲介の骨成分のみを除去（submuco-sal conchotomy of the inferior turbinate）して鼻腔の空間を拡げる工夫はしているが，鼻腔機能の維持に重要な中鼻甲介は全例で温存している．

(2) スコープと手術器具を適切に配置する

手術操作中，スコープと手術器具は鼻腔内において，つねに対角線に配置する．また，スコープと手術器具がクロスすると干渉しやすくなるので，クロスしないようにスコープの向きをリアルタイムに変える．また，モニターの画面の中で操作部位が真ん中に来ているときはスコープと器具が干渉しやすいので，操作部位が画面の端 1/3 くらいの場所に来るようにする．以上のことは，4 hand technique で内視鏡の扱いになれた助手がスコープを保持して適宜動かしながら手術を行うと，スムーズな手術進行が可能となり，術者のストレスが大幅に軽減する．また，必要に応じて斜視鏡を用いることによっても器具の干渉を防ぐことができる．筆者は鞍上部の操作の際には 30°の斜視鏡を鼻腔底側に保持してもらい，自分の手術器具は鼻腔の頭側に配置して手術を行うことが多い．ただし，下垂体柄の下垂体移行部や後床突起後方を観察する際は内視鏡を頭側に配置したり，第三脳室後方の操作の際には，むしろ直視鏡を使用する方が見やすい．

硬膜切開後，まずくも膜が確認できる．くも膜を攝子で把持しながら peel off する要領で腫瘍から剥離することで，くも膜下腔に存在する血管などの正常構造を温存しつつ腫瘍を露出する 図9 ．嚢胞性病変の場合には，この時点で嚢胞内容を吸引除去することで，内減圧ができる．内減圧後，周囲構造と腫瘍との剥離操作を行うが，その前に可能であれば，下垂体柄の位置を確認しておく．本症例では右外側に下垂体柄が確認できた．ついで，両側視神経，内頚動脈を視認したのち，全周性に腫瘍と視神経・内頚動脈・後交通動脈や上下垂体動脈などの穿通枝との剥離を行う．本症例では視神経と腫瘍との癒着があり，鈍的・鋭的剥離を要した．最終的に上下垂体動脈から腫瘍に入り込む栄養血管のみを凝固切断し，視神経から剥離摘出した 図10 ．上下垂体動脈は内頚動脈から直接起始し，腫瘍の周囲を通って栄養血管を出すと同時に視神経の栄養血管でもあるので，腫瘍に

1. Transsphenoidal approach　1）手術②

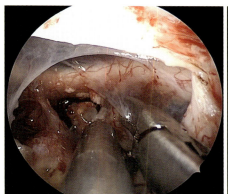

図9　くも膜の剝離
くも膜を把持して peel off する．

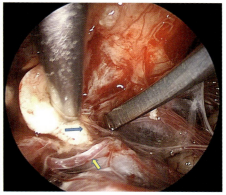

図10　視神経との癒着剝離
視神経の栄養血管（青矢印）を温存する．P-com や PCA の穿通枝（黄矢印）にも気をつける．

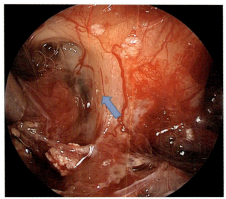

図11　左視床下部との剝離
左視床下部（矢印）と腫瘍を慎重に剝離．視床下部内に入り込まないように注意する．

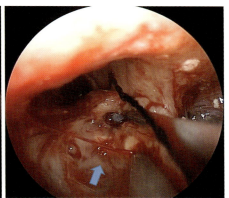

図12　右視床下部との剝離
右視床下部（矢印）と腫瘍を剝離．右側では腫瘍の浸潤がある．

　入る枝のみを十分に見極めて切断し，視神経に向かう血管はすべて温存することが視機能温存のために重要である．ときに腫瘍を貫通して視神経に向かっていることもあり，注意が必要である．また，P-com の穿通枝も腫瘍の外側を通っており，すべて剝離温存する．やはりときに穿通枝から腫瘍への栄養血管が出ていることがあり，注意して処理する．本症例では腫瘍の下面に太い PCA の穿通枝が接しており，剝離温存した 図10 ．

　視神経の下面の腫瘍を大方剝離し終わったのち，視床下部と腫瘍の剝離に移る．視床下部と腫瘍は片側で癒着が強いことが多いが，症例によっては両側とも癒着が強い場合もある．本症例では左側は癒着が軽く 図11 ，右側で癒着が強かった 図12 ．左側では腫瘍を内側に注意深く牽引すると視床下部との剝離プレーンがみえたので，そこをきっかけに剝離を行った 図11 ．その際，剝離プレーンを読み違えて視床下部の内部に入り込まないよう細心の注意が必要である．また，

Ⅰ．Anterior skull base, Transnasal

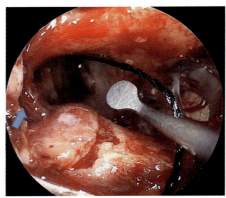

図13 摘出後
下垂体柄（矢印）が温存されている．

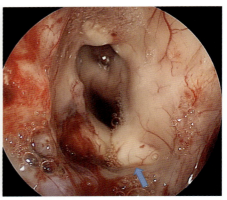

図14 摘出後
第三脳室内を観察．乳頭体（左：矢印）がみえている．

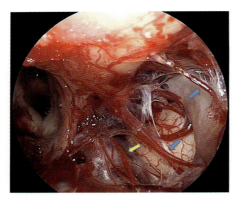

図15 摘出後
正常構造に向かう上下垂体動脈（青矢印），P-com の穿通枝（黄矢印）はすべて温存する．

　この部位でも腫瘍に栄養血管が入っていたり，導出静脈が出ていることがあるので，適宜凝固切断する．本症例は右視床下部と腫瘍との癒着があったものの，最終的に右側で下垂体柄を温存しながら腫瘍を全摘出することができた 図13．いずれの操作も直視下に行うことが大切であり，盲目的な操作や，剥離が終わっていないのに単純に引き抜くような操作をすると，穿通枝が引き抜けたり，視神経・視床下部を傷害する危険性がある．また，第三脳室内の操作を行っている際に，手前側にある視神経にも常に注意を払う必要がある．特に手術器具の出し入れの際には内視鏡も一度手前に引いて，手前の構造も確認しながら行う．摘出後，30°斜視鏡で全周性に残存腫瘍がないことを確認したのち 図14 図15，70°斜視鏡で死角になりやすい第三脳室前壁付近を観察した．

⑥頭蓋底再建
　高度な髄液漏であり，多層性の頭蓋底再建を行う．当院では高度な髄液漏の際には in-lay 大腿筋膜弁をまず硬膜に縫合固定し 図16 図17，その上に over-

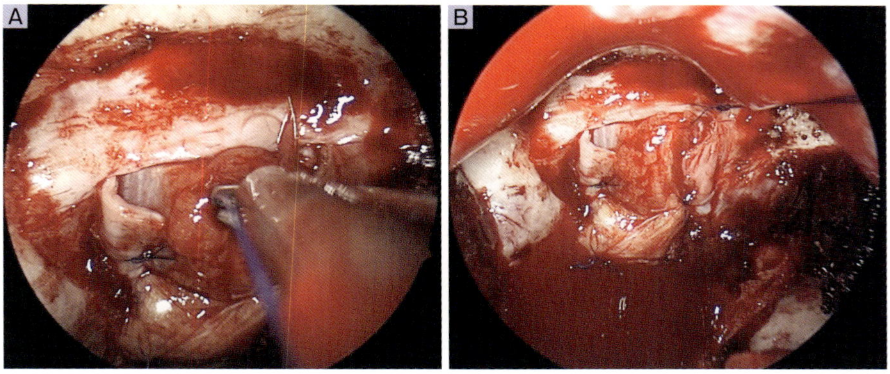

1. Transsphenoidal approach　1）手術②

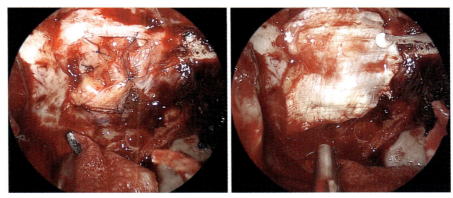

図 16 頭蓋底再建（硬膜縫合）
A：硬膜と大腿筋膜 in-lay graft を縫合，B：Sliding-lock-knot 法

図 17 頭蓋底再建
大腿筋膜を in-lay で敷き込み，硬膜と 6 針縫合．

図 18 頭蓋底再建
大腿筋膜 over-lay graft をフィブリン糊で固着．

lay 大腿筋膜弁を重ね 図18 ，最後に有茎鼻中隔粘膜弁で全体を被覆している 図19 ．硬性再建は行っていない．なぜなら骨窓を大きくして，頚動脈隆起や視神経管の骨を一部除去しているため，硬性再建材料をはめ込む際にそれらを圧迫・損傷するリスクがあると考えているのと，硬膜縫合をしているので，すでにある程度髄液圧に対するカウンターがかかっていると考えているからである．また腰椎ドレナージも基本的に行っていない．この再建方針で当院の高度な髄液漏症例に限った術後髄液漏は 4.5％であり，過去の最も低い術後髄液漏の報告（Garcia-Navarro ら：gasket seal closure＋鼻中隔粘膜弁，術後腰椎ドレナージを半数以上で使用）と同等の成績である[5]．本症例では，in-lay グラフトに 6 針縫合している．Water-tight closure にする必要はないが，縫合終了の時点で明らかな髄液漏がない状態にはしている．縫合の際にはわれわれが報告した，術野の外で結び目を作成して，1 本の糸を引くだけで結び目が自然に送り込まれて締まる方法（sliding-lock-knot 法）[6] を用いている．縫合の糸は結び目が滑りやすい 6-0 Prolyne を使用している．

Ⅰ. Anterior skull base, Transnasal

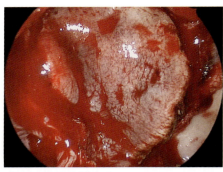 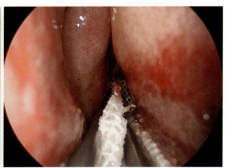

図19 有茎鼻中隔粘膜弁
鼻中隔粘膜弁で被覆しフィブリン糊で固着.

図20 ベスキチンガーゼパッキング
蝶形骨洞内にベスキチンガーゼ挿入.

　粘膜弁はグラフトおよび周囲骨に密着するようにし，粘膜弁の下に血液などが貯留しないように圧着させた上で，最後にフィブリン糊で固着する．その上からさらに大き目のサージセルをのせて補強し，最後に蝶形骨洞内をパッキングするようにベスキチンガーゼを挿入する 図20 ．サイナスバルーンはバルーンの逸脱，視神経圧迫，粘膜弁の壊死のリスクなどもあり，用いていない．

文献

1) Masuda Y, Yamamoto T, Akutsu H, et al. Usefulness of subtraction of 3D T2WI-DRIVE from contrast-enhanced 3D T1WI: preoperative evaluations of the neurovascular anatomy of patients with neurovascular compression syndrome. AJNR Am J Neuroradiol. 2015; 36: 317-22.
2) Rivera-Serrano CM, Snyderman CH, Gardner P, et al. Nasoseptal "rescue" flap: a novel modification of the nasoseptal flap technique for pituitary surgery. Laryngoscope. 2011; 121: 990-3.
3) 阿久津博義．頭蓋咽頭腫②内視鏡下手術．In：森田明夫，編．新 NS NOW No.4 脳・脊髄腫瘍摘出のための引き出し―腫瘍摘出のコツとピットフォール．東京：メジカルビュー社；2015．p.156-65.
4) Zanation AM, Carrau RL, Snyderman CH, et al. Nasoseptal flap takedown and reuse in revision endoscopic skull base reconstruction. Laryngoscope. 2011; 121: 42-6.
5) Hara T, Akutsu H, Yamamoto T, et al. Cranial base repair using suturing technique combined with a mucosal flap for CSF leakage during endoscopic endonasal surgery. World Neurosurg. 2015; 84: 1887-93.
6) Sakamoto N, Akutsu H, Takano S, et al. Useful 'sliding-lock-knot' technique for suturing dural patch to prevent cerebrospinal fluid leakage after extended trans-sphenoidal surgery--technical note--. Surg Neurol Int. 2013; 4: 19.

〈阿久津博義〉

Ⅰ. Anterior skull base, Transnasal

1 Transsphenoidal approach
2）カダバー

　従来，transsphenoidal approach は基本的に顕微鏡下でトルコ鞍内に限局した病変を扱う手術アプローチとして発達してきた．しかしながら，近年の内視鏡手術の発展に伴い，鞍上部，海綿静脈洞・側頭下窩，斜台などに主座を置く傍鞍部病変にも対応することが可能となり，内視鏡下経鼻頭蓋底手術として急速にその適応範囲が拡大してきている[1]．内視鏡下経鼻頭蓋底手術の基本は蝶形骨洞を経由する transsphenoidal approach であり，下垂体腺腫，頭蓋咽頭腫，脊索腫などのトルコ鞍近傍部を含む頭蓋底腫瘍がそのターゲットとなる．特に鞍結節部から蝶形骨平面の骨削開を加える extended approach（拡大法）では視交叉下部の視野が脳の牽引を用いずに得られる優れた手術方法である[2]．このような transsphenoidal approach は開頭術とは異なる解剖学的なピットフォールが多数あり，耳鼻咽喉科領域の解剖学的な知識も必要である[3]．本稿では，鞍上部への拡大法を含めた endoscopic transsphenoidal approach の基本手技を鼻腔，蝶形骨洞，硬膜内の3段階に分け，cadaver dissection の動画を基に概説する．

■ Transsphenoidal approach の手術手技

　Endoscopic transsphenoidal approach を鼻腔，蝶形骨洞，硬膜内の3段階に分け，千葉大学 Clinical Anatomy Lab で行った2本の cadaver dissection の動画を添付して説明する．

動画 1

動画 2

1. 鼻腔解剖（動画 1, 2）

　鼻腔のアプローチでは鼻中隔（nasal septum: NS）と鼻腔外側にある各鼻甲介との間の総鼻道（common nasal meatus: CNM）とよばれる間隙を経由する 図1 ．ここで注意されたいポイントは，総鼻道の上方には嗅神経の分布する嗅上皮が存在することである．嗅上皮は篩板から左右の上鼻甲介とそれに対向する鼻中隔側におよそ10 mm の粘膜に分布するとされており，上鼻甲介と鼻中隔にあるこの嗅上皮粘膜の両側損傷は避けることが重要である．後述するが，鼻中隔粘膜弁の上端の切開線もこの嗅上皮を避けるような形でデザインし，中鼻甲介前

動画 1　http://www.chugaiigaku.jp/images/movie/cad_sb/1120_horiguchi_1.mp4
動画 2　http://www.chugaiigaku.jp/images/movie/cad_sb/1120_horiguchi_2.mp4

Ⅰ．Anterior skull base, Transnasal

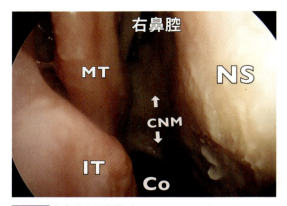

図1 右鼻腔の総鼻道（common nasal meatus: CNM）を観察
鼻中隔（nasal septum: NS）と中鼻・下鼻甲介（middle and inferior turbinate: MT and IT）の間隙から後方で後鼻孔（choana: Co）が確認できる．

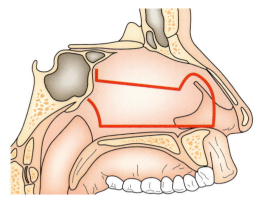

図2 鼻中隔粘膜弁（septal flap）のデザイン
嗅上皮粘膜の損傷を避けるように，全体としてしゃもじ状に形成する．

端部を過ぎたところで上方に切開をあげて，全体としてしゃもじ状のデザインとすることが肝要である 図2 ．また，嗅裂の天蓋部は嗅溝（olfactory fossa）とよばれる窪みを鼻腔側に形成しているため，特に馴れない初心者はこの上方部位にて内視鏡操作による硬膜損傷をきたし，髄液漏が起こる危険性がある．それを回避するためにまずは中鼻・下鼻甲介（middle and inferior turbinate: MT and IT）を確認しながら，後方で後鼻孔（choana: Co）の位置および上方で蝶形骨洞自然口（natural ostium: NO）の位置を確認し，内視鏡の trajectory が極端に上方に向いていないか修正することが重要である 図3 ．蝶形骨洞自然口は蝶篩陥凹の上鼻甲介（superior turbinate: ST）もしくは最上鼻甲介（supreme turbinate）内側の高さに位置し，後鼻孔の上端から内視鏡を蝶篩陥凹に沿って動かすと約 1.5cm で自然口が同定できるとされている．自然口の形態には個人差があり，一般的には卵円形のものが多いとされているが，内視鏡下での観察では粘膜に被覆されている場合もある．そのため，術前 CT 画像などでその位置および形態を確認しておくことが有用である．

　側方への拡大では鼻腔外側構造を把握する必要があり，下鼻甲介（IT），中鼻甲介（MT），上鼻甲介（ST）の発達，各副鼻腔の位置やその自然口の開口部位を把握し，中鼻甲介外側に存在する鉤状突起（第Ⅰ基板），篩骨胞（第Ⅱ基板）の各構造物にも注意する必要がある．鼻腔内の操作スペースを確保するため，一般には中鼻甲介および上鼻甲介を外側に圧排する．この際に注意すべきは各鼻道に剝離子を入れ，根元から十分に圧排することが重要である 図4A ．特に中鼻甲介の含気が著しい concha bullosa とよばれるものは骨成分が薄く骨折が容易であり，鼻腔内術野の確保がしやすい．しかしながら，一部の症例では中鼻甲介の下半分を切断し，さらに広い鼻腔内術野の確保を行うことがある 図4B ．この際に中鼻甲介切除断端には蝶口蓋動脈の外側枝が分布しており，止血は確実に行う．

1. Transsphenoidal approach　2）カダバー

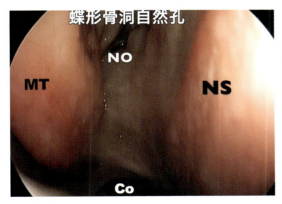

図3　蝶形骨洞自然孔の観察
右鼻腔後方で後鼻孔（choana: Co），中鼻甲介後端（middle turbinate: MT），鼻中隔（nasal septum: NS）および蝶形骨洞自然口（natural ostium: NO）の位置を確認し，内視鏡の trajectory を確認する．

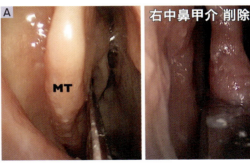

図4　鼻腔内でのスペース確保
A：右中鼻甲介（MT）を外側に圧排する方法で，上鼻道に剥離子を入れ，根元から圧排する．B：右中鼻甲介の下半分を切断する方法．中鼻甲介切除断端は鼻腔側壁より蝶口蓋動脈の外側枝が分布しており，止血は確実に行う．

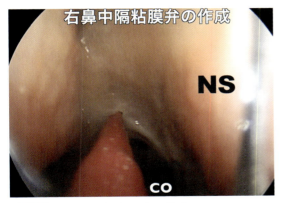

図5　鼻中隔粘膜弁（Flap）の作成
奥下側の切開線は後鼻孔上縁から鼻腔底面の粘膜を切開していく．鼻中隔粘膜弁を使用するか判断が難しい際は下側の切開線は切らずに上側のみ粘膜切開を加え，必要時のみ下側を切開してもよい．

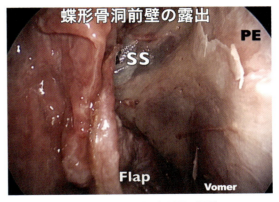

図6　鼻中隔粘膜弁（Flap）を咽頭に留置
蝶形骨洞前壁（sphenoid sinus: SS），鋤骨（Vomer），篩骨垂直板（perpendicular plate of ethmoid: PE）からなる骨性鼻中隔が露出される．

　また，遊離中鼻甲介での鞍底再建も可能であり，手術終了時まで保存しておく．
　鼻中隔粘膜の切開方法にはさまざまな方法が提唱されているが，本稿では鼻中隔粘膜弁を採取する形での切開方法を提示する．まずは5千倍希釈のボスミン付きガーゼで鼻粘膜の充血を十分に除去しておく．その後に，25万倍希釈のボスミン生食を鼻中隔粘膜下に注射し，粘膜を鼻中隔軟骨面から浮かしておくことが後の剥離に有用である．粘膜切開において，手前の切開は鼻中隔粘膜を皮膚粘膜移行部の粘膜側の位置で切開し，奥上側の切開は自然孔より開始し，前述したように嗅上皮粘膜の損傷を避けるように鼻腔天蓋から10 mm程度下方で切開を加え，中鼻甲介前端部を過ぎたところで上方に切開をあげて，全体としてしゃもじ状のデザインとする．この際にナビゲーションを用いて上方の切開線を確認すること

Ⅰ．Anterior skull base, Transnasal

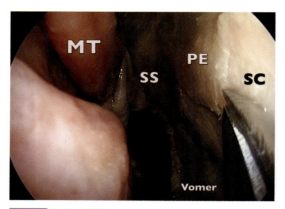

図7　鼻中隔の観察
軟骨成分として鼻中隔軟骨（septal cartilage: SC），骨性成分は篩骨垂直板（PE），鋤骨（Vomer），鼻腔底は上顎骨鼻稜，口蓋骨鼻稜で形成される．

も有用である．奥下側の切開線は後鼻孔上縁から鼻腔底面の粘膜を切開していく 図5 ．近年では下側の切開線は切らずに上側のみ切開を加えて，鼻中隔粘膜弁が必要なときのみ下側を切開する報告もなされている．切歯管付近で粘膜の剥離が困難な場合があるが，十分にモノポーラで凝固切断することが重要である．最後に粘膜を軟骨−骨膜面から剥離し，蝶口蓋孔に繋がる範囲を茎とした鼻中隔粘膜弁が作成される 図6 ．作成された鼻中隔粘膜弁は後鼻孔，上顎洞などのスペースに置いておくことで，手術操作の妨げにはならない[4]．

　鼻中隔の主な構成部分は，軟骨成分として鼻中隔軟骨（septal cartilage: SC），骨性成分は篩骨垂直板（perpendicular plate of ethmoid: PE），鋤骨（Vomer），鼻腔底では上顎骨鼻稜，口蓋骨鼻稜で形成される 図7 ．生後直後は，鼻中隔軟骨，篩骨垂直板は同一の硝子様軟骨であり，成長の過程により，骨化して篩骨垂直板が形成される．篩骨垂直板は非常に薄く容易に骨折できるので，この部分を骨折させ，蝶形骨洞前壁に到達する．この際，除去した篩骨垂直板は再建時の硬性再建の材料となる．鼻中隔の最上後部では篩骨垂直板が蝶形骨洞前壁の正中部に接合し，同部において蝶形骨洞前壁は突出しており，蝶形骨吻部（rostrum of the sphenoid）とよばれる．この部位をdrillを用いて削開する．広い術野を得るために，上下方および側方への十分な開窓を行うことが肝要である（wide sphenoidotomy）．この際に注意すべき点は蝶口蓋孔に繋がる下側方の削除時に不用意なdrillingやスタンチェなどでこの部位の鼻粘膜の損傷をきたすことであり，これは遅発性の難治性鼻出血の原因の1つとされている[5]．この理由として，口蓋骨鉛直板と蝶形骨体部の接合により形成された蝶口蓋孔は中鼻甲介遊離縁の後端に位置し，鼻腔の主幹動脈である顎動脈由来の蝶口蓋動脈と，鼻腔内に分布する翼口蓋神経節の枝が通過するためである．鼻腔内で蝶口蓋動脈は2本に分岐し，内側枝は中隔後鼻枝で，後鼻孔の上を通って鼻中隔に至り，鼻中隔粘膜弁のドナー血管にもなる．外側枝は外側後鼻枝で鼻腔の外側壁に向かう．また，鼻腔

天蓋部後方では蝶篩陥凹上端に眼動脈の枝である後篩骨動脈が通る．蝶形骨洞内操作を行う際には損傷することはまれだが，後部篩骨洞操作など，蝶形骨洞のみでなく，篩骨洞を開放する必要がある拡大手術では注意を要する．

2. 蝶形骨洞解剖（動画1，2）

蝶形骨洞は副鼻腔の中で最も後方に位置しており，従来は矢状断での含気の発達程度により，sellar type（80％），presellar type（17％），conchal type（3％）に分類されてきた．しかしながら，endoscopic transsphenoidal approachでは含気化の程度は，顕微鏡手術以上に手術の難易度と関連し，側方の含気化の程度の評価も重要である[6]．また，洞内には多数のバリエーションに富んだ小さな隔壁が存在していることが多く，高性能のCTおよび内視鏡を用いた報告では80％以上の例で中隔が内頚動脈隆起（carotid prominence: CP）に連なっているとされ，その削除には注意を要する[7]．単洞化することにより，蝶形骨洞内で内視鏡先端を種々の位置に置き，いろいろな角度から観察，操作が可能となり，蝶形骨洞後壁や側壁のさまざまな構造物の位置確認が容易である．含気の程度が悪い場合にはdrillで骨削除を行い，斜視鏡などが置けるスペースを確保する必要がある．さらに，最後部篩骨洞が蝶形骨洞の側上方に張りだす形のバリエーションであるOnodi cellの存在にも注意が必要である．この場合，蝶形骨洞の開放のみでは十分な術野展開ができずに，側方での視神経管の確認などが不十分となる 図8 （動画1）．含気骨化のよい例では，隣接する構造物は薄い骨で覆われた骨隆起として観察される 図9 （動画2）．後上方にトルコ鞍底（sellar floor: SF），その下方に斜台（clivus），外側には内頚動脈の膨隆である内頚動脈隆起（CP），視神経管（optic canal: OC）が観察され，さらに含気のよい例では正円孔の膨らみである三叉神経隆起（trigeminal prominence: TP）が観察される．

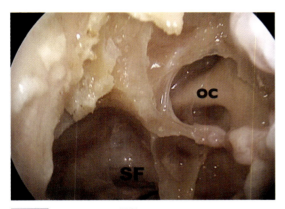

図8 Onodi cellの開放
この場合，視神経管（optic canal: OC）はOnodi cell内で観察される．SF: sellar floor

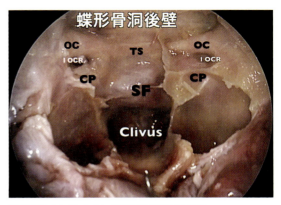

図9 含気化のよい蝶形骨洞後壁を観察
トルコ鞍底（SF），斜台（clivus），外側には内頚動脈の膨隆である内頚動脈隆起（carotid prominence: CP），視神経管（optic canal: OC）外側視神経内頚動脈陥凹（lateral optico-carotid recess : lOCR）などの骨隆起および陥凹が確認できる．

内頚動脈隆起（CP）の presellar segment と視神経管（OC）の膨隆との間には外側視神経内頚動脈陥凹（lateral opticocarotid recess：lOCR）とよばれる陥凹が観察される．これは optic strut の裏打ち構造とされ，含気のよい例では前床突起まで含気化が続いており，clinoid aeration とよばれ，文献上は 6～24％に認めるとされている．また，内側にも小さな陥凹が観察される場合があり，内側視神経内頚動脈陥凹（medial opticocarotid recess: mOCR）とよばれ，middle clinoid process の裏打ち構造とされる．通常の鞍内病変の骨削除ではこの mOCR までの削除で十分である 図10 ．この際に内頚動脈隆起を覆う骨が部分的に欠損していることがあり（4～8％），その付近の操作の際には術前の CT で骨の状態を確認することが肝要である．蝶形骨底部では翼口蓋窩と破裂孔を結ぶ翼突管（vidian canal: VC）が存在し，内部に動脈および神経が走行する．翼突管はその解剖学的特徴より手術時において内頚動脈錐体部へのランドマークとして重要である 図11 [8]．トルコ鞍底の削除は左右の海綿静脈洞および上下間海綿静脈洞がみえるまで削除することが基本とされる．その際，下垂体に左右外側から最も接近するのは内頚動脈である．この部位での両側内頚動脈の間隔は平均 12 mm であり，接近してトルコ鞍内を走行しているような症例，特に先端巨大症での下垂体腺腫例では，内頚動脈の蛇行が著明な場合があるので注意を要する．また，両側の海綿静脈洞を連絡する上間海綿静脈洞（superior intercavernous sinus: SICS）は通常は鞍結節にほぼ一致するが，トルコ鞍前壁にまで拡大している場合があり，微小腺腫症例での硬膜切開時に出血のリスクが上がる場合がある．この上間海綿静脈洞は，鞍結節（tuberculum sellae: TS）を越え，蝶形骨平面（planum sphenoidale: PS）まで削除する必要がある拡大手術の際には凝固・切断する 図12 ．最終的な止血には吸収性ゼラチンスポンジやコラーゲン使用局

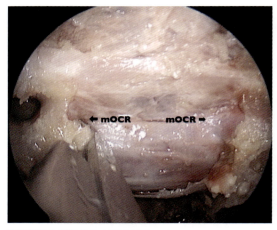

図10 内側視神経内頚動脈陥凹（medial opticocarotid recess: mOCR）の観察
通常の鞍内病変の骨削除ではこの mOCR までの削除で十分である．

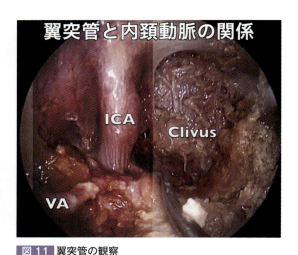

図11 翼突管の観察
翼突管（vidian canal: VC）を開放し，内頚動脈（internal carotid artery: ICA），翼突管動脈（vidian artery: VA）との関係を観察する．

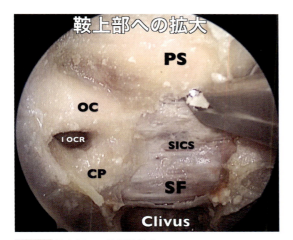

図12 鞍上部への骨削除拡大
実際は上間海綿静脈洞（superior intercavernous sinus: SICS）が存在し，止血を要する．CP: carotid prominence, lOCR: lateral opticocarotid recess, OC: optic canal, PS: planum sphenoidale, SF: sellar floor

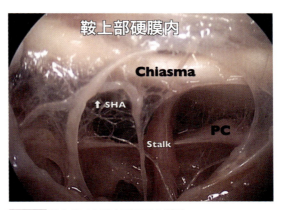

図13 鞍上部でも視交叉下面の視野
下垂体茎部（Stalk）および鞍隔膜が観察され，下垂体茎には両側内頚動脈から分枝する上下垂体動脈（superior hypophysial artery: SHA）が入っていくのが観察される．PC: posterior clinoid process

所止血剤を用いることが多い．鞍結節より上方の骨削除はトルコ鞍よりもやや横に広い形で削除することで，後の硬膜内操作が行いやすくなる．

3. 硬膜内解剖（動画1，2）

　トルコ鞍・鞍結節・蝶形骨平面の硬膜を開放すると，視交叉（Chiasma）下面の空間に下垂体（pituitary grand: PG）上面と繋がる下垂体茎部（Stalk）および鞍隔膜が観察され，下垂体茎には両側内頚動脈から分枝する上下垂体動脈（superior hypophysial artery: SHA）が入っていくのが観察される **図13**．この上下垂体動脈（SHA）は下垂体茎（Stalk）や視交叉（Chiasma），視神経（optic nerve: ON）を栄養しており，不用意な切断は避けるべきである．視交叉上の大脳半球間裂には前大脳動脈（anterior cerebral artery: ACA）が確認できる．さらに前頭葉下面を観察すると，前頭葉下面から嗅神経（olfactory nerve: Ⅰ）が確認され，その下方で視神経（ON）が前方に走行するのが確認できる．視神経管入口部を開放すると，内頚動脈（internal carotid artery: ICA）および内頚動脈から分岐する眼動脈（ophthalmic artery）を認める **図14**．頭蓋咽頭腫や鞍結節髄膜腫例に対する拡大手術の場合，視神経および視交叉の偏位や視神経管内への腫瘍の進展度合いを術前画像にて十分に検討する必要がある．また，下垂体（PG）を内側に寄せ，鞍隔膜および下下垂体動脈を切断し，下垂体を転移させると，後床突起（posterior clinoid process: PC）の削除が可能となり，上部斜台硬膜が観察され，硬膜内では脚間槽，迂回槽の構造物が確認できる **図15** [9]．しかしながら，実際の手術では下垂体機能を温存した上での下垂体の完全な転移は難しく，一側から海綿静脈洞経由で後床突起を削除した後に，斜台上部硬膜を開

Ⅰ. Anterior skull base, Transnasal

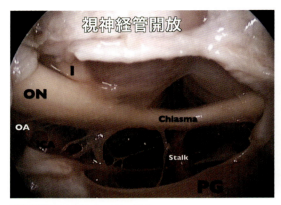

図14 視神経管入口部の観察
視神経（optic nerve: ON）下方で内頚動脈（internal carotid artery: ICA）および内頚動脈から分岐する眼動脈（ophthalmic artery）を認める。PG: pituitary grand, Ⅰ: olfactory nerve

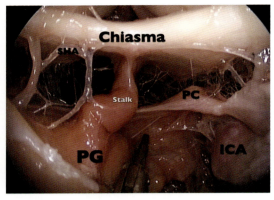

図15 下垂体転移（transposition）
下垂体（pituitary grand: PG）を内側に変位させ，鞍隔膜および下下垂体動脈を切断すると後床突起（posterior clinoid process: PC）の削除が可能となる．この操作で斜台上部に到達することが可能となる．

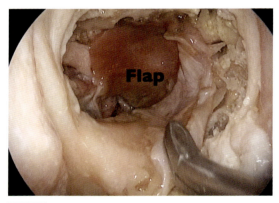

図16 鼻中隔粘膜弁の留置
採取していた鼻中隔粘膜弁（Flap）にて硬膜欠損部を覆う．

放する方法が有用であると報告されている[10]．最後にこのような大きな硬膜欠損を伴う拡大手術では確実な再建方法が必須である．近年は鼻中隔粘膜弁（Flap）の使用で術後髄液漏の頻度は大幅に減少したが 図16，頭蓋咽頭腫や一部の巨大下垂体腺腫例では第三脳室底が開放される場合があり，そのような場合は鼻中隔粘膜弁のみでは不十分であり，多層性再建としたより強固な再建が用いられ始めている[11]．

● 文献

1) Saeki N, Horiguchi K, Murai H, et al. Endoscopic endonasal pituitary and skull base surgery. Neurol Med Chir (Tokyo). 2010; 50: 756-64.

2) Cavallo LM, de Divitiis O, Aydin S, et al. Extended endoscopic endonasal transsphenoidal approach to the suprasellar area: anatomic considerations part 1. Neurosurgery. 2007 ; 61(3 Suppl): 24-33.

3) 堀口健太郎, 佐伯直勝. 経蝶形骨アプローチに必要な外科解剖. In: 塩川芳昭, 編. NS NOW No.15 傍鞍部病変の手術―ここの病変こそ, 解剖が手術の生命線. 東京: メジカルビュー社; 2011. p.44-53.

4) Horiguchi K, Murai H, Hasegawa Y, et al. Endoscopic endonasal skull base reconstruction using a nasal septal flap: surgical results and comparison with previous reconstructions. Neurosurg Rev. 2010; 33: 235-41.

5) Horiguchi K, Kato H, Nishioka H, et al. Delayed postoperative epistaxis from the posterior lateral nasal branch of the sphenopalatine artery after endoscopic endonasal approach: Case report. Interdiscip Neurosurg. 2014 ; 1: 41-3.

6) Wang J, Bidari S, Rhoton A Jr, et al. Extensions of the sphenoid sinus: a new classification. Neurosurgery. 2010; 66: 797-816.

7) Fernandez-Miranda JC, Prevedello DM, Madhok R, et al. Sphenoid septations and their relationship with internal carotid arteries: anatomical and radiological study. Laryngoscope. 2009; 119: 1893-6.

8) Mato D, Yokota H, Hirono S, et al. The vidian canal: radiological features in Japanese population and clinical implications. Neurol Med Chir (Tokyo). 2015; 55: 71-6.

9) Kassam AB, Prevedello DM, Thomas A, et al. Endoscopic endonasal pituitary transposition for a transdorsum sellae approach to the interpeduncular cistern. Neurosurgery. 2008; 62: 57-72.

10) Fernandez-Miranda JC, Gardner PA, Rastelli MM Jr, et al. Endoscopic endonasal transcavernous posterior clinoidectomy with interdural pituitary transposition. J Neurosurg. 2014; 121: 91-9.

11) Horiguchi K, Nishioka H, Yamada S, et al. A new multilayer reconstruction using nasal septal flap combined with fascia graft dural suturing for high-flow cerebrospinal fluid leak after endoscopic endonasal surgery. Neurosurg Rev. 2016; 39: 419-27.

〈堀口健太郎〉

Ⅰ. Anterior skull base, Transnasal

2 Endoscopic endonasal anterior petrosal approach
1）手術

　Endoscopic endonasal anterior petrosal approachは，経鼻内視鏡下に錐体骨，斜台上部外側を削除して錐体斜台部病変を切除しようとする手術法である．錐体斜台部病変の中でも特に病変がやや正中よりに存在する場合は，開頭手術よりも良好な術野が得られることがある．しかし，錐体骨削除法および手術適応について定まった報告は少ない．今回はわれわれが行っている内視鏡下錐体骨削除法，腫瘍切除について解説する．

■ 経鼻内視鏡下錐体骨解剖

　頭蓋骨を下方から観察すると鼻腔から錐体骨先端に到達するには，pterigoid processが術野の妨げとなっていることが理解できる 図1．このため錐体骨を削除して錐体斜台部で十分な術野を確保するためには pterigoid process 起始部の削除が必要になる．さらに pterigoid process は上顎洞後壁の後方に存在するため，maxillary sinus の一部開放が必要になる．
　さらにこれを可能にするためには中鼻甲介外側に進入して後篩骨洞を開放する必要がある．このように開頭による頭蓋底手術と同様，術野手前の展開をいかに広く行うかがこの手術のポイントである．大きな手順としては初めに pterigoid process 起始部を削除し，続いて病変に応じて斜台外側を削除して術野を拡大後，

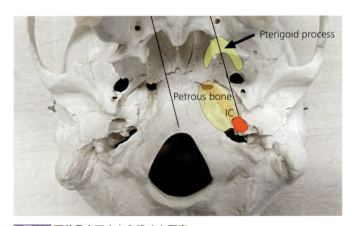

図1　頭蓋骨を下方から眺めた写真
Pterigoid process 起始部が錐体骨先端への到達を阻んでいることが理解できる．

2. Endoscopic endonasal anterior petrosal approach　1）手術

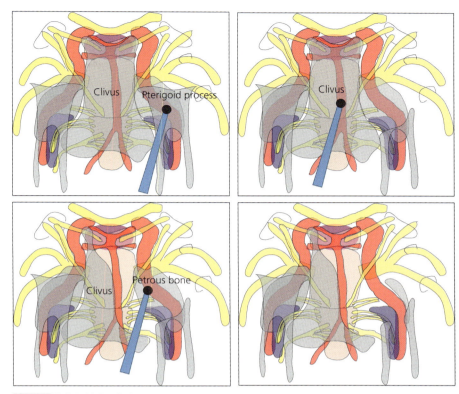

■図2　錐体骨削除の模式図
Pterigoid process, 斜台外側を順次ていねいに削除すると，錐体骨内側が削除できることがわかる．

錐体骨を削除する．また錐体骨削除の際には錐体骨内頚動脈を露出する方がより安全に錐体骨削除が可能になる 図2 ．

順次手順に沿って手技を解説する．

■ Endoscopic endonasal anterior petrosal approach

　　患者は全身麻酔後，頭部をヘッドピンで固定し，上半身を30°挙上している．錐体骨近傍の手術操作では inferior petrosal sinus, basilar plexus, cavernous sinus など静脈叢からの出血をコントロールするため，上半身を挙上して静脈圧を低く保つ必要がある．
　　病変側鼻腔に進入し，中鼻甲介を同定する．続いて中鼻甲介外側に進入し後篩骨洞を開放する 図3 ．同時にこの時点で上顎洞内側壁を開放しておく 図4 ．続いて対側から鼻中隔粘膜弁を採取して下方にのけておく．続いて病変に応じた鼻中隔後方切除と蝶形骨洞開放を行う．錐体斜台部に進入する場合ときに中鼻甲介下端が内視鏡に触れ術野の妨げとなるため，中鼻甲介下半分は切除している 図5 ．次に蝶形骨洞前壁を覆う粘膜を可能な限り下方および外側に剝離して骨構造を露出する．この操作が不十分だと粘膜が術野を遮り十分な骨削除が困難

Ⅰ. Anterior skull base, Transnasal

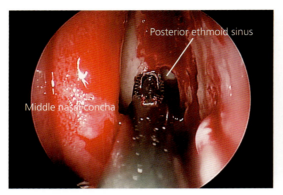

図3 右中鼻甲介と後篩骨洞

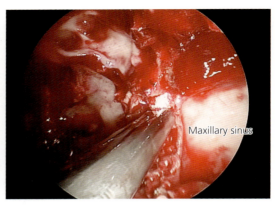

図4 右上顎洞開放と上顎洞後壁部分削除

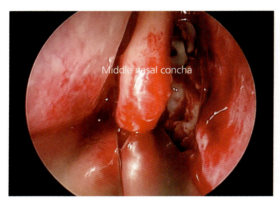

図5 中鼻甲介下半削除

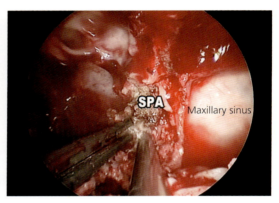

図6 右 sphenoparatine artery の凝固
SPA：sphenoparatine artery

になる．次に病変側上顎洞後壁を一部ケリソンパンチで削除することで sphenopalatine artery を露出，凝固切断する 図6 ．こうすることで pterigoid process 前面を広く露出できるようになる．Pterigoid process 起始部には小さな血管と神経が貫通する小孔が存在するがこれが vidian canal である．錐体骨削除を行う場合 vidian canal 内を貫通する vidian atery と vidian nerve は切断することになる．また蝶形骨洞内の隔壁を広くダイヤモンドバーで切除してトルコ鞍底が広く露出できるようにする．また斜台骨も広く観察できるようにする．続いて病変に応じて pterigoid process 起始部，斜台骨，トルコ鞍底，海綿静脈洞下壁の骨をダイヤモンドバーで削除する．Vidian canal に沿って pterigoid process を後方に削除すると破裂孔付近の内頚動脈が露出されることになる 図7 図8 ．また斜台外側で内頚動脈による骨の高まりである carotid prominence を削除すると内頚動脈 C5 部が露出できるようになる．こうして内頚動脈を安全な部位で露出して，これを損傷しないよう全長を露出するように錐体骨を削除すると病変に応じた安全な骨削除が可能になる．斜台外側部を削除し

2. Endoscopic endonasal anterior petrosal approach　1）手術

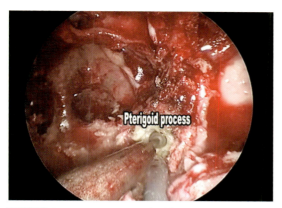

図7 Pterigoid process 起始部の削除
同部をていねいに削除すると破裂孔部内頚動脈を露出できる．

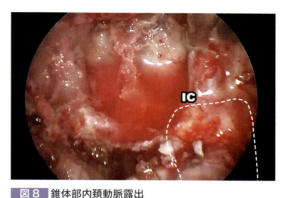

図8 錐体部内頚動脈露出
錐体部内頚動脈は頚動脈管内では骨膜および静脈叢によって取り囲まれているため，ダイヤモンドドリルでていねいに骨削除を行うと安全に露出が可能である．しかし慎重な手術操作が必要であることは言うまでもない．白破線は pterigoid process 削除範囲を示す

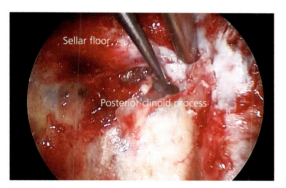

図9 Posterior clinoid process の露出
ていねいに骨を削除して海綿静脈洞下壁硬膜および錐体骨内頚動脈を露出すると posterior clinoid process が露出可能となる．

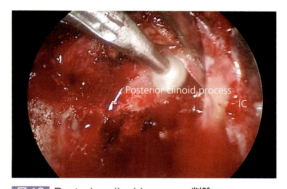

図10 Posterior clinoid process 削除
Posterior clinoid process は anterior clinoid process と同様骨を十分に露出させたのちにていねいに egg shell に削除することが重要である．

なければ，inferior petrosal sinus の露出が不十分になるため，安全な骨削除が困難になるため同部の削除も必要である．

またトルコ鞍底開放と海綿静脈洞下壁を開放することで，トルコ鞍底硬膜を上方に挙上，また内頚動脈を外側に変位させることが可能となり後床突起，鞍背を広く露出できる 図9 ．同部もていねいに削除すると錐体斜台部上部の術野が大きく拡大される 図10 図11 ．

また内頚動脈 C5-6 部をさらに近位側に追いかけ周囲の骨をていねいに削除すると，錐体骨内垂直部内頚動脈を露出できるようなる 図12 ．この操作により斜台下方外側の術野が拡大できるようになり，頚静脈結節を露出しやすくなる 図13 ．頚静脈結節もていねいにダイヤモンドドリルで削除すると，舌下神経管を開放できる 図14 ．以上の操作を安全に行えるようになると広い術野で病変

Ⅰ．Anterior skull base, Transnasal

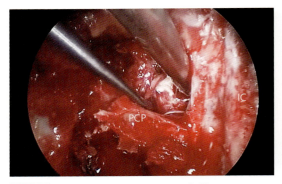

図11 Posterior clinoid process 切除
薄くなった骨を海綿静脈洞下壁からていねいに剥離することで切除可能である．骨を削除すると海綿静脈洞後端から静脈出血を認めるが同部はフィブリン糊をつけたコラーゲンシートによる圧迫で止血可能である．

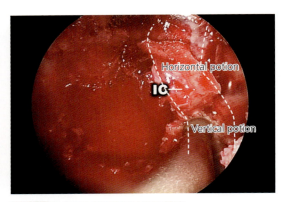

図12 錐体部内頚動脈垂直部の露出

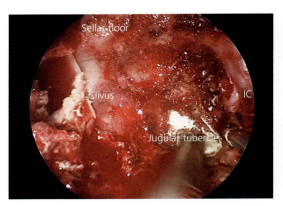

図13 Jugular tubercle の露出と削除

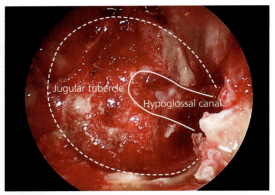

図14 Hypoglossal canal の露出
Jugular tubercle を経鼻的に削除すると舌下神経管が開放される．白破線は jugular tubercle 削除範囲を示す．

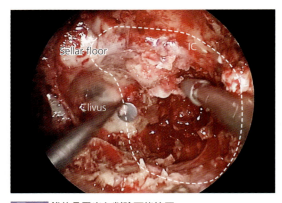

図15 錐体骨露出と削除可能範囲

2. Endoscopic endonasal anterior petrosal approach　1）手術

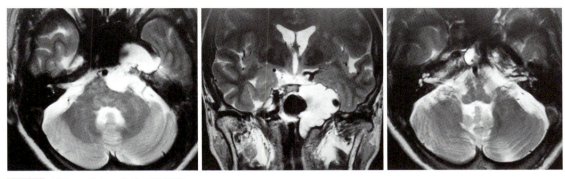

図 16 症例 1　術前，術後 MRI 画像

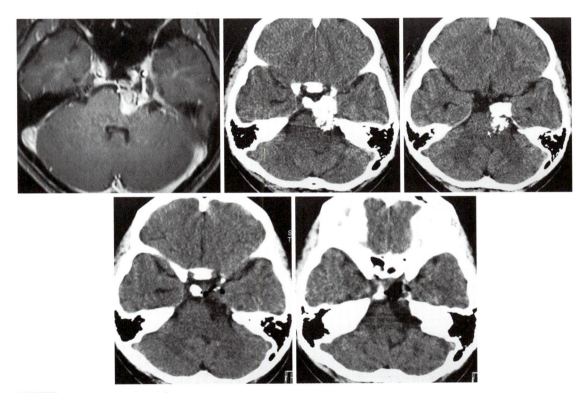

図 17 症例 2　術前，術後画像

動画 1

に応じた錐体骨削除が可能である 図 15．

▶症例 1（動画 1）

　64 歳女性，6 カ月前から続く左外転神経麻痺を主訴に来院した．画像精査では左錐体斜台部から頚静脈結節に至る軟骨肉腫と思われる病変を認めた．Endosopic endonasal anterior petrosectomy approach で腫瘍を全摘出した．術後外

動画 1　http://www.chugaiigaku.jp/images/movie/cad_sb/1210_goto_1.mp4

Ⅰ. Anterior skull base, Transnasal

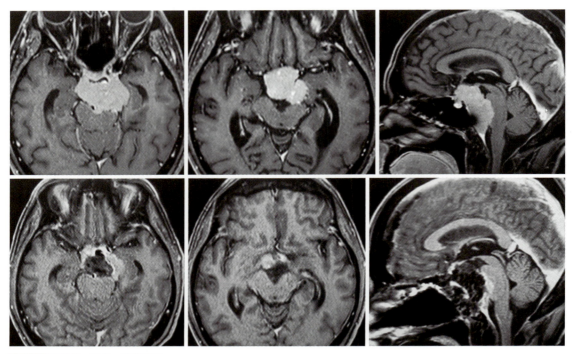

図18 症例3 術前，術後画像

転神経麻痺は消失した 図16 .

▶ 症例2（動画2）
　22歳女性，3年前からの左外転神経麻痺を主訴に来院した．画像上，左錐体斜台部に強い石灰化を伴う軟骨肉腫と思われる病変を認めた．同じく endosopic endonasal anterior petrosectomy approach で腫瘍を全摘出した．術後左外転神経麻痺は消失した 図17 .

▶ 症例3（動画3）
　64歳男性，進行する両眼視力障害，記銘力低下を主訴に来院した．画像上錐体斜台部から視交叉後方に髄膜腫と思われる病変を認めた．視力障害が急速に進行するため，endosopic endonasal anterior petrosectomy approach で正中部腫瘍の減圧を行った．術後視力障害は著明に改善した 図18 .

〈後藤剛夫，大畑建治〉

動画2

動画3

動画2　http://www.chugaiigaku.jp/images/movie/cad_sb/1210_goto_2.mp4
動画3　http://www.chugaiigaku.jp/images/movie/cad_sb/1210_goto_3.mp4

Ⅰ. Anterior skull base, Transnasal

2 Endoscopic endonasal anterior petrosal approach
2）カダバー

動画1

　今回，カダバー用内視鏡および手術機器の準備が困難であったため，実際の手術内視鏡動画をカダバーの手順に従って編集し，同到達法を行うための解剖について解説する（動画1）．なお動画は内視鏡下左錐体骨削除で統一した．

　はじめに，内視鏡操作が広い術野で行えるよう左篩骨洞を十分開放する必要がある．左鼻腔を観察すると左中鼻甲介が確認できるが，その外側が後篩骨洞になる．篩骨洞を構成する骨は紙様骨であり，耳鼻科鉗子類で容易に切除できる．この際同時に上顎洞内側壁を部分開放しておく．上顎洞は単一の大きな空間であるため，後篩骨洞と間違える可能性は少ない．また錐体骨削除を行う段階で中鼻甲介が内視鏡に当たると術野が暗くなる，あるいは血液が付着し画像が鮮明でなくなるなどの問題が起こるため，中鼻甲介下半分は切断除去している．

　次に対側から鼻中隔粘膜弁を採取する．蝶形骨洞自然孔の高さを参考に奥から手前に粘膜切開を加えている．はじめに蝶形骨洞下端および pterigoid process 起始部を確認後，同部から手前に粘膜を切開する．次に自然孔から，中鼻甲介付着部の高さを参考に，奥から手前へと鼻粘膜を温存して粘膜切開を加える．鼻腔手前では切開線を前頭蓋底側に延長することで大きな鼻中隔粘膜弁が採取できる．

　こうして鼻中隔の上，下切開線を設定した後は，鼻中隔前方に粘膜切開を加えて手前から奥へと粘膜を剝離する．こうすると sphenopalatine artery を含んだ大きな粘膜弁を作成できる．

　次に蝶形骨洞前壁を広く削除する．続いて pharyngobasilar fascia と longus capitis muscle の付着部を斜台から剝離する．同部の剝離および斜台下部を削除することはその後に錐体骨削除を行う際の術野確保に重要である．側方では pterigoid process 起始部で sphenopalatine artery を凝固し，外側に移動させておく．また上顎洞の後壁を一部削除しておくことも広い術野確保に重要である．

　次に vidian canal を確認後，同部で vidian nerve と vidian artery を凝固切断している．これにより pterigoid process が広く露出できる．続いて pterigoid process 起始部，斜台外側，トルコ鞍底を病変に応じて広くドリルで削除する．トルコ鞍底骨を削除するとトルコ鞍底硬膜が確認できるが，これをもとに海綿静脈洞下壁の骨を削除すると静脈血を含んだ海綿静脈洞が硬膜をかぶって透見でき

動画1　http://www.chugaiigaku.jp/images/movie/cad_sb/1220_goto_1.mp4

Ⅰ. Anterior skull base, Transnasal

る．この操作は開頭手術におけるドリリング操作でＳ状静脈洞を露出する操作と同様である．

こうして海綿静脈洞部内頚動脈 C4 部を確認した後，錐体斜台部の骨削除に移る．つねに内頚動脈の位置に注意して骨を削除しながら C5 部を露出する．次に pterigoid process 起始部を vidian canal を後方に追いかけながらていねいに削除する．このとき，斜台外側，下部を同時に削除しないとドリル，吸引管がうまく挿入できなくなる．Pterigoid process を削除すると破裂孔で内頚動脈 C6 部が露出できる．錐体斜台部先端，あるいは後床突起に病変がある場合，露出させた内頚動脈を吸引管で外側に牽引し，内頚動脈を保護しながら，錐体斜台部の骨を削除する．時に鞍背，後床突起が大きな例が存在するが，この場合，トルコ鞍底硬膜正中に縦切開を加え，硬膜を下垂体ごと，上方に牽引すると鞍背が広く露出できるようになる．次に内頚動脈 C5 部を外側に牽引すると後床突起が広く露出される．広く露出した骨をていねいに削除すると鞍背，後床突起はすべて削除可能である．病変が錐体骨下部に存在する場合には，錐体部内頚動脈の下をくぐって錐体骨を削除することになる．この術野を確保するためには，内頚動脈を錐体骨垂直部まで露出しておくとよい．また内側では斜台下部外側の骨切除をさらに外側に延ばし，頚静脈結節を削除する必要がある．同部をていねいに削除すると舌下神経管が開放される．この空間を通じて下部錐体骨も削除することになる．この到達法では錐体骨を限局的に削除するのではなく周りの骨を含めた広い骨削除を行うことが安全な骨削除に重要であることを強調したい．

この解説は付属のビデオの進行に合わせて解説したため，この文章を熟読後，ビデオを見ていただくことをお勧めする．

〈後藤剛夫，大畑建治〉

Ⅰ. Anterior skull base, Transnasal

3 Transclival approach
1）手術

　斜台は鞍背から大孔まで約 4 cm の蝶形骨と後頭骨からなる範囲を示す．同部位に発生する病変は後方の脳幹，前方の斜台，側方の脳神経や血管に囲まれた頭蓋内の最深部に位置するため，手術が難しい部位の 1 つである．病変の部位・周囲の正常構造物の位置関係・腫瘍の大きさによって最適な手術法が症例ごとに異なり，far-lateral approach, subtemporal approach, transpetrosal approach, lateral transcondylar approach, anterior transfacial approach などさまざまな手術法が用いられてきた．いいかえれば，斜台部腫瘍に対して 1 つの手術法を確立することは難しいといえる．

　一方，本稿で紹介する transclival approach は症例ごとに多少のバリエーションはあるが，原則的には単一のアプローチ法で斜台上端から下端まで対応できる有用な手術法である．今後もさらにさまざまな症例に適応され，発展していく可能性がある．しかし，本法も含めた拡大経蝶形骨洞手術は，通常の下垂体腫瘍に対する経蝶形骨洞手術より難度が高く[1]，周術期合併症の頻度は高い．

　本稿では transclival approach を具体的な 1 症例を用いて紹介する．これから transclival approach を行う術者にとって，少しでもお役に立つことができれば幸いである．

■ 症例（動画 1）

22 歳女性，右外転神経麻痺で発症した脊索腫．

動画 1

1．術前検査

① CT
a）蝶形骨洞の発達と病変の発生部位
　蝶形骨洞は sellar type から concha type までその発達はさまざまであり，さらに病変の発生部位も異なる．そのため CT axial, sagittal, coronal view の特に骨条件の画像から症例ごとに必要な骨削除の範囲を決定する．
　本例では蝶形骨洞はよく発達し sellar type である．病変の上端はトルコ鞍底，下端は蝶形骨洞底の延長線上であり，斜台の中 1/3 に限局している．斜台皮質骨

動画 1　http://www.chugaiigaku.jp/images/movie/cad_sb/1310_kinoshita_1.mp4

Ⅰ. Anterior skull base, Transnasal

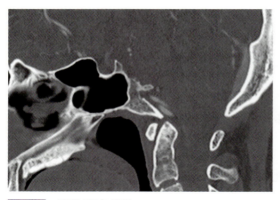

図1 造影CT 矢状断
蝶形骨洞は sellar type. 病変は斜台のほぼ中1/3に存在し, 斜台の皮質骨は一部破壊されている. 腫瘍内に骨性成分を認める.

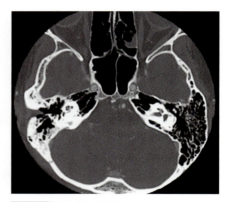

図2 造影CT 水平断
内頚動脈C5と同部位の蝶形骨洞内への骨隆起を認める.

は一部破壊され, 腫瘍内に骨性成分が突出している 図1 . 本例では蝶形骨洞底より下方の斜台鼻咽頭部の骨を大きく削除する必要はないと考えられる.

b) 内頚動脈の走行

Transclival approachにおける最も重篤な合併症の1つは内頚動脈損傷であることはいうまでもない. 造影CTによって骨と内頚動脈（C5-C6）の位置関係を確認する. C5内側縁が transclival approachにおける骨削除の外側方向への限界点となる[2,3].

本例ではC5の骨隆起が確認でき 図2 , 内頚動脈の走行を術中に同定することは容易であると考えられる.

② MRI

a) 斜台硬膜と病変の位置関係

病変が硬膜外に限局するのか（硬膜が保たれているのか）, 硬膜外から硬膜内に病変が進展しているのか（硬膜内病変であるのか）で手術の難易度が大きく異なる. 硬膜外病変の場合は比較的手術は容易である. 一方, 硬膜内病変の場合は, 手術操作による硬膜欠損が生じることが多い. 術後髄液漏は本法の重要な合併症の1つであり, 予想されうる硬膜欠損の範囲を想定し, 髄液漏閉鎖の方法を検討しておかなければいけない. 本例では斜台の中1/3程度の硬膜欠損が予想される 図3 .

b) 頭蓋内の正常構造との位置関係

脳神経, 椎骨動脈から脳底動脈などの血管, 脳幹との関係が重要となる. Transclival approachを用いる症例は, 外転神経が問題となる場合が多い. 不用意な骨削除や硬膜切開によって, 外転神経を損傷する危険があり, 病変と外転神経の位置関係やDorello管の高さを確認しておく必要がある.

外転神経は橋延髄溝から外側上方へ走行し, Dorello管に至る. 橋延髄溝では両神経間は約10 mm, Dorello管入口部間は約18 mmとされ[4], Dorello管の

3. Transclival approach　1）手術

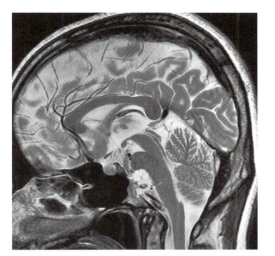

図3 MRI T2WI 矢状断
High intensity を示す腫瘍が斜台から発生し，後方へ突出している．内部には石灰化成分を示す部分が low intensity として描出されている．斜台の中 1/3 は硬膜の連続性（low intensity band）が失われている．

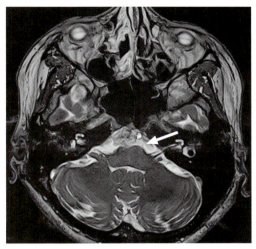

図4 MRI FIESTA 水平断
左外転神経（矢印）は確認できるが，右外転神経は確認できない．

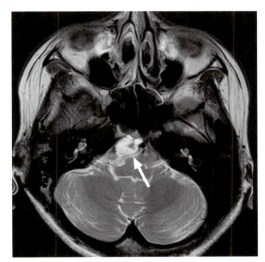

図5 MRI T2WI 水平断
腫瘍左側に脳底動脈，腫瘍後方には右前下小脳動脈（矢印）の走行が観察できる．

　高さは内頚動脈 C5 のほぼ中央部とされている[5]．外転神経の起始部は椎骨脳底動脈移行部より約 4 mm 上方であり[4]，椎骨脳底動脈移行部より下方での硬膜切開は外転神経を損傷することはない[6]．しかし，これはあくまでも平均的な数値であり，動脈硬化が進行している場合にはより慎重な解剖学的検討を要する．その他には，斜台部上内側部で periosteal dura と meningeal dura の間に Grüber's ligament を同定し，外側下方へたどっていくことで，外転神経を損傷することなく同定できるという報告もある[7]．
　本例では MRI FIESTA にて左側の外転神経の走行が一部確認できた **図4**．

I. Anterior skull base, Transnasal

また，T2WI にて腫瘍の左側に脳底動脈，後方に右後下小脳動脈の走行を確認した 図5．

③その他の検査

脳血管撮影は transclival approach において必ずしも必要ないと考えられる．本法ではアプローチの際に脳底静脈叢からの出血が問題となるため，出血の程度を予想するためには有用であるかもしれない．

2. 術前の準備

①ナビゲーションシステム

有用なツールであり，可能であれば準備しておきたい．現在のナビゲーションシステムには光学式と磁場式があるが，内視鏡下経鼻手術に用いる場合は磁場式が使いやすい．光学式の場合はスコープや内視鏡固定器具が干渉し，スムーズに利用できないことも多い．

従来からの術中透視装置でも前後・上下の位置確認はできるが，左右の位置情報が得られないことは周知の通りである．ナビゲーションシステムを用いれば，pre-sellar type や concha type の蝶形骨洞の場合，内頚動脈の走行を確認しながら骨削除を進められる．硬膜内操作においても脳神経や血管との位置関係を確認するのに有用である．

②マイクロドップラー

内頚動脈の走行，腫瘍後方の脳底動脈などの走行を確認するのに簡便で有効である．

③術中モニタリング

脳神経のモニタリングとして眼球運動モニタリング，脳幹のモニタリングとして聴性脳幹反応（ABR），皮質脊髄路のモニタリングとして運動誘発電位（MEP），さらに体性感覚誘発電位（SEP）が有用である．本例では眼球運動と MEP/SEP のモニタリング下に手術を行った．

3. 手術

①体位

静脈性出血を軽減する目的で上半身を約20～30°挙上する．下垂体手術より病変が下方に位置するため，やや頭部を前屈させると手術操作が容易になる．患者はできるだけ手術台の術者側に寄せ，頭部を左へかしげるように固定する．そうすることで術者と患者の距離が近く，患者と正対するような形になり，術者の体の負担が軽減される．

頭部の固定については通常の下垂体手術では馬蹄形ヘッドレストを用いるが，transclival approach では手術時間が長くなる場合もあり，褥瘡予防のためにピン固定を用いる．

②鼻腔内操作

左一側鼻孔からの経中隔法を紹介する．内視鏡は HD カメラ（Stryker 社製）

3. Transclival approach 1）手術

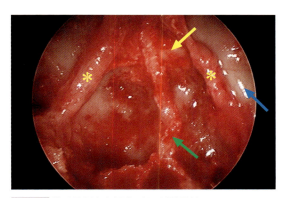

図6 蝶形骨洞内を観察（30°斜視鏡）
トルコ鞍底（黄矢印），内頸動脈隆起（青矢印）が観察できる．斜台部前面の逆Y字状の蝶形骨洞内の中隔骨（緑矢印）はある程度削除している．蝶形骨洞粘膜（*）は有茎鼻中隔粘膜フラップの代わりに利用することもあり，最後まで温存している．

を用い，内視鏡はポイントセッター®（三鷹光器株式会社）で固定し，1人の術者（2 hands surgery）で行った．鼻中隔粘膜の切開位置は鼻中隔粘膜フラップを作成する場合に備え，皮膚粘膜移行部の後方で切開を加える．骨膜下に軟骨性鼻中隔から粘膜を剥離し，軟骨性鼻中隔から骨性鼻中隔への移行部からは対側の粘膜と骨性鼻中隔も剥離する．鋤骨を後ほどの閉創のために採取した後に，蝶形骨洞前壁の骨削除に移る．

鼻腔内操作にはさまざまなバリエーションがある．Transclival approachにおいては，両側鼻腔経由で，まず鼻中隔粘膜フラップを作成し，次に両側自然孔を拡大するとともに鼻中隔後方を削除することが多い．場合によって中鼻甲介の削除も追加される[2,3,6,8]．この方法は広い術野を確保することができ，一側鼻孔からの経中隔法より手術操作が容易となる．われわれの施設では手術侵襲を最小限にする目的で，原則的に一側鼻孔からの経中隔法を採用し，鼻中隔粘膜フラップは必要に応じて後から作成している．

③蝶形骨洞操作

ハイスピードドリルを用い，蝶形骨洞前壁から蝶形骨洞底を下方へ十分に骨削除を行うことで，手術操作が容易になる．本例のように斜台上方2/3の病変であれば，通常の下垂体病変に対するアプローチと大きく変わることなく，斜台前面を露出できる 図6 ．

一方，斜台下方へアプローチする際にはさらに斜台鼻咽頭部の骨削除を下方へ追加していく．斜視鏡を用いることで，かなり下方まで手術操作が可能になるが，斜台下端近くまでは，経中隔法では到達できない．鼻中隔後方を削除し，鼻咽頭粘膜に切開・剥離を加える．斜台咽頭部分の骨と鼻咽頭粘膜は癒着が強く，また下方へ進むほど厚い組織となる[3]．上咽頭の外側には耳管咽頭口があるため，よく観察しながら剥離を進めなければならない．軟口蓋や硬口蓋への操作は通常不要である．

Ⅰ. Anterior skull base, Transnasal

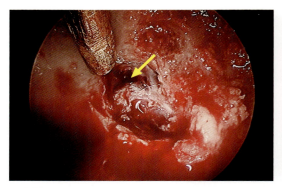

図7 脳底静脈叢からの出血（30°斜視鏡）
斜台骨を削除する際に脳底静脈叢（矢印）から出血をきたした．

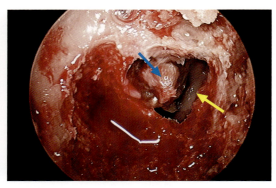

図8 斜台骨を一部削除し硬膜内を観察（30°斜視鏡）
斜台の中1/3，やや左側寄りの斜台骨が削除されている．腫瘍の石灰化部分（青矢印）とその左側を走行する脳底動脈（黄矢印）が観察できる．

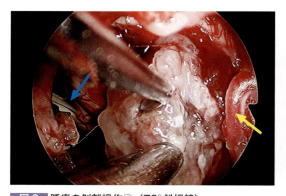

図9 腫瘍の剝離操作①（70°斜視鏡）
腫瘍をある程度内減圧し，腫瘍を左側へ寄せながら橋との剝離を進めている．右奥には右三叉神経（青矢印）が観察できる．黄矢印：右前下小脳動脈

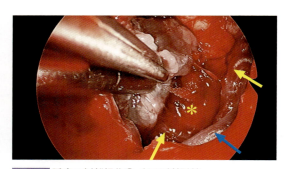

図10 腫瘍の剝離操作②（30°斜視鏡）
腫瘍を右に寄せながら橋（＊），右前下小脳動脈（黄矢印）から剝離を進めている．橋前面と癒着を認め，静脈性の出血を認める．青矢印：脳底動脈

④斜台骨開窓と硬膜内操作

　斜台骨の削除と硬膜切開を大きくすれば手術操作は容易となるが，術後髄液漏のリスクが高まる．安全な操作を行える最小限の開窓が望ましい．一般的に骨削除の限界は外側が内頸動脈，上方が下垂体となる．下方は硬口蓋による手術操作の制限が限界となる．

　斜台骨を削除する際には脳底静脈叢からの出血が予想される 図7 ．凝固による止血は硬膜を収縮させ，硬膜欠損が広がるばかりか，さらに出血が増える可能性もあるので十分注意する必要がある[5]．頭位を挙上し，サージセル®やゼルフォーム®による圧迫やパッキングによって止血する[9]．脊索腫など腫瘍が硬膜に浸潤している部分は逆に脳底静脈叢からの出血が少ないことが多い．

　硬膜切開は外転神経を損傷しないよう正中縦切開を行う．硬膜内操作は通常の顕微鏡操作と全く変わりない．本例では硬膜が欠損し，腫瘍と左外側を走行する脳底動脈が確認できた 図8 ．腫瘍を脳底動脈，橋前面から剝離し 図9

3. Transclival approach　1) 手術

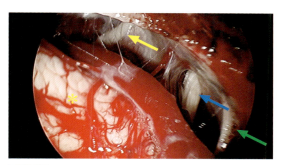

図11 腫瘍摘出後に硬膜内左上方を観察（70°斜視鏡）
上方から左動眼神経（黄矢印），左三叉神経（青矢印），左外転神経（緑矢印）が観察できる．＊：橋前面

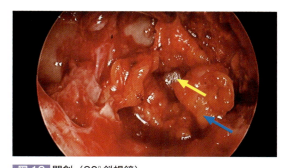

図12 閉創（30°斜視鏡）
斜台硬膜欠損部に遊離脂肪組織（青矢印）を挿入し，鋤骨で作成した骨片（黄矢印）で脂肪組織を斜台骨に圧着させるように固定した．

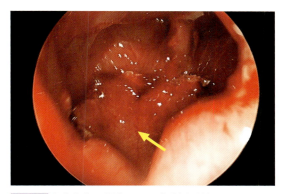

図13 有茎鼻中隔粘膜フラップ（直視鏡）
有茎鼻中隔粘膜フラップ（矢印）を作成し，開窓部を覆った．

図10，腫瘍を全摘出した．70°の斜視鏡を用いると外転神経，三叉神経，動眼神経まで観察できた 図11．

⑤閉創

　硬膜をプライマリーに縫合することはまず不可能であるため，確実に髄液漏を防ぐ手技が必要である．本例では採取した鋤骨で遊離脂肪組織を斜台開窓部の骨に圧着させるようにはめ込んだ 図12．次に有茎鼻中隔粘膜フラップを作成し，開窓部分を覆い 図13，サイナスバルーン®で圧着させた．スパイナルドレナージは留置していない．

　閉創にはさまざまな方法があり，他の成書も参考にして頂きたい．一般的には脂肪組織や筋膜での一次閉鎖の後に，有茎鼻中隔粘膜フラップが用いられることが多い[2,3,6,8]．確実な閉創ができれば，本法を行えるといっても過言ではない．

　Transclival approach は有用な手法であり，今後ますます発展していくと予想される．しかし，長い歴史の中で確立されてきた経頭蓋手術に代わって，本法を選択するにあたり，手術侵襲度に十分留意すべきである．経鼻手術＝低侵襲，

Ⅰ. Anterior skull base, Transnasal

内視鏡手術＝低侵襲ではない．手術における操作性・安全性を向上させるために
は広い術野を必要とする．それはすなわち鼻腔の正常構造を壊すことにほかなら
ない．鼻腔構造の破壊によってもたらされる患者の苦痛は術後永続することもあ
り，場合によっては経頭蓋手術より手術侵襲度が高いともいえる．Transclival
approach が今後さらに発展していくなかで，安全性を担保しながら鼻内構造を
なるべく温存するような手術を目指す必要があると思われる．

文献

1) Snyderman C, Kassam A, Carrau R, et al. Acquisition of surgical skills for endonasal skull base surgery: a training program. Laryngoscope. 2007; 117: 699-705.

2) Dehdashti AR, Karabatsou K, Ganna A, et al. Expanded endoscopic endonasal approach for treatment of clival chordomas: early results in 12 patients. Neurosurg. 2008; 63: 299-309.

3) Cavallo L, Messina A, Cappabianca P, et al. Endoscopic endonasal surgery of the midline skull base: anatomical study and clinical considerations. Neurosurg Focus. 2005; 19: E2.

4) Barges-Coll J, Fernandez-Miranda JC, Prevedello DM, et al. Avoiding injury to the abducens nerve during expanded endonasal endoscopic surgery: anatomic and clinical case studies. Neurosurg. 2010; 67: 144-54.

5) Cavallo LM, Cappabianca P, Messina A, et al. The extended endoscopic endonasal approach to the clivus and cranio-vertebral junction: anatomical study. Childs Nerv Syst. 2007; 23: 665-71.

6) Stippler M, Gardner PA, Snyderman CH, et al. Endoscopic endonasal approach for clival chordomas. Neurosurg. 2009; 64: 268-77.

7) Tomio R, Toda M, Sutiono AB, et al. Grüber's ligament as a useful landmark for the abducens nerve in the transnasal approach. J Neurosurg. 2015; 122: 499-503.

8) Saito K, Toda M, Tomita T, et al. Surgical results of an endoscopic endonasal approach for clival chordomas. Acta Neurochir（Wien）. 2012; 154: 879-86.

9) Schwartz TH, Fraser JF, Brown S, et al. Endoscopic cranial base surgery: classification of operative approaches. Neurosurg. 2008; 62: 991-1002.

〈木下康之，富永　篤〉

Ⅰ. Anterior skull base, Transnasal

3 Transclival approach
2) カダバー

　近年の内視鏡手術の発展に伴い，鞍上部，海綿静脈洞・側頭下窩，斜台などに主座を置く傍鞍部病変にも対応することが可能となり，内視鏡下経鼻頭蓋底手術として急速にその適応範囲が拡大してきている[1]．内視鏡下経鼻頭蓋底手術の基本は蝶形骨洞を経由する transsphenoidal approach であるが，本稿では特に正中斜台部を中心とした transclival approach について概説する．この部位では脊索腫，軟骨肉腫などの硬膜外頭蓋底腫瘍や硬膜内においては脳幹前面正中に位置する病変がそのターゲットとなる[2]．特に中脳から延髄までの脳幹前面の視野が脳の牽引を用いずに得られる優れた手術方法である．このような経鼻手術における endoscopic transclival approach は開頭術とは異なる解剖学的なピットフォールが多数あり，内視鏡下の解剖学的知識が必要である[3,4]．本稿では，endoscopic transclival approach の基本手技を鼻腔-蝶形骨洞の解剖を示し，斜台部を上部：retrosellar area，中部：retroclival area，下部：craniovertebral junction の 3 部位に分け，cadaver dissection の動画を基に概説する．

■ Transclival approach の手術手技

　Endoscopic transclival approach を鼻腔-蝶形骨洞および斜台部を上部：retrosellar area，中部：retroclival area，下部：craniovertebral junction の 3 部位に分け，千葉大学 Clinical Anatomy Lab で行った 2 本の cadaver dissection の動画を添付して説明する．

1. 鼻腔-蝶形骨洞解剖（動画 1，2）

動画 1

動画 2

　頭位は通常の transsphenoidal approach に比較して head up することが重要である．鼻腔のアプローチでは transsphenoidal approach と同様に鼻中隔（nasal septum：NS）と鼻腔外側にある各鼻甲介との間の総鼻道とよばれる間隙を経由する 図1 ．ここで，注意されたいポイントは中鼻・下鼻甲介（middle and inferior turbinate：MT and IT）を確認しながら，後方で後鼻孔（choana：Co）の位置および上方で蝶形骨洞自然口の位置を確認し，咽頭後壁（nasophar-

動画 1　http://www.chugaiigaku.jp/images/movie/cad_sb/1320_horiguchi_1.mp4
動画 2　http://www.chugaiigaku.jp/images/movie/cad_sb/1320_horiguchi_2.mp4

Ⅰ．Anterior skull base, Transnasal

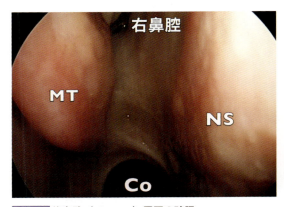

図1 後鼻孔（choana）周囲の確認
右鼻腔後方で後鼻孔（choana：Co）、中鼻甲介後端（middle turbinate：MT）、鼻中隔（nasal septum：NS）を確認し、咽頭方向への視野を得る。

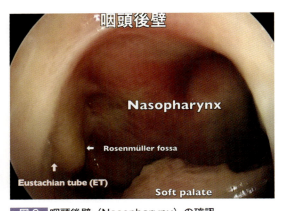

図2 咽頭後壁（Nasopharynx）の確認
咽頭では両側で耳管開口部（eustachian tube：ET）を確認し、その後外側に Rosenmüller 窩（Rosenmüller fossa）および手前に軟口蓋（soft palate）が確認される。

ynx）を確認することである 図2 ．咽頭では両側で耳管開口部（Eustachian tube：ET）を確認し，その後外側に Rosenmüller 窩（Rosenmüller fossa）が確認され，手前には軟口蓋（soft palate）が観察される．耳管（ET）および Rosenmüller 窩は傍咽頭部での頸部内頸動脈の指標になる．近年，この耳管を指標として斜台側方の破裂孔へアプローチする endoscopic endonasal translacerum approach も報告されている[5]．斜台下部へアプローチする際の咽頭粘膜の切開方法には U 字や linear での切開方法が提唱されている．また，鼻腔においては再建時に必要な鼻中隔粘膜弁を採取しておくことも肝要である．鼻中隔粘膜弁の採取に関しては transsphenoidal approach の項を参照されたい．斜台下部への transclival approach では，鋤骨の削除および必要であれば鼻中隔下方で硬口蓋を形成する上顎骨鼻稜および口蓋骨鼻稜も削除する．蝶形骨洞前壁に関しては transsphenoidal approach と同様に広く開放する．蝶形骨洞後壁の構造物は transsphenoidal approach と同様にトルコ鞍底（sellar floor：SF），斜台（clivus），外側には内頸動脈の膨隆である内頸動脈隆起（carotid prominence：CP），視神経管（optic canal：OC）などが観察される 図3 ．特に内視鏡術野は 2 次元平面であり，内頸動脈隆起（CP）の隆起を確認することで，斜台部の深さを相対的に認識することで安全な斜台骨削除が可能となる．蝶形骨底部では翼口蓋窩と破裂孔を結ぶ翼突管（vidian canal：VC）が存在し，内部に動脈および神経が走行する．翼突管はその解剖学的特徴より手術時において内頸動脈錐体部へのランドマークとして重要であるが[6]，斜台部へのアプローチにも有用であり，必要であれば transmaxillary approach を併用し，翼口蓋窩を開放することで翼突管（VC）を最初に同定し，それを指標とし drilling を行うことで安全に斜台部を開放できる 図4 ．蝶形骨からなる斜台上–中部の骨は蝶形骨洞の含気骨化により削除する骨の量も変わってくるが，conchal type であっても大部分は海綿骨であり，皮質骨に至るまでの削除は比較的容易である．このような場合

3. Transclival approach　2）カダバー

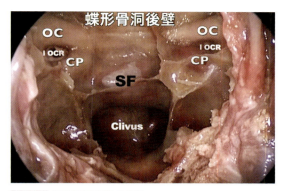

図3　蝶形骨洞後壁の確認
正中部に鞍底（sellar floor: SF），斜台（clivus），外側には内頸動脈の膨隆である内頸動脈隆起（carotid prominence: CP），視神経管（optic canal: OC），外側視神経内頸動脈陥凹（lateral opticocarotid recess: lOCR）が観察される．内視鏡術野は2次元平面であり，CPの隆起を確認することで，斜台部の深さを相対的に認識することが重要である．

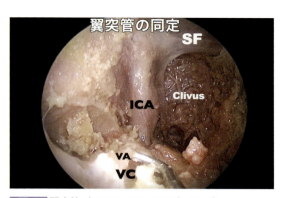

図4　翼突管（vidian canal: VC）の同定
ICA: internal carotid artery, SF: sellar floor, VA: vidian artery

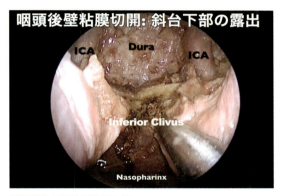

図5　咽頭後壁粘膜切開
咽頭後壁粘膜を切開し，蝶形骨洞底面を削除したのちに後頭骨からなる斜台下部（Inferior Clivus）を削除する．

はナビゲーションの併用が非常に有用である．後頭骨からなる斜台下部においては直線上のdrillでは先端が届かない場合もあり，経鼻手術専用の先端がやや弯曲したdrillや先端が屈曲した器具を用意することが肝要である　図5．

2．斜台部解剖（動画1，2）

①斜台上部：retrosellar area

この部位に到るには下下垂体動脈を切断し，下垂体を転移させ，後床突起を削除する必要がある[7]．その後に硬膜を切開すると，中脳から橋の前面が観察される．さらにくも膜を切開し，内視鏡を進めると脳底動脈先端部（basilar artery: BA）に達し，動眼神経（oculomotor nerve: Ⅲ）や乳頭体（mammillary body: MB）などが観察される　図6．斜視鏡を用いて上方を観察すると視索（optic

Ⅰ．Anterior skull base, Transnasal

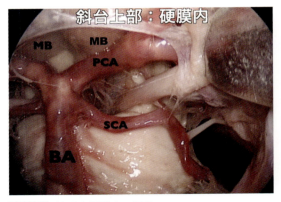

図6 斜台上部硬膜内の観察
下垂体転移および後床突起削除後に硬膜を切開し，脳幹前面を観察．血管系としては脳底動脈先端部（basilar artery：BA）や後大脳動脈（posterior cerebral artery：PCA），上小脳動脈（superior cerebellar artery：SCA）が確認され，動眼神経も確認できる．上方に乳頭体（mammillary body：MB）も観察される．

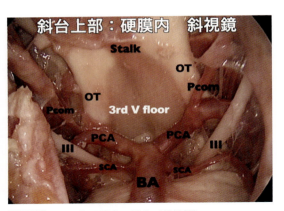

図7 斜台上部硬膜内の観察（斜視鏡）
斜台上部から70°の内視鏡で鞍上部方向を観察．下垂体茎起始部（Stalk），第三脳室底（floor of the third ventricle：3rd V floor），視索（optic tract：OT），動眼神経（oculomotor nerve：Ⅲ），後交通動脈（posterior communicating artery：Pcom）などが観察される．

tract：OT）や第三脳室底（floor of the third ventricle：3rd V floor），後交通動脈（posterior communicating artery：Pcom）が全長に渡って観察できる 図7 ．しかしながら，実際の手術では下垂体機能を温存した上での下垂体の完全な転移は難しく，近年では一側から海綿静脈洞経由で後床突起（posterior clinoid process：PC）を削除した後に，斜台上部硬膜を開放し，硬膜内の脚間槽-迂回槽に入る方法が報告されている[8]．

②斜台中部：retroclival area

　トルコ鞍底（sellar floor：SF）から斜台をさらに下方に削除する．この際に重要な構造物は外転神経（abducens nerve：Ⅵ）である．硬膜内を観察すると，pontomedullary junctionから起始し，橋前槽を内側から外側に向かって走行する外転神経（Ⅵ）が認められる 図8 ．外転神経は錐体骨上方，Gruber靭帯（Gruber ligament：Gruber Lig）下方で硬膜間を走行し 図9 ，海綿静脈洞内へと角度を変えて走行する 図10 ．斜台-錐体部での外転神経（Ⅵ）は内頚動脈（internal carotid artery：ICA）C5部背側で，海綿静脈洞に注ぐ下錐体静脈洞の内側を走行する[9]．また，この部位の骨削除は外転神経（Ⅵ）を損傷しないように内側から外側に向かって削除することが重要である．さらに斜台中部の骨削除においては，固有硬膜と骨膜硬膜間に存在し海綿静脈洞と繋がる脳底静脈叢から激しい出血を認める場合があるので注意を要する．術前に血管造影や造影CT検査などで静脈叢の発達の程度を確認しておくことは有用である．止血には吸収性ゼラチンスポンジやコラーゲン使用局所止血剤を用いることが多いが，近年ではフローアブルな吸収性局所止血剤の使用も可能となった．正中では脳底動脈（basilar artery：BA）から椎骨脳底動脈合流部（vertebro-basilar junction：VBJ）が観察され，さらに硬膜内で側下方を観察すると内耳道に入る顔面／聴神

3. Transclival approach　2）カダバー

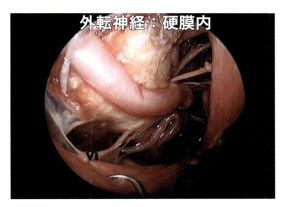

図8　硬膜内での外転神経（abducens nerve：Ⅵ）の走行

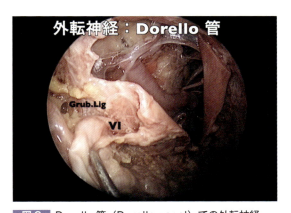

図9　Dorello 管（Dorello canal）での外転神経（abducens nerve：Ⅵ）の走行
Gruber 靭帯（Gruber ligament：Gruber Lig）下方で内頚動脈（C5）背側を走行する．

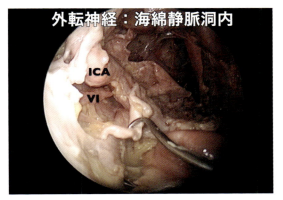

図10　海綿静脈洞内での外転神経（abducens nerve：Ⅵ）の走行
上眼窩裂に向かって，内頚動脈（C4）と平行に走行する．

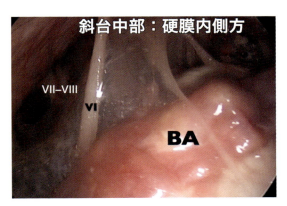

図11　斜台中部硬膜内側方の観察（斜視鏡）
斜台中部の硬膜内側下方を観察すると内耳道に入る顔面/聴神経（Ⅶ-Ⅷ）が確認される．

経（Ⅶ-Ⅷ）が確認される 図11 ．

③斜台下部：craniovertebral junction

　蝶形骨洞底面から咽頭後壁粘膜および頭長筋・頚長筋からなる椎前筋（prevertebral muscle）を切開すると，craniovertebral junction までの斜台下部に到達する 図12 ．硬膜を切開すると椎骨動脈（vertebral artery：VA）および前脊髄動脈（anterior spinal artery：ASA）と下位脳神経および延髄前面が観察される 図13 ．さらに大孔前面を側方に削除すると両側に後頭顆内側（condyle）が観察される．近年，この後頭顆に達する方法は "Far-Medial" Expanded Endonasal Approach として報告されており，さらに側方への展開の場合はこの後頭顆上方の supracondylar groove が舌下神経管のよい指標になるとされている[10]．硬膜内では椎骨動脈の硬膜貫通部および C1-C2 神経根が観察される 図14 ．

Ⅰ. Anterior skull base, Transnasal

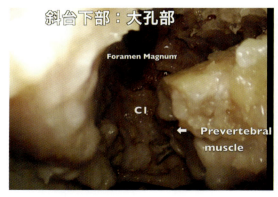

図12 大孔部前面（Foramen magnum）の観察
頭長筋・頚長筋からなる椎前筋（Prevertebral muscle）を切開し，C1前弓を確認．

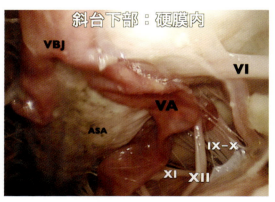

図13 斜台下部硬膜内の観察
斜台下部の硬膜内では椎骨動脈（vertebral artery：VA），椎骨脳底動脈合流部（vertebro-basilar junction：VBJ），前脊髄動脈（anterior spinal artery：ASA）が正面に確認され，側方では下位脳神経である舌咽／迷走神経（Ⅸ-Ⅹ），副神経（Ⅺ），舌下神経（Ⅻ）が観察される．

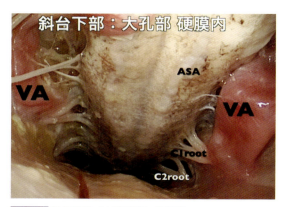

図14 斜台下部（大孔近傍）の観察
斜台下部の大孔近傍の硬膜内では椎骨動脈（vertebral artery：VA）の硬膜貫通部およびC1神経根，C2神経根などが確認できる．

文献

1) Saeki N, Horiguchi K, Murai H, et al. Endoscopic endonasal pituitary and skull base surgery. Neurol Med Chir（Tokyo）. 2010; 50: 756-64.
2) Frank G, Sciarretta V, Calbucci F, et al. The endoscopic transnasal transsphenoidal approach for the treatment of cranial base chordomas and chondrosarcomas. Neurosurgery. 2006; 59(1 Suppl 1)：ONS50-7.
3) 松野義晴，堀口健太郎，佐伯直勝，他．第1回千葉神経内視鏡ハンズオンセミナー～安全・低侵襲な脳神経外科手術～報告記．千葉医学．2007; 83: 53-5.
4) Cavallo LM, Esposito I, Cappabianca P, et al. Endoscopic Anatomy of the Clivus and Posterior Fossa. In: Aldo Cassol Stamm, editor. Transnasal Endoscopic Skull Base and Brain Surgery: Tips and Pearls. New York: Thieme; 2011. p.265-74.

3. Transclival approach 2) カダバー

5) Taniguchi M, Akutsu N, Kohmura E, et al. Endoscopic endonasal translacerum approach to the inferior petrous apex. J Neurosurg. 2016; 124: 1032-8.

6) Osawa S, Rhoton AL Jr, Seker A, et al. Microsurgical and endoscopic anatomy of the vidian canal. Neurosurgery. 2009; 64: 385-411.

7) Kassam AB, Prevedello DM, Thomas A, et al. Endoscopic endonasal pituitary transposition for a transdorsum sellae approach to the interpeduncular cistern. Neurosurgery. 2008; 62: 57-72.

8) Fernandez-Miranda JC, Gardner PA, Rastelli MM Jr, et al. Endoscopic endonasal transcavernous posterior clinoidectomy with interdural pituitary transposition. J Neurosurg. 2014; 121: 91-9.

9) Barges-Coll J, Fernandez-Miranda JC, Prevedello DM,et al. Avoiding injury to the abducens nerve during expanded endonasal endoscopic surgery: anatomic and clinical case studies. Neurosurgery. 2010; 67: 144-54.

10) Morera VA, Fernandez-Miranda JC, Prevedello DM, et al. "Far-medial"expanded endonasal approach to the inferior third of the clivus: the transcondylar and transjugular tubercle approaches. Neurosurgery. 2010; 66(6 Suppl Operative): 211-9.

〈堀口健太郎〉

Ⅰ. Anterior skull base, Transnasal

4 Trans-maxillary approach
1）手術

内視鏡下経鼻アプローチは，頭蓋底手術の1アプローチとして明確な位置づけを確立しつつある．内視鏡下経鼻アプローチで最も汎用され，入門編といえる術式は経蝶形骨洞手術を中心としたmid-lineの手術である．一方，内視鏡手術の利点が最も活かされるのは，蝶形骨の外側領域，すなわち，経蝶形骨洞手術で取り扱う領域を側方に拡大した領域である．内視鏡下に行うmid-lineの手術がこれまでに確立されてきた顕微鏡下手術のリプレイスともいえるのに対して，外側領域は新たに確立されつつあるエリアといえる．内視鏡下鼻副鼻腔手術を専門とする耳鼻咽喉科医の貢献が期待される部位ともいえる．Trans-maxillary approachは，その代表的な手術アプローチであり，翼口蓋窩，側頭下窩に最も低侵襲に到達することができ，さまざまな工夫を行うことにより，広い術野を展開することができる手術アプローチである．対象となる疾患は，翼口蓋窩，側頭下窩を中心とし，一部中頭蓋窩を含む領域に進展する腫瘍性病変が中心となる．また，蝶形骨洞から病変が外側に進展する病変や含気良好な蝶形骨洞の側窩を操作する際にも有用なアプローチとなる．代表的な疾患として，血管線維腫，神経鞘腫，髄膜腫をあげることができるが，脊索腫や軟骨肉腫でもしばしば必要となるアプローチであり，下垂体腺腫の外側進展例に対しても有用なアプローチである．最近は，上顎洞に生じた悪性腫瘍の手術に際しても応用され始めている．したがって，頭蓋底腫瘍を取り扱う際には，マスターしておくべき手術アプローチの1つといえる．

■ 手術方法

Trans-maxillary approachは，一般的には鼻腔，上顎洞を経て，翼口蓋窩，側頭下窩に到達することを目的とする．しかし，目的とする病変の外側への進展具合や鼻副鼻腔形態に応じて，アプローチを変化させ，幅広い病変に対応することが可能である．原則は，患側鼻腔から上顎洞自然口を拡大し，上顎洞後壁に到達する 図1．下鼻甲介の後半部分切除を行うと，かなり広いワーキングスペースが確保でき，卵円孔を外側限界とする術式に十分対応できる．より外側で良好な術野を展開したい場合，鼻涙管よりも前方から上顎洞を開放することにより，より外側での広い術野が展開できる 図1．鼻中隔に開窓を設けて，反対側の鼻腔から手術器機を操作可能とするオプションもある 図1．このアプローチは，上

4. Trans-maxillary approach　1）手術

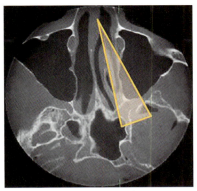
片側鼻腔・自然口アプローチ

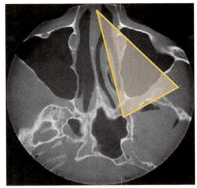
片側鼻腔・鼻涙管前アプローチ

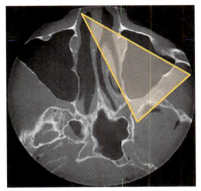
両側鼻腔・経鼻中隔アプローチ

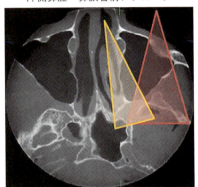
片側鼻腔・歯齦部アプローチ

図1 Trans-maxillary approach のポートの違いによる術野の違い

顎洞前壁へのアプローチに有効とされている．腫瘍が大きく，腫瘍の外側から操作を行う必要がある場合は，患側歯齦部に切開を加え，上顎洞前壁に開窓を設け，鼻腔と歯齦部の multi-port で手術を行うことができる **図1** ．3-あるいは4-ハンドでの操作が簡単になる．また，顎動脈に対する操作を先行させたい場合にも有効な手段といえる．鼻中隔に開窓を設けた場合も，左右の鼻腔が使え，3-あるいは4-ハンドでの操作が行いやすい．鼻中隔に開窓を設けなくても，鼻中隔後端部分切除を行うことにより，両側鼻腔を使った3-あるいは4-ハンドでの操作が行える．翼口蓋窩や側頭下窩など深部での操作であれば，鼻中隔後端部分切除で十分なことが多い．術前にCT画像，特に軸位断画像を用いて，trans-maxillary approach をどのようなポートを使って行うかを計画することにより，適切かつ低侵襲な方法を選択することができる．以下に，患側鼻腔からの一般的なアプローチ方法を中心として，手術操作の実際について段階別に説明する．

1. 上顎洞開放

前述したように，上顎洞開放にどのアプローチを選択するかは，対象とする病変の拡がりに応じて決定する．上顎洞外側での操作が求められる場合は，medial

I. Anterior skull base, Transnasal

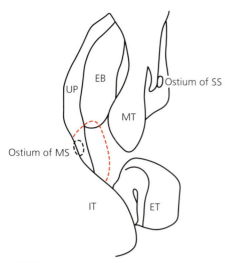

図2 右鼻腔における上顎洞開窓部位（赤破線）
IT：下鼻甲介，ET：耳管，MT：中鼻甲介，UP：鈎状突起，EB：篩骨胞，Ostium of MS：上顎洞自然口，Ostium of SS：蝶形骨洞自然口

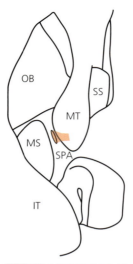

図3 上顎洞膜様部切除，篩骨洞開放，蝶形骨洞自然口拡大，蝶口蓋孔露出後の状態
IT：下鼻甲介，OB：眼窩内側壁，MT：中鼻甲介，SS：蝶形骨洞，MS：上顎洞，SPA：蝶口蓋動脈

maxillectomy を内視鏡下に行う．鼻涙管よりも前方から下鼻道の骨削除を行えば，通常上顎洞の最外側まで問題なく手術操作が行える．用いる手術機器や病変の大きさから，より広い手術ポートが求められる場合，歯齦部切開を行い，上顎洞前壁に開窓を設け，手術機器あるいは内視鏡挿入用のポートとして用いる．この際，上顎洞開窓部位は，病変に応じて決定し，また，不必要に大きな開窓は行わない．翼口蓋窩や蝶形骨洞側窩へのアプローチであれば，片側鼻腔から上顎洞自然口の拡大および下鼻甲介の部分切除で十分である **図2** ．上顎洞粘膜については，後壁削除範囲に応じて切除し，上顎骨からの穿通枝などからの出血をきちんと止血しておく．上顎洞粘膜を除去することにより，眼窩下神経および動脈，顎動脈が透見できる場合がある．上顎洞と篩骨洞の境界の骨は切除し，眼窩内側壁が同一視野で視認できるようにする **図3** ．

2．蝶口蓋動脈同定

上顎洞膜様部の粘膜を骨膜下で剥離挙上し，後方に進めると，蝶口蓋動脈を含む索状物が蝶口蓋孔から鼻腔内に出てくる部位に到達する **図3** ．通常，中鼻甲介の後端部の下端よりも2〜3mm程度上方に蝶口蓋孔は存在する．術前に冠状断CT画像で蝶口蓋孔の位置と上顎洞および中鼻甲介との位置関係を把握しておくと，容易に同定できる．蝶口蓋動脈は，鼻腔粘膜を栄養する血管であり，有茎鼻中隔粘膜弁を用いることが想定される場合は温存しなければならない．蝶口蓋動脈を含む索状物の前面に沿って蝶口蓋孔にキュレットなどを挿入し，上顎洞後壁骨削除を開始するきっかけにする．すなわち，上顎洞後壁において，翼口蓋窩のレイヤーを知る目印になる．上顎洞後壁骨は通常薄く，キュレットやケリソン

パンチでの削除が可能であるが，やや下方で下行口蓋動脈や大錐体神経が存在する部位は口蓋骨となり，ドリルでスケルトナイズする必要がある．上顎骨と篩骨の接合部もやや骨が厚く，ドリルが必要になる．

3. 蝶形骨洞開放，翼突管同定

蝶形骨洞は，経中鼻道および経蝶篩陥凹（経鼻腔）で広く開放する．蝶形骨洞内を観察することにより，翼突管や三叉神経隆起の位置が確認でき，上顎洞後壁の骨削除範囲決定に有用な情報となる．蝶形骨洞前壁削除に関しては，洞底部まで行うことが肝要である．蝶形骨洞前壁骨削除に先行して，蝶形骨前面の骨粘膜弁を挙上しておくと蝶口蓋動脈鼻中隔枝の温存と不要な出血を防ぐことができる．蝶形骨前面には，正中側から外側に順に palatovaginal artery を含む索状物，翼突管動脈および神経を含む索状物が確認できる 図4 ．Palatovaginal artery を含む索状物は凝固切断し，翼突管動脈および神経を含む索状物に関しては，その後の手術操作に応じて，温存か切断かを決める．

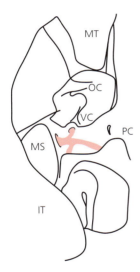

図4 中鼻甲介部分切除，蝶形骨洞前壁粘膜弁挙上後の状態
IT：下鼻甲介，OC：視神経管，MT：中鼻甲介，VC：翼突管，MS：上顎洞，PC：palatovaginal canal

4. 上顎洞後壁削除，正円孔同定

蝶口蓋孔から外側に向かって上顎洞後壁を削除する．この際，骨膜を破らないように留意する．骨膜が破れると，脂肪組織が術野に入り，操作の妨げとなる．顎動脈結紮を要する場合は，上顎洞後壁の骨削除を完了してから，骨膜切開を行い，顎動脈同定，結紮などを施行する．上顎洞上壁（眼窩下壁）に認められる眼窩下神経管は，正円孔の位置を推定する目安になるが，正円孔の手前で神経と血管の方向が変わることに留意する．血管は内下方に向かい，顎動脈と交通するが，神経は正円孔に向かう．蝶形骨洞内で三叉神経隆起が明確な場合は，容易に正円孔の位置が推測できる．次項で述べる翼口蓋窩内容の蝶形骨からの剥離操作を行う

Ⅰ．Anterior skull base, Transnasal

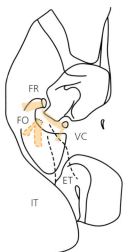

図5 V-Rライン露出時の状態
破線は蝶形骨削除後に出現する予想部位を示す．
IT: 下鼻甲介，OC：視神経管，MT：中鼻甲介，VC：翼突管，
FR：正円孔，FO: 卵円孔，ET：耳管

と，翼口蓋窩内容が収束する部位として正円孔が確認できる 図5．

5. 翼口蓋窩の蝶形骨からの剥離

　蝶口蓋動脈の後方で翼突管動脈との交通を確認し，同部位で翼突管動脈および神経を凝固切断する．蝶口蓋動脈および神経が翼口蓋窩内容とともに蝶形骨から剥離，挙上する．この操作も骨膜下で行い，蝶形骨前面を露出させ，正円孔と翼突管を同一視野に入れ，いわゆるV-Rラインを確認する 図5．十分な術野が得られない場合，骨膜を開放し，上顎神経と翼口蓋神経節の間の神経線維を切断し，翼口蓋窩内容をより下方に剥離する．

6. V-Rラインでの骨削除，下顎神経同定

　蝶形骨洞側窩の発達が良好な場合，前壁を削除し，蝶形骨洞最外側を視野に入れる．V-Rラインよりも外側の骨を蝶形骨洞内側，翼突管外側で削除することにより，卵円孔から出る下顎神経が視認できる 図5．側頭下窩の同部位は外側翼突筋，脂肪組織，静脈が豊富であり，側頭下窩の側から剥離を進め，下顎神経を同定することはしばしば困難となる．したがって，蝶形骨洞側から骨削除を行うと，より短時間で下顎神経を確認できる．骨削除は，卵円孔の手前までで十分なことが多い．一方，蝶形骨洞発達不良である場合や正円孔と翼突管の距離が短く，V-Rラインでの骨削除が困難な場合，正円孔と翼突管の外側で剥離を進めることになる．これらの操作により，鼻腔から翼口蓋窩を経て，側頭下窩での手術操作が可能となる．卵円孔の位置は，破裂孔，すなわち，内頸動脈の位置のよいメルクマールになる．

4. Trans-maxillary approach　1）手術

■ 症例

　症例は，蝶形骨に生じた軟骨肉腫例であり，術前CT軸位断，冠状断を示す 図6 ．右蝶形骨洞側窩から斜台部に至る腫瘍が認められる．手術目的は，gloss total resection であり，治癒的切除を目指した．腫瘍は，右蝶形骨洞側窩を占拠しており，骨性成分の多い腫瘍組織の削除を行うためには，広く右蝶形骨洞側窩にアプローチできる術野を展開する必要がある．一方で，腫瘍は蝶形骨洞外側を越えて進展しておらず，側頭下窩に広くアプローチする術野をとる必要はない．斜台部の骨削除を併せて行う必要があるので，蝶形骨前壁は広く露出する必要がある．以上の観点から，右下鼻甲介後半部分切除による経上顎洞アプローチと斜台部に対して両側鼻腔を用いた経蝶形骨洞アプローチを用いることにした．手術に用いる内視鏡は直視鏡を原則とし，経上顎洞アプローチに一部45°斜視鏡を使用した．上顎洞外側部への操作は不要であることから，medial maxillectomyは行わなかった．腫瘍切除に際しては，ナビゲーションシステムを用いた．骨描出に優れることと血管の位置の同定に優れることから，ナビゲーション画像には造影CTを用いた．腫瘍摘除後に有茎骨鼻粘膜弁を使用する可能性を考慮し，蝶口蓋動脈は温存し，術野展開の観点から翼突管動脈および神経は凝固切断する方針とした．

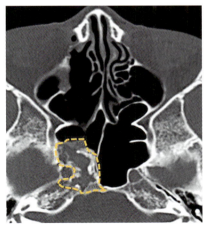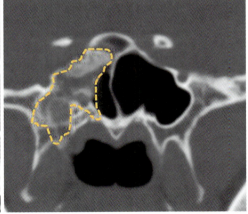

図6　軟骨肉腫例術前単純CT画像
右：冠状断，左：軸位断を示す．黄破線は腫瘍部位を示す．

■ 症例動画（動画1）

　本稿では，2つのカデバダイセクションを紹介しており，2つめのダイセクションは，本症例での手術操作解説を補う内容となっている．症例のビデオが理解しにくい場合，先行して，このカデバダイセクションをご覧いただければ幸いである．

Ⅰ. Anterior skull base, Transnasal

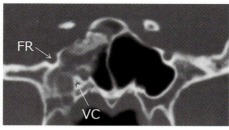
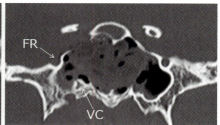

図7 軟骨肉腫例
術前（左），術後（右）の冠状断CTの比較．
VC：翼突管，FR：正円孔

動画1

　上顎洞，蝶形骨洞が開放された状態からの手術操作を示す．まず，翼口蓋窩のランドマークとなる蝶口蓋動脈（SPA）を露出する．次に，腫瘍摘出部位を被覆するための有茎鼻中隔粘膜弁を挙上する．粘膜弁は完全に作成せず，鼻中隔切開を中鼻甲介前端部までにとどめ，いわゆるrescue flapの状態にする．本例では，粘膜切開に超音波凝固装置を用いている．熱損傷の程度が軽い点で，電気メスよりも優れるが，操作性はやや劣る．蝶形骨洞粘膜と鼻粘膜を離断する．蝶形骨洞前壁の骨粘膜弁を後鼻孔側に翻転すると，蝶形骨洞前壁から出る翼突管神経と動脈を含む索状物が同定できる．本例では，翼突管神経および動脈を凝固切断する．次に，蝶形骨洞と上顎洞を連続する術野とするために，中鼻甲介を蝶形骨洞上壁の高さで上下に切断する．蝶口蓋動脈を目印として，上顎洞後壁骨をキュレットおよびドリルで削除する．翼口蓋窩内容を蝶形骨側の骨膜を含めて，外下方に剥離し，翼突管と正円孔が視認できるようにする．いわゆるV-Rラインを露出する．本例では，十分な術野を展開するために，上顎神経と翼口蓋神経節の間の神経線維を切断した．V-Rラインを目安として，骨性の病変をドリルで削除する．この際，翼突管を目印に後方，すなわち斜台方向に骨削除を進めると，内頚動脈損傷のリスクを軽減できる．骨削除が斜台部まで進むと，斜台骨膜下の静脈洞からの出血が認められる．この出血はサージセルやフィブリン糊などで止血することができる．最終的に，蝶口蓋動脈を栄養血管とする骨粘膜弁で蝶形骨洞内の腫瘍摘除部位を被覆し，終了した．

　術後CTで病変がほぼ摘除できていることがわかる 図7 ．本例では，術後照射を追加した．6年間の経過観察を行っているが，再発は認めていない．

　このような蝶形骨洞側窩を中心とする手術操作は，本アプローチのよい適応といえ，手技的にも難易度は低く，より高度な技術を要する側頭下窩や錐体部におよぶ手術操作を行う前に経験しておきたい手術といえる．

〈中川隆之〉

動画1　http://www.chugaiigaku.jp/images/movie/cad_sb/1410_nakagawa_1.mp4

Ⅰ. Anterior skull base, Transnasal

4 Trans-maxillary approach
2）カダバー

　ここでは，内視鏡下経鼻アプローチによるtrans-maxillary approachに関連するカダバーダイセクションについて解説する．解説は，動画に沿って進める．2種類のカダバーダイセクションビデオを用意した．カダバー1（動画1〜4）は，trans-maxillary approachによる翼口蓋窩あるいは側頭下窩病変の手術を行う際に重要となるランドマークの正常解剖を示し，さまざまな病変に応用できるように留意した．海綿静脈洞のダイセクションを追加し，翼口蓋窩および側頭下窩と三叉神経，内頚動脈の位置関係を明示するように留意した．実際の臨床への応用を考え，使用したカダバーのCT画像を示し，手術プランニングに応用できるように工夫した．

　カダバー2（動画5）は，手術の項で紹介した症例に対する手術の理解補助を目的として追加した．症例動画の手術操作の理解を助けることを目的としている．症例動画と合わせて，ご覧頂きたい．

　カダバーダイセクションは，すべて右側鼻腔からのアプローチで行い，鼻中隔切開や歯齦部切開は用いていない．内視鏡は，最初の上顎洞，三叉神経隆起の観察のみ45°斜視鏡を用いているが，他の操作は直視鏡下で行っている．また，動画は，上顎洞および蝶形骨洞を開放した状態から開始している．

■ カダバー1（動画1〜4）

　周辺解剖も含めたtrans-maxillary approachの解剖理解のための動画と関連するCT画像の説明を行う．図1に蝶口蓋孔を含むカダバー冠状断CT画像を示す．冠状断CT画像を前方から後方に連続して観察すると，上顎洞の後方に鼻腔と翼口蓋窩を交通する管腔構造を容易に同定することができる．この管腔構造が蝶口蓋孔であり，蝶口蓋動脈を含む索状物が通っている．上顎洞膜様部粘膜の上顎骨および口蓋骨からの剥離を後方に進めることにより容易に内視鏡下で同定することができる．

動画1

Step 1（動画1）
　蝶口蓋動脈を露出した後に上顎洞から蝶形骨洞を観察した動画を示す．この標

動画1　http://www.chugaiigaku.jp/images/movie/cad_sb/1420_nakagawa_1.mp4

Ⅰ. Anterior skull base, Transnasal

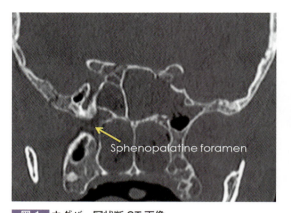

図1 カダバー冠状断 CT 画像
右蝶口蓋孔（sphenopalatine foramen）を示す．

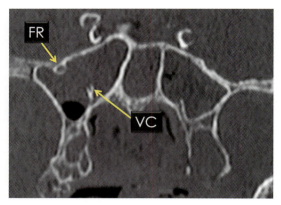

図2 カダバー冠状断 CT 画像
翼突管（VC），正円孔（FR）を示す．

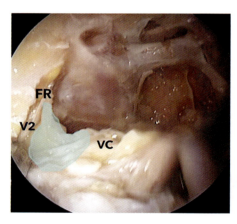

図3 カダバー内視鏡画像
青色網掛け部位は，骨削除予定部位を示す．
VC：翼突管，FR：正円孔，V2：上顎神経

本では，蝶形骨洞の含気が良好であり，側窩が発達しており，蝶形骨洞側壁に三叉神経隆起が明確に観察できる．三叉神経隆起の走行から，正円孔の位置を推測することができる．蝶口蓋動脈に沿って，翼口蓋窩骨膜と上顎洞後壁骨の間を剝離し，上顎洞後壁骨削除を行う．翼口蓋窩内容の剝離を完了してから骨膜を切開すると，翼口蓋神経節から分枝した大口蓋神経が認められる．この後方に下行口蓋動脈が走行している．翼口蓋神経節から後方に分枝する翼突管（Vidian）神経を同定し，翼突管の位置を確認する．次に，翼口蓋窩骨膜と蝶形骨の間を剝離し，蝶形骨前面を露出する．この標本では，この後方に蝶形骨洞側窩が存在することになる．

　Step 2 に関連する CT 画像を供覧する．図2 は，蝶形骨洞前壁のやや後方の CT 冠状断を示す．正円孔と翼突管が蝶形骨洞内に突出していることがわかる．この CT の少し前方に相当する部位の内視鏡所見を示す 図3．翼突管（VC）と正円孔（FR）を結ぶラインを V-R ラインとよぶ．側頭下窩の手術を行う際の重要なランドマークとされている．蝶形骨洞前壁（青色の網掛け部分）を削除し，

4. Trans-maxillary approach　2）カダバー

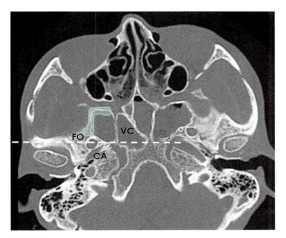

図4　カダバー軸位断 CT 画像
破線は，図5 CT 画像の位置を示す．青色網掛け部位は，骨削除予定部位を示す．VC：翼突管，FO：卵円孔，CA：内頸動脈

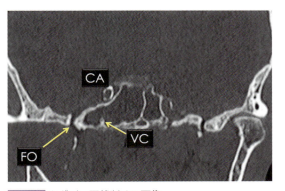

図5　カダバー冠状断 CT 画像
VC：翼突管，FO：卵円孔，CA：内頸動脈

　蝶形骨洞側窩を開放し，蝶形骨洞の外側を観察可能とする．V-R ラインの外側の骨を蝶形骨洞内側から後方に向かって削除していく．この骨削除予定部位を軸位断 CT で示す 図4 ．翼突管の外側部分の骨（青網掛け部分）を削除していくと卵円孔に到達することが予想される．また，卵円孔（FO）のすぐ後方に内頸動脈（CA）の錐体部（破裂孔）が走行していることがわかる．翼突管を後方にたどっていけば，内頸動脈海綿上膜洞部の下端付近に到達することから，翼突管あるいは Vidian 神経は，蝶形骨の骨削除に際して内頸動脈の位置を推定するランドマークとして重要である．次に，骨削除が完了する部位（白破線）の冠状断 CT 画像を示す 図5 ．

動画2

Step 2（動画2）

　翼突管と三叉神経隆起をランドマークとして，蝶形骨洞外側の骨削除を行う．すなわち，V-R ラインの外側の骨を蝶形骨洞内側から後方に向かって削除していく．蝶形骨洞内側から骨削除することにより，外側翼突筋や側頭下窩の脂肪組織に煩わされることなく骨削除が可能となる．卵円孔まで完全に削りきる前に下顎神経（V3）を確認し，卵円孔の位置を確認してから，さらに骨削除を進める．この順に操作することにより，下顎神経の損傷や内頸動脈損傷のリスクを減じることができる．卵円孔から出る索状物として下顎神経が確認され，その外側後方に中硬膜動脈の分枝が認められる．中硬膜動脈の分枝が頭蓋から出る部分に棘孔が存在する．

動画2　http://www.chugaiigaku.jp/images/movie/cad_sb/1420_nakagawa_2.mp4

Ⅰ．Anterior skull base, Transnasal

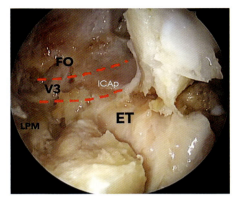

図6 カダバー内視鏡画像
赤破線は，内頚動脈走行部位を示す．ET: 耳管，FO: 卵円孔，V3: 下顎神経，LPM: 外側翼突筋

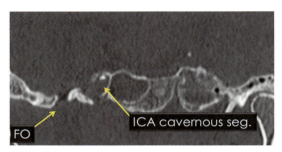

図7 カダバー冠状断 CT 画像
FO: 卵円孔，ICA cavernous seg.: 内頚動脈海綿静脈洞部

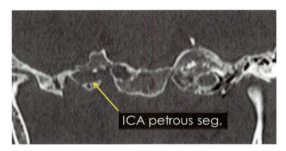

図8 カダバー冠状断 CT 画像
ICA petrous seg.: 内頚動脈錐体部

動画 3

Step 3 （動画 3）

　次に，上咽頭で耳管開口部を確認し，耳管軟骨の上端部分で粘膜に横切開を入れ，軟骨に沿って外側に切開を進め，蝶形骨前面まで耳管軟骨を遊離する．内側翼突板を削除すると，耳管軟骨が下顎神経（V3），卵円孔の方向に走行していることがわかる．
　図6 に下顎神経と耳管が交差する後方の内頚動脈が走行予想部位を示す内視鏡画像を呈示する．この部分の少し前方 図7 と後方 図8 の冠状断 CT を示す．卵円孔の高さで内頚動脈海綿静脈洞部の下端が存在することがわかり，卵円孔のすぐ後方に破裂孔が存在し，内頚動脈は外側後方に向かって走行することがわかる．

動画 4

Step 4 （動画 4）

　卵円孔の前壁を削除し，下顎神経の走行を露出する．下顎神経（V3），耳管，翼突管の位置関係がわかりやすくなる．海綿静脈洞を開放すると，上顎神経（V2）

動画 3　http://www.chugaiigaku.jp/images/movie/cad_sb/1420_nakagawa_3.mp4
動画 4　http://www.chugaiigaku.jp/images/movie/cad_sb/1420_nakagawa_4.mp4

と下顎神経の走行が明確になる．破裂孔の前壁を削除すると，内頚動脈錐体部が認められる．耳管軟骨上縁に沿って外側後方に進んだ場合，内頚動脈と耳管の間には骨壁がないことがわかる．海綿静脈洞のダイセクションを進めると，外転神経（Ⅵ）が認められ，その外側に眼神経（V1）が認められ，やや後方でV1, V2, V3が合流し，三叉神経節となることが観察できる．翼突管（Vidian）神経および動脈の剥離を後方に進めると，破裂孔内側で内頚動脈に合流することが視認される．

■ カダバー 2 （動画5）

動画5

　手術症例と同様の手術手技を供覧する．右鼻腔で上顎洞（MS），蝶形骨洞（SS）がすでに開放されており，中鼻甲介（MT），鼻中隔（NS）が視認できる．蝶形骨洞は，中鼻道，蝶篩陥凹から開放されている．上顎洞後壁と蝶形骨洞を同一視野に入れるために，中鼻甲介を上下に切断し，下方は鼻中隔粘膜弁とともに後鼻孔側に圧排する．翼口蓋窩開放のランドマークとして蝶口蓋動脈（SPA）を確認する．次に，正円孔（FR）を同定する目印として眼窩下神経（IFN）を上顎洞上壁に同定する．上顎洞後壁を削除し，正円孔を確認し，上顎神経と翼口蓋神経節の間の神経線維を切断し，翼口蓋窩内容を下方に剥離しやすくする．正円孔と翼突管の間の骨を削除する．手術症例では，この後方に腫瘍（軟骨肉腫）が存在することになる．

〈中川隆之〉

動画5　http://www.chugaiigaku.jp/images/movie/cad_sb/1420_nakagawa_5.mp4

Ⅰ. Anterior skull base, Transnasal

5 Transbasal approach
1）手術

　前方からの transbasal approach として，anterior craniofacial approach（ACFA）と前頭蓋底一塊切除につき解説する．

　Orbito-naso-glabellar bone を除去し，olfactory unit を前頭葉とともに拳上して嗅覚を温存する ACFA 図1A は斜台の上部から下部までを広く露出するための術式であり，transbasal approach の中でも露出範囲が最大となる．内視鏡下頭蓋底手術の発達に伴い ACFA を用いる機会は減少しているものの，顕微鏡下に直接斜台病変を操作可能であることから，頭蓋底を専門とする外科医は習得すべき術式である．

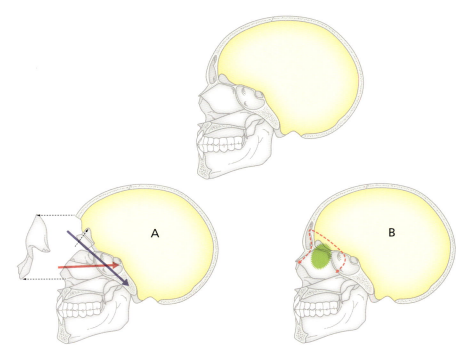

図1 Anterior craniofacial approach（A）と前頭蓋底一塊切除（B）
A：Orbito-naso-glabellar bone を除去し，olfactory unit を前頭葉とともに拳上して嗅覚を温存する anterior craniofacial approach は斜台の上部（赤矢印）から下部（青矢印）までを広く露出するための術式である．
B：前頭蓋底一塊切除は鼻腔から前頭蓋底に進展した悪性腫瘍に対して行う術式である．われわれの施設では，鼻腔および上顎洞の骨切りを耳鼻科にて行った後，脳神経外科が前頭蓋底を離断して腫瘍を一塊摘出している（赤破線）．

5. Transbasal approach　1）手術

　一方，前頭蓋底一塊切除は鼻腔から前頭蓋底に進展した悪性腫瘍に対して行う術式である 図1B．露出範囲の解剖構造は ACFA により網羅されているものの，現在でも頻繁に用いる術式であることから，脳神経外科医が担当することの多い頭蓋内および頭蓋底の手術手技につき詳述する．

■ 適応

　播種の危険性が高い悪性腫瘍や易出血性の大型腫瘍など，一塊切除が必要で経鼻内視鏡手術では対応困難な病変が適応となる．現在では CT や MRI を基にした 3D 画像の作成が可能となっており，本アプローチの適応に関しても術前シミュレーションを行って検討すべきである．

■ 疾患

　前頭蓋底・鼻腔・副鼻腔・眼窩・斜台に生ずる病変（脊索腫，軟骨肉腫，嗅神経芽細胞腫，その他の悪性腫瘍など）

■ Transbasal approach に必要な解剖

1. 前頭蓋底解剖

a) 内頭蓋底 図2左
- 3つの骨：前頭骨，篩骨，蝶形骨
- 3つの縫合：前頭篩骨縫合（赤線），蝶篩骨縫合（緑線），蝶前頭縫合（青線）

b) 外頭蓋底 図2右
- 正中側：鼻腔，副鼻腔（前頭洞［青］，前篩骨洞［緑］，後篩骨洞［赤］，蝶形骨洞［黄］）

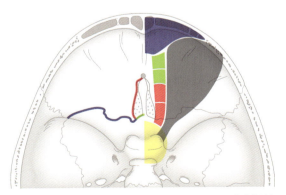

図2　Transbasal approach に必要な前頭蓋底解剖
左：内頭蓋底．赤線：前頭篩骨縫合，緑線：蝶篩骨縫合，青線：蝶前頭縫合
右：外頭蓋底．青：前頭洞，緑：前篩骨洞，赤：後篩骨洞，黄：蝶形骨洞，黒：眼窩・視神経管

Ⅰ. Anterior skull base, Transnasal

- 外側：眼窩・視神経管（黒）

2. 前頭蓋底硬膜

- 篩板部にて鼻腔粘膜へ連続する.
- 視神経管部にて眼窩骨膜へ連続する.

3. 前頭蓋底アプローチにより到達可能な解剖構造

- 斜台（上部：蝶形骨，下部：後頭骨底部），篩骨洞，蝶形骨洞，鼻腔，上咽頭，眼窩

■ 術前検討

　上述の通り，可能であれば 3D 画像を用いた術前検討にて，必要十分な露出範囲や腫瘍切除線などを決定しておく．特に悪性腫瘍の場合には安全域をつけての切除につき検討を要す．病変以外にも，頭蓋内外の血管走行と血行動態，副鼻腔の発達程度といった解剖構造の把握は術式選択に重要であるばかりではなく，術中の有用な指標となる．閉創に骨膜・筋膜・腱膜・脂肪などの生体組織が必要となる場合には採取部位や遊離・有茎などのデザインについても検討しておく.

■ Anterior craniofacial approach（ACFA）

▶手術症例 1　図3

　斜台から右小脳橋角部に発生した脊索腫（A）．右小脳橋角部の硬膜内腫瘍は右 retrosigmoid approach にて摘出した（A → B, C）．残りの斜台部腫瘍を ACFA にて摘出した（B, C → D）.

手技のステップ

①体位
②皮膚切開，帽状腱膜弁の作成
③顔面骨の露出
④骨切り
　　a）前頭開頭
　　b）Orbito-naso-glabellar bone 除去
　　c）Olfactory unit の拳上
⑤蝶形骨洞・斜台の削開
⑥腫瘍切除
⑦硬膜内操作
⑧頭蓋底再建・閉創

5. Transbasal approach　1）手術

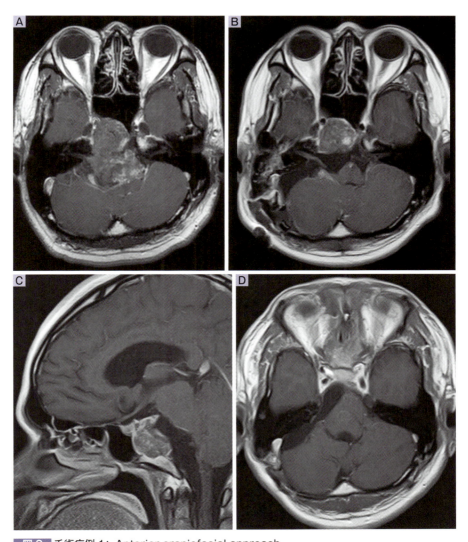

図3 手術症例 1：Anterior craniofacial approach
斜台から右小脳橋角部に発生した脊索腫の MRI T1 ガドリニウム造影像．右小脳橋角部の硬膜内腫瘍は右 retrosigmoid approach にて摘出した（A → B, C）．残りの斜台部腫瘍を ACFA にて摘出した（B, C → D）．

①体位

　体位は仰臥位で，上体を 10°から 15°ほど挙上する．術中に静脈洞が開放される場合には 25°程度上体を挙上するが，空気塞栓を起こさぬよう注意する．頭位は病変部位と進入方向を考慮して決定する．大型の腫瘍摘出に際しては術中に視軸調整を要す．顕微鏡移動での対応が基本となるが，調整範囲が大きい場合には手術台の head up/down ができるよう準備しておく．

②皮膚切開，帽状腱膜弁の作成

　多くの場合，頭蓋底再建に必要な有茎皮弁の作成を開創時に行う．毛髪線内に

Ⅰ. Anterior skull base, Transnasal

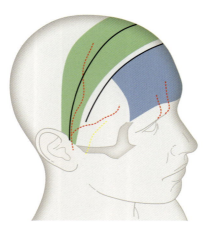

図4 Anterior craniofacial approach における皮膚切開線および帽状腱膜弁のデザイン
赤破線：浅側頭動脈・眼窩上動脈・滑車上動脈，黄破線：顔面神経側頭枝，緑：bipedicled temporo-parietal galeal flap（BTPGF），青：galea frontalis flap（GFF），黒線：皮膚切開線（前方：GFF 剥離時，後方：BTPGF 剥離時）

冠状皮膚切開を設けるが，皮弁のデザインに応じて切開の位置は異なる（図4 黒線）．前頭筋を温存可能な症例については，顔面神経側頭枝（図4 黄破線）を障害しないよう留意する．

われわれが頻用する2種類の帽状腱膜弁（bipedicled temporoparietal galeal flap と galea frontalis flap）につき詳述する．前頭部の毛囊下層には前頭筋・後頭筋と連続した帽状腱膜（galea frontalis）が存在し，その下には骨膜が存在する．帽状腱膜は側頭部の浅側頭筋膜へと連続し，同層を浅側頭動脈（STA）が走行する．よって，浅側頭筋膜は temporoparietal galea ともよばれ，その下層に深側頭筋膜の浅層と深層，さらにその下に側頭筋が存在する．

- Bipedicled temporoparietal galeal flap（BTPGF）（図4 緑）：斜台の再建時に必要となる．BTPGF は STA 頭頂枝を含むようデザインする．頭皮をスキンフックなどで愛護的に牽引しながら毛囊直下の層で剥離していく（動画1，00：07～00：29）．頭蓋底欠損の大きさが腫瘍摘出後にしかわからない場合には，帽状腱膜弁の後方を離断せずに連続させておき，閉創時に必要なサイズで離断して用いることができる（動画3，00：07～00：20）．
- Galea frontalis flap（GFF）（図4 青）：前頭蓋底の再建は GFF で対応可能である．前頭部骨膜弁で代用可能との報告もある．GFF は，採取により前頭部軟部組織が菲薄化して整容的問題を生じることがあるものの，眼窩上動脈や滑車上動脈からの豊富な血流を有する再建材料として有用である．BTPGF 同様，皮膚を毛囊直下の層から前頭筋上で剥離拳上し，骨上に残った GFF を骨膜下で剥離して翻転する（動画1，00：30～00：40）．

再手術症例などで BTPGF や GFF が採取不能な場合には遊離皮弁を用いた再

動画1

動画1　http://www.chugaiigaku.jp/images/movie/cad_sb/1510_iwami_1.mp4

建を形成外科に依頼する．また，症例によっては鼻中隔粘膜弁を併用するなどの工夫も可能である．

③顔面骨の露出

眼窩上縁にて眼窩上神経を確認し皮弁側へ剝離温存して術後の前頭部感覚障害を予防する．同神経が眼窩上切痕から出ている場合にはそのまま剝離可能であるが，眼窩上孔から出ている場合にはノミやドリルで骨孔を解放する（動画1, 00:41〜00:43）．

眼窩骨膜を眼窩上壁・内側壁からしっかり剝離し前篩骨孔や涙囊窩なども確認しておく．前篩骨動脈が腫瘍栄養血管となっている場合にはこの段階で凝固切断することが可能である．

皮弁の牽引により眼球が圧迫される場合には眼窩骨膜の減張切開を行う．鼻骨や上顎骨前頭突起も剝離露出して鼻骨下端まで到達する（動画1, 00:53〜01:10）．鼻根部骨膜を縦切開すると皮弁の翻転が容易になる．鼻骨下端から剝離子を挿入し，鼻腔粘膜を鼻骨内面より剝離しておく．

④骨切り

a）前頭開頭

3 burr hole（前頭部正中および両側 pterion）での開頭を基本としている（図5 青）（動画1, 01:11〜01:20）．

b）Orbito-naso-glabellar bone（ONGB）除去

眼窩上壁の骨切りは症例に応じて範囲を決定する．眼球を外側へ圧排する症例では，眼窩外側壁まで骨切りしておく．本稿では，前頭頰骨縫合部での標準的な骨切りを提示する（図5 赤）．

- 前頭蓋底硬膜の剝離：篩板周囲以外はすべて剝離する 図2左 （動画1, 01:21

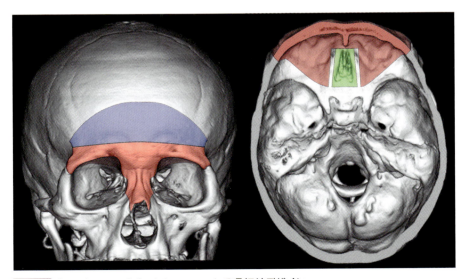

図5 Anterior craniofacial approach の骨切りデザイン
青：両側前頭開頭，赤：orbito-naso-glabellar bone，緑：olfactory unit

～01:22).
    ➢ 正中：前方は前頭篩骨縫合まで，後方は蝶形骨平面も剥離
    ➢ 後方：蝶前頭縫合を越えて蝶形骨縁，視神経管，鞍結節まで
- 骨切り：レシプロカルソーを用い，眼窩上壁，鼻骨，上顎骨前頭突起を骨切りする（動画1, 01:23～02:05）．硬膜・眼窩骨膜・鼻粘膜はヘラなどで保護しながら骨切りを行い，鼻涙管も温存する．鶏冠直前から鼻骨裏面へ向けてノミで骨切りを行うと篩板前方が離断され，ONGBが遊離する（動画1, 02:06～02:13）．

c）Olfactory unit の挙上（ 図5 緑）

　篩板の外側と後方をドリルにて骨切りする（動画1, 02:14～02:24）．左右の鼻腔粘膜を篩板の下方約1 cmで鼻中隔ごと切断すると olfactory unit が前頭蓋底から遊離し，前頭葉とともに頭側へ牽引可能となる（動画1, 02:25～02:33）．

⑤ **蝶形骨洞・斜台の削開**

　蝶形骨洞から斜台に至る一般的な手順を解説するが，斜台部腫瘍の症例ではこの段階の途中で腫瘍が露出し，腫瘍切除に移行することとなる．

動画2

- 必要に応じて眼窩壁の追加削除や前後篩骨動脈処理を行う．残存した後篩骨洞を除去し，蝶形骨洞前壁を露出・開放する（動画2, 00:10～00:14）．
- 蝶形骨洞内の解剖が温存されている場合には以下が同定される．
    トルコ鞍底，内頚動脈隆起（ICA［Fisher分類C3］），視神経管，視神経・内頚動脈陥凹（＝optic strut基部）
- 蝶形骨洞前方の削開：上記解剖構造を確認し，必要な部分を削開していく．視神経鞘，トルコ鞍底硬膜などを同定する．トルコ鞍底外側の骨を削除すると海綿静脈洞内側壁が露出され，さらに海綿静脈洞を開放するとICA（C4）を露出可能である．
- 蝶形骨洞後方の削開：蝶形骨洞後壁の構造が保たれている場合には，斜台両側にICA（C5）による骨の隆起が観察され，これを削開すればICA（C5）が露出可能である．遠位にてC4を露出している場合にはこれを近位側へたどることも可能である．C5/6移行部より近位では血管の走行が急峻に外側へ向かうため追跡困難となる．C4/C5の尾側・外側を削開すると翼突管・正円孔・卵円孔の開放も可能である．
- 蝶形骨洞下壁の除去：鼻腔および上咽頭壁を骨膜下に剥離して蝶形骨洞下壁，鋤骨および下部斜台を露出する．後頭骨の咽頭結節周囲には頭長筋・前頭直筋が付着しており剥離しにくい部位である．剥離子先端を骨側に向け軟部組織を損傷しないよう留意しながら剥離していく．蝶形骨洞下壁と鋤骨を削除して下部斜台への corridor を得る．
- ICA（C5）の内側・尾側にて，斜台削除を大孔前縁方向へと進めていく（ 図1 青矢印）．

動画2　http://www.chugaiigaku.jp/images/movie/cad_sb/1510_iwami_2.mp4

- 斜台上端である鞍背や後床突起へアプローチするには，トルコ鞍硬膜の拳上や下垂体の縦割が必要となる（ 図1 赤矢印）．最近では内視鏡の併用も行っている（動画 2, 01:43～02:20）．

⑥腫瘍切除

症例 1 では蝶形骨洞開放時より腫瘍が露出した（動画 2, 00:15～）．腫瘍のサイズと組織型を考慮し，腫瘍の内減圧を行い，周囲組織から剝離して鞍背部以外の腫瘍を摘出した（動画 2, 00:55～01:42）．鞍背部の腫瘍は経鼻内視鏡を用いて摘出した（動画 2, 01:43～02:20）．

⑦硬膜内操作

深部での硬膜再建は難易度が高く術後の髄液漏のリスクが高いことより，硬膜外操作までに止めることを原則とするが，病変が硬膜および硬膜内に浸潤する場合には硬膜の開放が必要となる．トルコ鞍底や斜台の硬膜内には intercavernous sinus, basilar plexus, marginal plexus などがあり，病変にて閉塞していなければ止血が必要となる．

トルコ鞍硬膜を切除する際には下垂体を遊離する．下垂体機能の温存は望めないが，下垂体柄機能の温存が期待される．

⑧頭蓋底再建・閉創

頭蓋底正中部の骨欠損に関して，通常硬性再建は不要である．硬膜欠損は遊離筋膜や脂肪などで形成・充填して髄液漏を予防する（動画 3, 00:48～00:56）．さらに血流のある組織でこれを被覆し頭蓋内外を隔絶することが重要である．再建組織を頭蓋底へしっかり固定し死腔を作らないことも頭蓋底再建の大切なポイントである．

動画 3

BTPGF・GFF による斜台再建に関し，われわれが行っている手技・工夫を供覧する．

- 開頭縁に BTPGF の pedicle を通す骨溝を設けると，BTPGF をより深部まで敷き込むことが可能となる（ 図6左 黄）（動画 3, 00:22～00:39）．
- GFF や BTPGF を用いて前頭蓋底を再建する際には，olfactory unit の部位にスリットを設けておく．
- BTPGF を斜台下端に固定するため，糸付きスクリューを用いている 図6右 （動画 3, 00:40～01:11）．
- 鼻腔を保つため，外鼻孔より挿入したペンローズドレーンを嗅裂に縫合固定する（動画 3, 01:43～02:18）．
- ONGB はチタンプレートで固定する（動画 3, 02:37～02:47）．
- Olfactory unit は ONGB にワイヤーで固定する（動画 3, 01:12～01:31, 02:25～03:03）．
- 内眥靱帯は上顎骨前頭突起へワイヤーないしナイロン糸にて固定する（動画 3, 01:20～01:42, 02:19～02:24, 03:04～03:11）．

動画 3　http://www.chugaiigaku.jp/images/movie/cad_sb/1510_iwami_3.mp4

Ⅰ．Anterior skull base, Transnasal

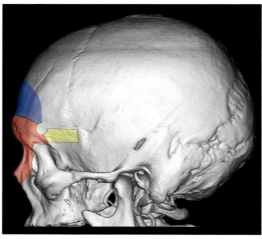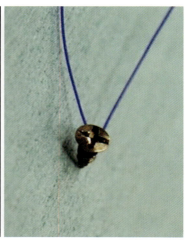

図6 Bipedicled temporoparietal galeal flap（BTPGF）による斜台再建時の工夫
左：黄部分に BTPGF の pedicle を通す骨溝を設けると，BTPGF をより深部まで敷きこむことが可能となる．
右：BTPGF を斜台下端に固定するため，糸付きスクリューを用いている．

- 前頭蓋底側の閉鎖が BTPGF のみでは不十分な場合は，GFF も併せて用いる（動画 3，03:12〜03:21）．

■ 前頭蓋底一塊切除

▶手術症例 2 　図7

両側鼻腔から両側前頭葉内に進展した嗅神経芽細胞腫の症例であり，嗅覚は温存不能と判断された．耳鼻科チームは左側鼻切開後，左上顎洞・鼻腔の処理を行った．その後脳神経外科チームが前頭葉の一部を安全域として腫瘍につけたまま腫瘍を前頭蓋底ごと一塊切除した．脳神経外科が担当する前頭蓋底操作につき詳述する．

手技のステップ

①体位
②皮膚切開，帽状腱膜弁の作成
③前頭開頭
④硬膜切開，前頭蓋底露出
⑤頭蓋底離断
⑥頭蓋底再建・閉創

①体位　②皮膚切開，帽状腱膜弁の作成

ACFA の項を参照．本例では再建材料として GFF を準備した　図4　（動画 4，

5. Transbasal approach　1）手術

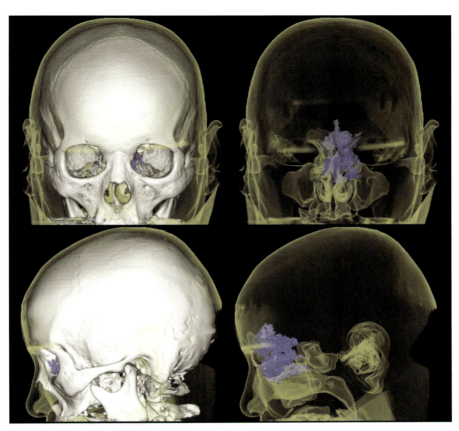

図7 手術症例2：前頭蓋底一塊切除
両側鼻腔から両側前頭葉に進展した嗅神経芽細胞腫の術前 3DCT.

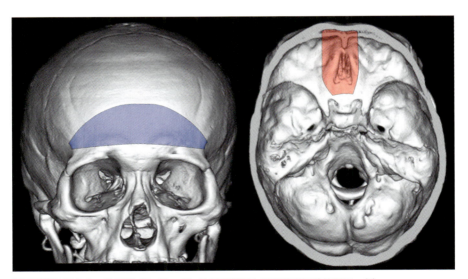

図8 前頭蓋底一塊切除時に行っている前頭開頭と前頭蓋底切除範囲の一例
両側嗅神経切断時における両側開頭（青）．前頭蓋底切除範囲（赤）は，両側前頭洞・左眼窩内側壁・左視神経管内側壁・蝶形骨洞前壁・右篩骨洞からなる切除線で囲まれている．

00:07～00:15).

③前頭開頭（ 図8 青）
ACFAと同様に3 burr holeで開頭を行う（動画4, 00:16～00:26). 片側の嗅覚が温存できる症例では，片側開頭でも対応可能である．腫瘍が前頭洞に及んでいる場合は，腫瘍を露出させないよう，開頭位置を調整する．

④硬膜切開，前頭蓋底露出
a) 腫瘍が頭蓋内に及んでいない場合
　嗅神経が温存できる側では硬膜の剥離・切開は不要である．嗅神経を切断する側では，硬膜を前頭蓋底から剥離する．篩板部にて硬膜と嗅糸を切断し，硬膜欠損を縫縮する．

b) 腫瘍が頭蓋内に及ぶ場合
　前頭部の正常硬膜を低い位置で切開し，前頭葉を露出する．上矢状静脈洞は正常部前端にて二重結紮し，大脳鎌とともに離断する（動画4, 00:27～01:09). 前頭葉の合併切除が必要な場合には，腫瘍表面に接している脳組織を安全域として腫瘍上に残しながら前頭葉を離断していく．正常脳を拳上し，嗅神経を腫瘍後方の正常部位にて離断する（動画4, 01:10～02:11). 嗅神経断端を術中迅速病理診断に提出し，腫瘍浸潤がないことを確認することが望ましい．両側にて前頭葉拳上を行うと腫瘍周囲の正常頭蓋底が露出される．左右視神経は大切な解剖学的指標であり，必ず確認しておく（動画4, 02:12～02:38).

⑤頭蓋底離断（ 図8 赤）（動画5, 00:07～）
頭蓋底硬膜および骨の切断線は術前画像にてそれぞれ決定しておく．切断線の位置がずれると腫瘍の露出・残存や健常組織の不要な損傷をきたすため，術中は解剖構造やナビゲーションを指標として正確に切断する．特に視神経管および眼窩内側壁後方の骨切り時には，視神経の損傷をきたさないよう注意する．前頭蓋底離断終了後，鼻腔側より腫瘍は一塊に摘出される．症例2では，硬膜切開後，蝶形骨平面→左視神経管→左眼窩上壁→左前頭洞下壁→右篩骨洞上壁→右前頭洞下壁と骨切りを行った（動画5, 00:07～01:37). 左眼窩骨膜を左眼窩内側壁から剥離して前・後篩骨動脈を凝固離断し，左眼窩内側壁後方の骨切りを行った後に耳鼻科操作で開放されている上顎洞内へと至った（動画5, 01:38～02:23). 蝶形骨洞下壁はノミを用いて上咽頭へ向けて骨切りした（動画5, 02:24～02:31). 左前頭洞後壁・左眼窩内側壁・左視神経管内側壁・蝶形骨洞前壁・左右篩骨洞は腫瘍とともに一塊切除された 図9 ．

⑥頭蓋底再建・閉創
篩板部に限局する小さな硬膜欠損はそのまま縫縮可能であるが，大きな硬膜欠損は遊離筋膜片を縫着して形成する．症例2では，側頭筋膜による硬膜形成を行った（動画6, 00:07～00:46). 多くの場合側頭筋膜で対応可能であるが，筋膜

動画4

動画5

動画4　http://www.chugaiigaku.jp/images/movie/cad_sb/1510_iwami_4.mp4
動画5　http://www.chugaiigaku.jp/images/movie/cad_sb/1510_iwami_5.mp4

5. Transbasal approach　1）手術

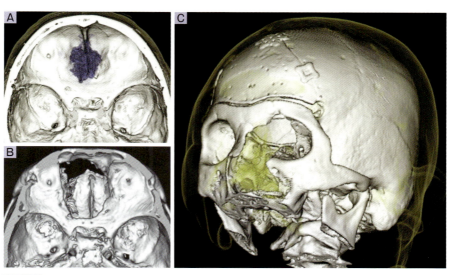

図9　手術症例2における頭蓋底切除範囲
A：術前3DCT，B, C：術後3DCT．本症例では，前頭葉切除範囲が大きいため，開頭を図8青より大きくしている．前頭蓋底切除範囲は図8赤と同様である．左上顎と鼻腔は耳鼻科により切断されている．

動画6

片のサイズが小さいと硬膜内容積が減じ，結果として硬膜外に死腔を生ずるため，十分な筋膜が術野で得られない場合には大腿からの採取も検討する．硬膜再建後，帽状腱膜弁にて前頭蓋底欠損を閉鎖する．帽状腱膜弁は蝶形骨平面や眼窩上壁など，欠損部辺縁の骨にしっかりと縫着する．頭蓋底再建後，硬膜外の死腔がなくなるよう，硬膜の吊り上げを行う（動画6，00:47〜01:24）．

〈岩味健一郎，齋藤　清〉

動画6　http://www.chugaiigaku.jp/images/movie/cad_sb/1510_iwami_6.mp4

Ⅰ. Anterior skull base, Transnasal

5 Transbasal approach
2) カダバー

前方からの transbasal approach として，anterior craniofacial approach （ACFA）につきカダバーを用いて解説を行う．

Orbito-naso-glabellar bone を除去し，olfactory unit を前頭葉とともに拳上して嗅覚を温存する ACFA（前項 図1A ）は斜台の上部から下部までを広く露出するための術式であり，transbasal approach の中でも露出範囲が最大となる．内視鏡下頭蓋底手術の発達に伴い，実際の手術で ACFA を用いる機会は減少しているものの，その術式に含まれる手技・操作や実習中に得られる解剖学的知識は他の術式に応用可能なものが多く，カダバーでの実習は学習効果が高い．

■ Transbasal approach に必要な解剖

前項（1 手術）と前項 図2 を参照．

■ Anterior craniofacial approach（AFCA）

手技のステップ

①体位
②皮膚切開，帽状腱膜弁の作成
③顔面骨の露出
④骨切り
    a）前頭開頭
    b）Orbito-naso-glabellar bone 除去
    c）Olfactory unit の拳上
⑤蝶形骨洞・斜台の削開
⑥硬膜内の観察
⑦頭蓋底再建・閉創

①体位
前項（1 手術）を参照．

②皮膚切開，帽状腱膜弁の作成

カダバーでの実習においても，頭蓋底再建に必要な有茎皮弁の作成を行うことは手術トレーニングとして大変重要である．毛髪線内に冠状皮膚切開を設けるが，皮弁のデザインに応じて切開の位置は異なる（前項 図4 黒線）．GFF の採取を行わない場合には，顔面神経側頭枝（前項 図4 黄破線）を障害しないよう剝離の層に留意する．

今回の解剖では，われわれが頻用する2種類の帽状腱膜弁（bipedicled temporoparietal galeal flap と galea frontalis flap）につき詳述する．前頭部の毛囊下層には前頭筋・後頭筋と連続した帽状腱膜（galea frontalis）が存在し，その下には骨膜が存在する．帽状腱膜は側頭部の浅側頭筋膜へと連続し，同層を浅側頭動脈（STA）が走行する．よって，浅側頭筋膜は temporoparietal galea ともよばれ，その下層に深側頭筋膜の浅層と深層，さらにその下に側頭筋が存在する．

- Bipedicled temporoparietal galeal flap（BTPGF）（前項 図4 緑）：斜台の再建時に必要となる．BTPGF は STA 頭頂枝を含むようデザインする．頭皮を毛囊直下の層で剝離していく（動画1，00:07〜00:39）．開創時には帽状腱膜弁の後方を離断せずに連続させておき，閉創時に必要なサイズで離断して用いることも可能である．
- Galea frontalis flap（GFF）（前項 図4 青）：前頭蓋底の再建は GFF で対応可能である．前頭部骨膜弁で代用可能との報告もある．GFF は，採取により前頭部軟部組織が菲薄化して整容的問題を生じることがあるものの，眼窩上動脈や滑車上動脈からの豊富な血流を有す再建材料として有用である．BTPGF 同様，皮膚を毛囊直下の層から前頭筋上へと剝離拳上し，骨上に残った GFF を骨膜下で剝離して翻転する（動画1，00:40〜00:45）．

③顔面骨の露出

眼窩上縁にて眼窩上神経を確認し皮弁側へ剝離温存する．同神経が眼窩上切痕から出ている場合にはそのまま剝離可能であるが（動画1，00:46〜00:49），眼窩上孔から出ている場合にはノミやドリルで骨孔を開放する（動画1，00:50〜01:09）．

眼窩骨膜を眼窩上壁・内側壁からしっかり剝離し前篩骨孔や涙囊窩なども確認しておく（動画1，01:10〜01:35）．前篩骨動脈の走行を確認し離断する．

手術時に行う眼窩骨膜の減張切開は皮弁の翻転が容易になることからカダバー時にも行うとよい．鼻骨や上顎骨前頭突起も剝離露出して鼻骨下端まで到達する．鼻根部骨膜を縦切開すると皮弁の翻転が容易になるのはカダバーでも同様である（動画1，01:36〜01:51）．鼻骨下端から剝離子を挿入し，鼻腔粘膜を鼻骨内面より剝離しておく．

動画1

動画1　http://www.chugaiigaku.jp/images/movie/cad_sb/1520_iwami_1.mp4

Ⅰ. Anterior skull base, Transnasal

④骨切り

a) 前頭開頭

3 burr hole（前頭部正中および両側 pterion）での開頭を基本としている（前項 図5 青）（動画 2，00:07～00:21）．

動画 2

b) Orbito-naso-glabellar bone（ONGB）除去

手術時の眼窩上壁骨切りは症例に応じて範囲を決定する．眼球を外側へ圧排することを想定し，眼窩外側壁まで骨切りしてもよい．本稿では，前頭頬骨縫合部での標準的な骨切りを提示する（前項 図5 赤）．

- 前頭蓋底硬膜の剝離：篩板周囲以外はすべて剝離する（前項 図2 左）（動画 2，00:22～00:45）
  - ➢ 正中：前方は前頭篩骨縫合まで，後方は蝶形骨平面も剝離
  - ➢ 後方：蝶前頭縫合を越えて蝶形骨縁，視神経管（動画 2，00:46～00:55），鞍結節まで
- 骨切り：レシプロカルソーを用い，眼窩上壁，鼻骨，上顎骨前頭突起を骨切りする（カダバーではドリルで代用）（動画 2，00:56～01:27）．硬膜・眼窩骨膜・鼻粘膜はヘラなどで保護しながら骨切りを行い，鼻涙管も温存する．鶏冠直前から鼻骨裏面へ向けてノミで骨切りを行うと篩板前方が離断され，ONGB が遊離する（動画 2，01:28～01:34）．ONGB の後面を観察すると，鶏冠前方の断端と前篩骨洞前壁が観察される（動画 2，01:35～01:39）．

c) Olfactory unit の拳上（前項 図5 緑）

篩板の外側と後方をドリルにて骨切りする（動画 2，01:40～01:57）．左右の鼻腔粘膜を篩板の下方約 1 cm で鼻中隔ごと切断すると olfactory unit が前頭蓋底から遊離し，前頭葉とともに頭側へ牽引可能となる（動画 2，01:57～02:08）．

⑤蝶形骨洞・斜台の削開

動画 3

- 残った眼窩上壁を除去（動画 3，00:26～00:35）すると視神経管の位置が同定しやすくなる．視神経管遠位にて後篩骨動脈が観察可能である．残存した後篩骨洞を除去し，蝶形骨洞前壁を露出・開放する（動画 3，00:07～00:25）．
- 蝶形骨洞内の隔壁を除去し以下の解剖を確認する．
  - トルコ鞍底，内頚動脈隆起（ICA［Fisher 分類 C3］），視神経管，視神経・内頚動脈陥凹（＝optic strut 基部）
- 蝶形骨洞前方の削開
  - ➢ 視神経管開放（動画 3，00:36～01:01），トルコ鞍底骨削除（カダバーでは，トルコ鞍底硬膜も開放し下垂体前葉露出）（動画 3，01:02～01:15），トルコ鞍底外側の骨を削除して海綿静脈洞内側壁を露出（右：動画 3，01:15～01:28）（左：動画 4，00:07～00:26）
  - ➢ 海綿静脈洞を開放すると ICA（C4）を露出可能（ 図1 赤矢頭）（右：

動画 2　http://www.chugaiigaku.jp/images/movie/cad_sb/1520_iwami_2.mp4
動画 3　http://www.chugaiigaku.jp/images/movie/cad_sb/1520_iwami_3.mp4

5. Transbasal approach 2）カダバー

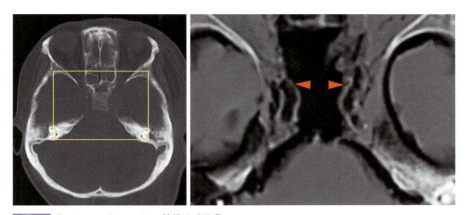

図1 Cadaver dissection 前後のCT ①
左：解剖前，右：解剖後．左図黄枠は右図の領域と一致．赤矢頭：ICA（C4）

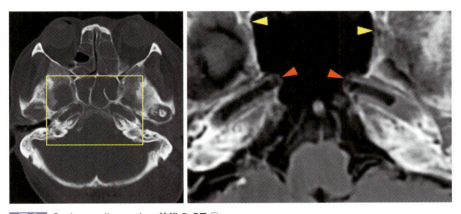

図2 Cadaver dissection 前後のCT ②
左：解剖前，右：解剖後．左図黄枠は右図の領域と一致．赤矢頭：ICA（C5/6 移行部），黄矢頭：翼突管

動画3，01:29〜01:35）
- 蝶形骨洞後方の削開：蝶形骨洞後壁を観察すると，斜台両側にICA（C5）による骨の隆起が観察され，これを削開しICA（C5）を露出する（左：動画4，00:27〜00:37）．遠位にてC4を露出している場合にはこれを近位側へたどることも可能である（右：動画3，01:36〜01:54）．C5/6 移行部より近位では血管の走行が急峻に外側へ向かうため追跡困難となる（図2 赤矢頭）（右：動画4，01:35〜01:39）．C4/C5 の尾側・外側にて翼突管（図2 黄矢頭）・正円孔・卵円孔の開放も可能である．
- 蝶形骨洞下壁の除去：鼻腔および上咽頭壁を骨膜下に剝離して蝶形骨洞下壁，鋤骨および下部斜台を露出する（動画4，00:37〜00:41）．後頭骨の咽頭結節周囲には頭長筋・前頭直筋が付着しており剝離しにくい部位である．剝離子先

動画4　http://www.chugaiigaku.jp/images/movie/cad_sb/1520_iwami_4.mp4

動画4

I．Anterior skull base, Transnasal

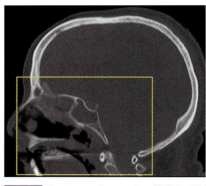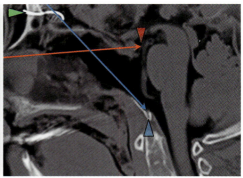

図3 Cadaver dissection 前後のCT ③（正中矢状断）
左：解剖前，右：解剖後．左図黄枠は右図の領域と一致．赤矢頭：後床突起除去部，青矢頭：斜台下端，緑矢頭：orbito-naso-glabellar bone と olfactory unit の固定に用いたワイヤー，赤矢印：上部斜台への視軸，青矢印：下部斜台への視軸

端を骨側に向け軟部組織を損傷しないよう留意しながら剥離していく．蝶形骨洞下壁と鋤骨を削除して下部斜台への corridor を得る（動画4，00:42～00:52）．

- ICA（C5）の内側・尾側にて，斜台削除を大孔前縁方向へと進めていく（前項 図1 青矢印，本項 図3 青矢印）（動画4，00:53～01:04）．
- 斜台上端である鞍背や後床突起（ 図3 赤矢頭）へアプローチするには，トルコ鞍硬膜の挙上（動画4，01:05～01:08）や下垂体の縦割が必要となる（前項 図1 赤矢印，本項 図3 赤矢印）．

⑥硬膜内の観察

深部での硬膜再建は難易度が高く術後の髄液漏のリスクが高いことより，実際の手術時は硬膜外操作までに止めることを原則としている．しかしながら，病変が硬膜および硬膜内に浸潤する場合には硬膜の開放が必要となるため，本アプローチにて観察可能な硬膜内解剖は学習しておくべきである．

ACFA にて観察可能な硬膜内構造をカダバーにて示す（動画4，01:09～）．

- 正面より，下垂体，脳幹，椎骨・脳底動脈系が観察される（動画4，01:11～01:30）．
- 錐体骨後面を観察するためには，cross-court な視野が必要となる（ 図4 黄矢印）（動画4，01:31～）．今回は右錐体骨後面の観察を示す．
  ≻ 第6脳神経硬膜入口部（ 図4 赤矢頭）（動画4，02:05～02:12）
  ≻ 第7・8脳神経（内耳道： 図4 青矢頭）（動画4，02:43～02:53）
  ≻ 下位脳神経（頚静脈孔： 図4 緑矢頭）（動画4，02:13～02:31）

⑦頭蓋底再建・閉創

頭蓋底再建は本アプローチに不可欠であり，カダバーにおいても実習すべきである．頭蓋底正中部の骨欠損に関して，通常硬性再建は不要である．硬膜欠損は遊離筋膜や脂肪などで形成・充填して髄液漏を予防する．さらに血流のある組織でこれを被覆し頭蓋内外を隔絶することが重要である．再建組織を頭蓋底へしっ

5. Transbasal approach　2）カダバー

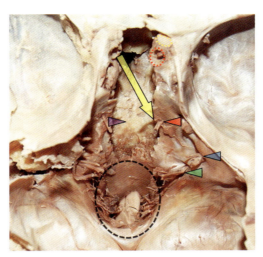

図4　Anterior craniofacial approach にて観察可能な硬膜内構造
解剖実習後，頭蓋底構造を頭側より撮影した．黄矢印：右錐体骨後面を観察するための cross-court な視軸，赤矢頭：右外転神経の硬膜入口部，青矢頭：右内耳道，緑矢頭：右頸静脈孔，紫矢頭：上咽頭壁，黄破線：右視神経断端，赤破線：右内頸動脈断端，黒破線：大孔および頸髄断端

かり固定し死腔を作らないことも頭蓋底再建の大切なポイントである．
　BTPGFによる斜台再建に関し，われわれが行っている手技・工夫を供覧する．
- 開頭縁にBTPGFのpedicleを通す骨溝を設けると，BTPGFをより深部まで敷き込むことが可能となる（前項図6左黄）．
- GFFやBTPGFを用いて前頭蓋底を再建する際には，olfactory unitの部位にスリットを設ける（動画5，00:12〜00:37）．
- BTPGFを斜台下端に固定するため，糸付きスクリューを用いている（前項図6右）．
- 鼻腔を保つため，外鼻孔より挿入したドレーンを嗅裂に縫合固定する（カダバーではシリコンチューブで代用）（動画5，00:38〜00:54）．
- ONGBはチタンプレートで固定する．
- Olfactory unitはONGBにワイヤーで固定する（カダバーでは青ワイヤー：動画5，00:55〜01:02，01:18〜01:23）．
- 内眥靭帯は上顎骨前頭突起へワイヤー（カダバーでは赤ワイヤー）ないしナイロン糸にて固定する（動画5，01:02〜01:17）．

〈岩味健一郎，齋藤　清〉

動画5

動画5　http://www.chugaiigaku.jp/images/movie/cad_sb/1520_iwami_5.mp4

II
Middle skull base

Ⅱ. Middle skull base

1 Modified Dolenc approach
1）手術

　一般に Dolenc approach[1-4] は 3 つのステップからなり，①硬膜外に前床突起を削除，②中頭蓋窩の露出，③三叉神経と後頭蓋窩の露出，に分けられる．ただし，一般的手術で必要なアプローチは，前床突起の削除と内頚動脈外側のワーキングスペースの確保で十分なことが多い．

　ここでは，最初のステップ①のみの安全で簡便な modified Dolenc approach について解説する

■ 体位，皮膚切開，開頭

　この手術は海綿静脈洞より静脈性の出血をきたすため，静脈圧を下げるべく背板を 20〜25°程度に通常より高く上げ，頚部を十分伸展して，静脈還流障害をきたさないように固定する 図1 ．皮膚切開は通常の前頭側頭開頭と同じで，皮膚弁と筋肉を一塊として翻転する．開頭は前頭葉側は眼窩上縁骨が邪魔にならず，できるだけ眼窩上縁骨が残らないように，側頭葉側は眼窩外側部を通常より大きく開頭する 図2A ．

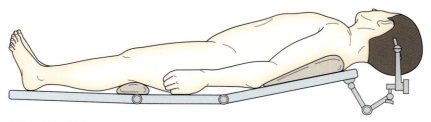

図1　手術体位
通常より海綿静脈洞から静脈性の出血をきたすため，背板を 20〜25°程度に通常より高く上げ，頚部を十分伸展して，静脈還流障害をきたさないように固定する．

■ Modified Dolenc approach の実際

　開頭後硬膜外から側頭葉先端部を確認できる程度まで sphenoidal ridge と側頭骨を削除しておく．側頭葉先端部硬膜は顕微鏡を水平方向へ倒しこみ，確認できる程度でよいため，大きく骨を削除する必要はない．次に，上眼窩裂と側頭葉硬膜をつなげる meningo-orbital band を凝固切断する 図2B ．ただし，眼動

1. Modified Dolenc approach　1）手術

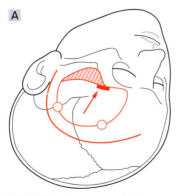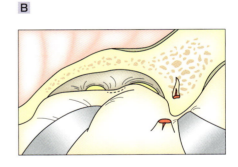

図2 左皮膚切開と開頭範囲
A: 左前頭側頭開頭で，われわれは 2 個のバーホールで pterion 部（矢印）は骨鑿を用いて開頭している．斜線部の骨はリウエルで削除する．
B: Meningo-orbital band を切開し，前床突起を露出する．

脈が内頚動脈から分岐せず，外頚動脈から栄養される場合は recurrent meningeal artery が meningo-orbital band 内を走行し，眼動脈に分布するため，切断すると視力障害をきたし，注意が必要である．ここからは顕微鏡操作となるが，まず視野の邪魔になる眼窩外側骨の凹凸を平坦になる程度まで削除するが眼窩骨膜を露出する必要はない．前頭蓋底と中頭蓋底を硬膜から十分に剝離し，両側から脳ベラを用いて骨を露出する．Meningo-orbital band を切開後，深部では側頭葉固有硬膜を海綿静脈洞外側壁と剝離（peel off）し，この層で剝離すると前方で正円孔と三叉神経第二枝が確認される．海綿静脈洞外側壁と剝離する際は静脈性の出血をきたすため，必要なら背板を挙上して調整し，サージセルや綿花を敷いておく．われわれは持続吸引チューブを硬膜外スペースに留置している．Meningo-orbital band の大きさや広がり，剝離のしやすさなど，個人差はあるが，側頭葉固有硬膜と海綿静脈洞外側壁を意識して，さまざまな部位から剝離しやすい層をみつける．この部の側頭葉固有硬膜には sphenoparietal sinus が存在し，薄い膜をかぶった静脈が認められる．側頭葉固有硬膜を破り，硬膜内に入ることがあるが，sphenoparietal sinus の損傷には注意し，少しずつ剝離すればたとえ静脈性の出血があってもサージセルやフィブリン糊で止血可能である．われわれはこの peel off 操作に眼科で使用されているゴルフ刀®を用い，小型の円刃刀より小さく，どの部でも切開できるため，使い勝手がよい 図3 （動画1）．前床突起の深部まで固有硬膜を露出する必要はなく，動眼神経は通常前床突起の外側深部に存在し，われわれはあえて動眼神経は露出していない．その後，前床突起の基部から骨のドリリングを開始するが，篩骨洞粘膜の開放に注意する．術前 CT で前床突起周辺，篩骨洞の含気を確認しておき，篩骨洞粘膜の開放を避けるよう注意する．最も注意すべきは視神経損傷で，このアプローチでは自分の予想より視神経管が浅い部位を走行していることに注意する．古典的に安全な方法は

動画1

動画1　http://www.chugaiigaku.jp/images/movie/cad_sb/2110_ikawa_1.mp4

Ⅱ．Middle skull base

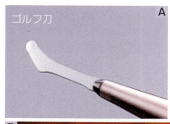
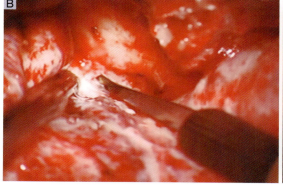
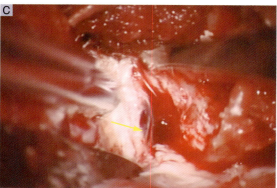

図3 左 Dolenc approach
A：ゴルフ刀
B：側頭葉固有硬膜を海綿静脈洞外側壁から peel off している．
C：Sphenoparietal sinus の静脈（矢印）を認める．

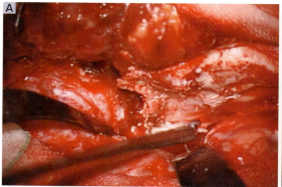
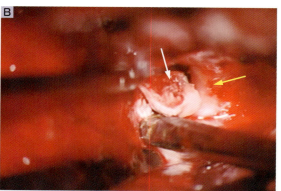

図4 左 Dolenc approach
A：左眼窩上縁骨を削除し眼窩骨膜を露出した．その後眼窩先端部の視神経へ眼窩上縁骨を除去していった．
B：視神経管（黄矢印）外側の前床突起（白矢印）を削除している．

動画2

眼窩骨膜を露出し，眼窩先端部に追跡していくと視神経に到達する 図4 （動画2）．しかし，これでは時間がかかり，眼窩上部の骨をすべて削除する必要はなく，われわれはまず前床突起基部の cancellous bone を確認し，その正中に位置する視神経管を形成する compact bone を確認することを重要視している 図5 （動画3）．視神経管を確認できれば今後の操作は安心でき，熱損傷を避けるため

動画2　http://www.chugaiigaku.jp/images/movie/cad_sb/2110_ikawa_2.mp4

1. Modified Dolenc approach　1）手術

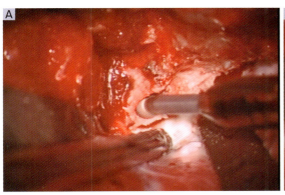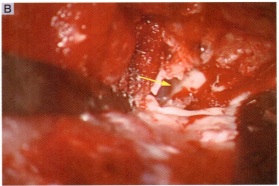

図5 左 Dolenc approach
A: 前床突起基部の cancellous bone を削除している.
B: Cancellous bone を削除していくとその内側に視神経管（矢印）の compact bone が認められる.

動画3

compact bone は視神経硬膜を露出させないよう薄く削り（egg shell technique），骨鉗子で削除する．視神経を確実に確認する方法として，硬膜内から確認する方法もあり，硬膜外と硬膜内から視神経の位置を確認すれば確実である．われわれは，visual evoked potential（VEP）でモニタリングしているが，これまでの経験では熱損傷を思わせる波形の変化は認められなかった．前床突起は周囲の硬膜と強く癒着しており，また海綿静脈洞や内頚動脈に接しており，強い力で牽引削除すると海綿静脈洞が解放され，強い静脈性出血をきたすのみならず，内頚動脈損傷のリスクもある．われわれは前床突起周囲に全周性にサージセルコットンを薄く挿入しながら，少しずつ前床突起を全体的に海綿静脈洞から剝離した後に摘出している．その後の操作で硬膜切開を前床突起近傍まで伸ばすため，先に硬膜を前床突起近傍まで切開しておくと前床突起の削除が容易になり，前床突起削除に難渋する場合は考慮すべきである．

　硬膜切開はまず，前頭部から側頭部開頭縁に沿う弧状切開を行い，その後その切開線に対し垂直に前床突起方向に切開を加えていく．その際，シルビウス静脈の基部を損傷しないように確認しながら，硬膜縫合できるように静脈との間の縫い代を残す．また頭蓋底近傍の硬膜に静脈洞を形成していることがあるので注意が必要である．硬膜切開は視神経と内頚動脈の間に向けて行い，distal dural ring の切開を行う 図6 ．Distal dural ring の切開は症例によるが，外側を切開すると海綿静脈洞からの出血を念頭に置くが，内頚動脈の可動性が必要な場合は全周性の切開が必要となる．内側切開時には，眼動脈が distal dural ring 内に存在することがあり，十分注意する．中頭蓋窩まで peel off を伸ばせば，海綿静脈洞の外側壁が露出され，海綿静脈洞へのアプローチが可能となる．

　このアプローチでは硬膜は6-0プロリン糸を用い顕微鏡下に密に縫合するが，完全に water tight に縫合することは困難であり，フィブリン糊やゼルフォーム

動画3　http://www.chugaiigaku.jp/images/movie/cad_sb/2110_ikawa_3.mp4

Ⅱ. Middle skull base

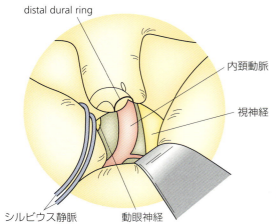

図6 左Dolenc approach
Distal dural ringの切開により内頚動脈の可動性を増すことと，視神経周囲の硬膜切開による視神経の圧排解除が目標となる．

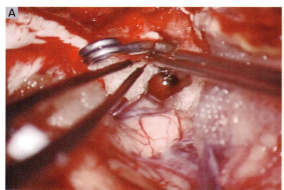
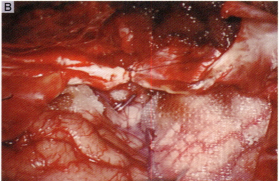
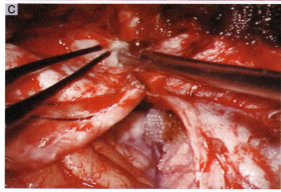

図7 左Dolenc approach 硬膜縫合
A：Distal dural ring付近にフィブリン糊つきジェルフォームを置く．
B：6-0プロリン糸で硬膜を縫合する．
C：頭蓋底部．前床突起があった部位にフィブリン糊つきジェルフォームを置く．

動画4

を用いて髄液漏に対処する 図7 （動画4）．

▶ **症例1：79歳女性　破裂脳動脈瘤　左脳底動脈上小脳動脈分岐部動脈瘤（BASCAAN）** 図8 （動画5）
CTAで左前床突起から20 mmの距離に大きさ2 mmの小さな動脈瘤を認め

動画4　http://www.chugaiigaku.jp/images/movie/cad_sb/2110_ikawa_4.mp4

1. Modified Dolenc approach 1）手術

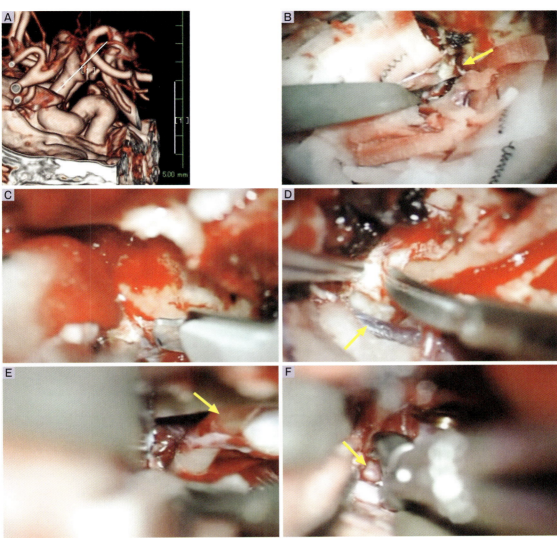

図8 症例1：79歳女性
A：CTAで左前床突起から20 mmの距離に小さな脳底動脈瘤を認める．
B：左側頭葉の圧排がかなり強い．黄矢印：シルビウス静脈
C：硬膜外から前床突起を削除せず，側頭葉固有硬膜を海綿静脈洞外側から peel off している．
D：硬膜を前床突起外側に向かって切開した．黄矢印：シルビウス静脈
E：動眼神経（黄矢印）の外側のくも膜を切開した．
F：広い術野で動脈瘤（黄矢印）にクリッピングした．
G：術後のCTAでクリップ（黄矢印）は下方から入っており，前床突起は保たれている．

動画5　http://www.chugaiigaku.jp/images/movie/cad_sb/2110_ikawa_5.mp4

動画5

II. Middle skull base

図8A，クリッピングの方針となる．左 anterior temporal approach で手術を行ったが，くも膜下出血急性期で脳腫脹もあり，左側頭葉の圧排が強くなっており 図8B，硬膜外から前床突起を削除せず，側頭葉固有硬膜を海綿静脈洞外側から peel off し，硬膜を前床突起に向かって切開した 図8C, D．左側頭葉の圧排は軽減され，広い術野が得られ，安全にクリッピングが行えた 図8E, F．術後のCTAで動脈瘤は消失し，前床突起は削除していない 図8G．術後経過は良好で，独歩退院された．

動画6

▶ **症例2：53歳男性　頭蓋咽頭腫再発** 図9 （動画6）

宗教的理由から手術を拒否していた再発頭蓋咽頭腫症例．意識障害や軽度の麻

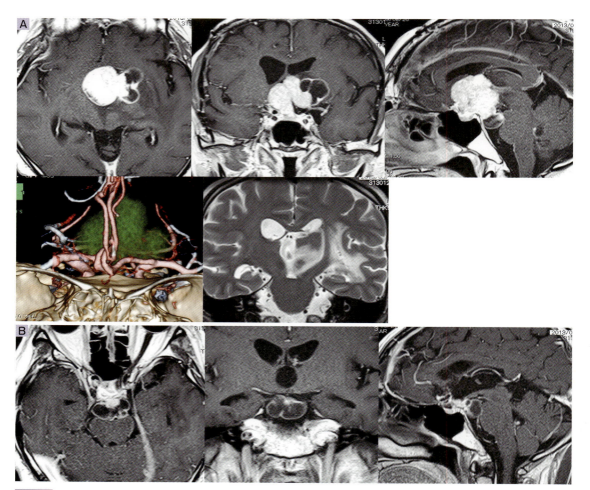

図9 症例2：53歳男性
A：鞍上部から左視床，脳幹前面へ進展する再発腫瘍を認める．T2強調画像で左視床は高信号になっている．
B：Interhemispheric approach で腫瘍を部分摘出し，脳幹前面の腫瘍のみ残存している．

動画6　http://www.chugaiigaku.jp/images/movie/cad_sb/2110_ikawa_6.mp4

1. Modified Dolenc approach　1）手術

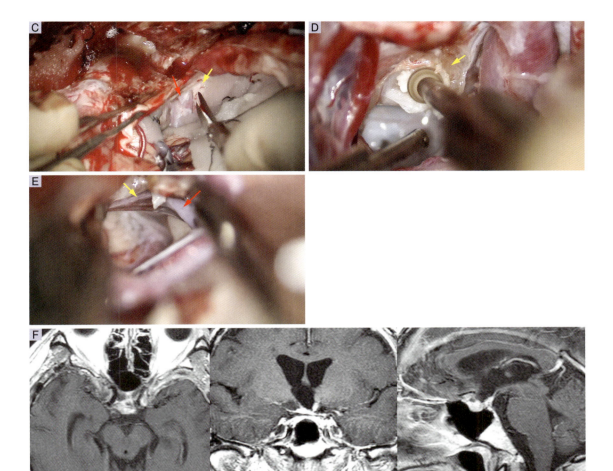

図9　症例2：53歳男性（つづき）
C：左Dolenc approachで硬膜外から前床突起を削除後，視神経（黄矢印）と内頚動脈（赤矢印）の間に向けて硬膜を切開している．
D：後床突起（黄矢印）が視野の妨げとなるため，削除している．
E：腫瘍被膜（黄矢印）を脳底動脈（赤矢印）から剝離している．
F：下垂体丙，右内頚動脈周囲に一部造影される部位を残し腫瘍は摘出された．

痙で救急搬送され，手術の方針となった．術前MRIで鞍上部から左視床，脳幹前面へ進展する再発腫瘍を認め1回目の手術では大脳縦裂経由で腫瘍を摘出，脳幹部前面に残存した腫瘍に対し，左modified Dolenc approachにて手術を行った．内頚動脈の外側から脳幹前面の腫瘍を摘出していったが，後床突起が邪魔となり削除した．再発例であり，癒着の強い部位を残しほぼ全摘出された．

▶**症例3：79歳女性　くも膜下出血　脳底動脈先端部（BAtip）に2つの動脈瘤を認める** 図10 （動画7）
　CTAでBAtipに大きさ2mmと4mmの2つの動脈瘤を認め，どちらが破裂

Ⅱ. Middle skull base

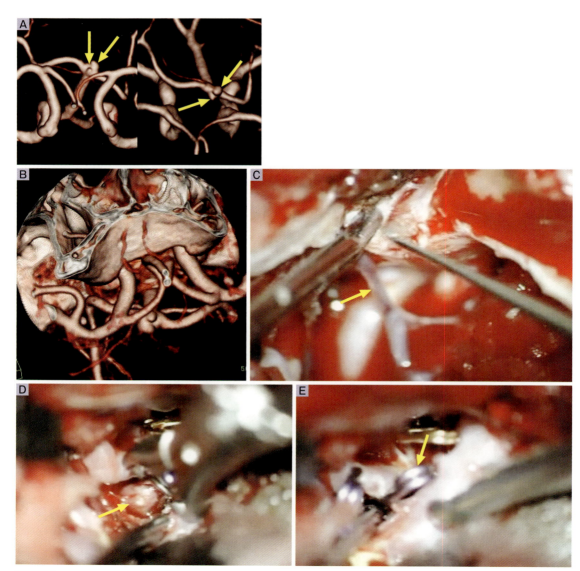

図10 症例3：79歳女性
A：CTAでBAtipに大きさ2 mmと4 mmの2つの脳底動脈先端部動脈瘤を認め，どちらが破裂かは判定困難であった．
B：動脈瘤はやや左で左内頚動脈と頭蓋底のなす角は小さくなく，外側からのアプローチが可能と思われた．
C：硬膜を前床突起外側に向かって切開した．黄矢印：シルビウス静脈
D：大きな動脈瘤（黄矢印）にクリッピングしたが，未破裂であった．
E：BAに一時遮断後小さな破裂脳動脈瘤にクリップ（黄矢印）を行った．

動画7

かは判定困難であった．前床突起を削除しない左 modified Dolenc approach で手術を行った．後方の4 mm動脈瘤は未破裂で小さな2 mmの動脈瘤が破裂していた．両方にクリッピングを行い，術後のCTAで動脈瘤は消失．術後経過は良好で，独歩退院された．

動画7　http://www.chugaiigaku.jp/images/movie/cad_sb/2110_ikawa_7.mp4

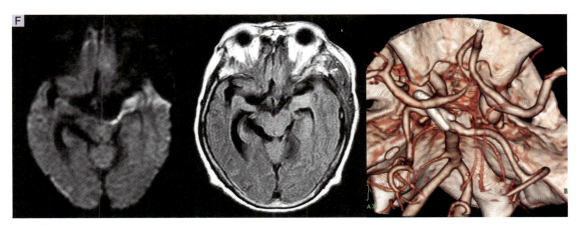

図10 症例3：79歳女性（つづき）
F：術後のMRI拡散強調画像（左）やFLAIR（中）で異常信号を認めず，CTA（右）で動脈瘤は消失していた．

動画8

▶**症例4：60歳男性　くも膜下出血　右脳底動脈上小脳動脈分岐部動脈瘤（BASCAAN）**　図11　（動画8）

　CTAで右BASCAに9mmの動脈瘤を認め，右内頚動脈（ICA）と頭蓋底とのなす角は小さく，アプローチ困難例と考えられた．右前床突起を削除する方針とし，術前シミュレーションでは，後床突起削除も必要と考えられた．実際の手術でも，術前シミュレーション通り後床突起の削除が必要で脳底動脈に一時遮断後クリッピングを行った．

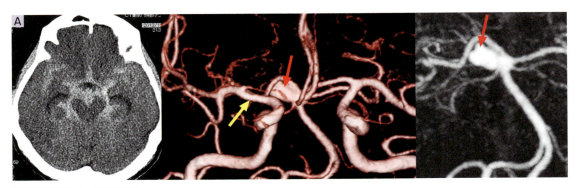

図11 症例4：60歳男性
A：CTAで右BASCAに9mmの動脈瘤（赤矢印）を認めた．右ICA（黄矢印）と頭蓋底とのなす角は小さく，アプローチ困難例である．

動画8　http://www.chugaiigaku.jp/images/movie/cad_sb/2110_ikawa_8.mp4

Ⅱ. Middle skull base

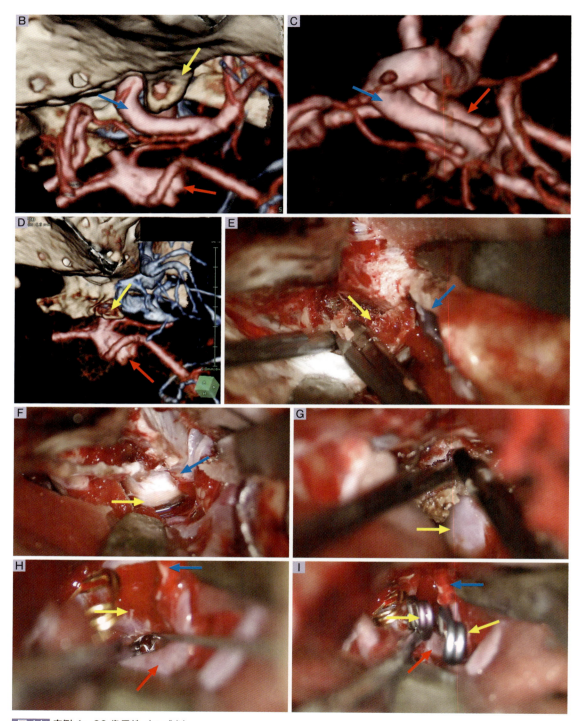

図11 症例4：60歳男性（つづき）
B：術前シミュレーションで前床突起（黄矢印），右ICA（青矢印），動脈瘤（赤矢印）との位置関係がわかる．
C：術前シミュレーションで前床突起を削除したスペースを利用し頭蓋底側頭葉側からのアプローチが必要と予想された．右ICA（青矢印），動脈瘤（赤矢印）
D：前床突起と右ICAを削除した術前シミュレーションで脳底動脈確保には後床突起（黄矢印）削除が必要と予想された．動脈瘤（赤矢印）
E：前床突起（黄矢印）を削除している．青矢印：シルビウス静脈基部
F：後床突起（黄矢印）が脳底動脈中枢確保の妨げとなっている．青矢印：動眼神経
G：後床突起を削除し，脳底動脈近位側（黄矢印）が確保された．
H：一時遮断後distal neckを確保した．黄矢印：動脈瘤，赤矢印：右後大脳動脈，青矢印：動眼神経
I：一時遮断後動脈瘤クリッピングを行った．黄矢印：クリップ2個，赤矢印：右後大脳動脈，青矢印：動眼神経

■ Modified Dolenc approach の利点

　通常の pterional approach では，ワーキングスペースとして頸動脈と視神経の間の optico-carotid space と視神経交叉槽しかないが，modified Dolenc approach により前床突起を削除し，distal dural ring を切開すると，前床突起削除のスペースを利用できるだけでなく，内頸動脈の可動性が増す．本アプローチのよい点として，硬膜を視神経と内頸動脈の間の頭蓋底に向かってほぼ垂直に切開することにある．この操作により sphenoparietal sinus と一緒に側頭葉が硬膜と一緒に全体的に外側後方に圧排できるため，内頸動脈外側に広いスペースが得られる．本アプローチは比較的簡便に後交通動脈や後大脳動脈からの穿通枝を術野に確認できる利点があり，頭蓋咽頭腫や脳底動脈瘤などのアプローチに有用である[5,6]．ただし，視神経の反対側など盲点もあり，術前シミュレーションによりアプローチの選択や手術戦略が重要となる．

・文献

1) Dolenc VV. A combined epi-and subdural direct approach co carotid-ophthalmic artery aeurysms. J Neurosurg. 1985; 62: 667-72.
2) Dolenc VV. Anatomy and Surgery of the Cavernous Sinus. Wien, New York: Springer-Verlag; 1989.
3) Dolenc VV. Transcranial epidural approach to pituitary tumors extending beyond the sellae. Neurosurgery. 1997; 41: 542-50.
4) Dolenc VV. Microsurgical Anatomy and Surgery of the Central Skull Base. Wien: Springer-Verlag; 2003.
5) 井川房夫. 上眼窩裂外側硬膜の切開剥離を利用した手術―Sphenoparietal sinus 移動のコツと注意点―. 脳神経外科速報. 2010; 20: 902-10.
6) 井川房夫. 脳底動脈瘤に対する trans-sylvian approach. In: 井川房夫, 他編. 前大動脈瘤・椎骨脳底動脈瘤のすべて. 大阪: メディカ出版; 2016. p.202-10.
7) 井川房夫. Dolenc approach. In: 井川房夫, 他編. 頭蓋咽頭腫パーフェクトブック. 東京: 中外医学社; 2016. p.62-71.

〈井川房夫〉

II. Middle skull base

1 Modified Dolenc approach
2）カダバー

　海綿静脈洞アプローチのうち，Dolenc approach は anteromedial triangle approach といわれ，これは硬膜外から前床突起を削除した後の視神経外側縁，上眼窩裂内側壁，内頚動脈 dural ring で囲まれた領域で形成される．この approach は主に傍前床突起部動脈瘤の直達手術に対し行われる手技であるが，これを基点にして三叉神経硬膜を peel off し中頭蓋窩へ向かって，anterolateral triangle：三叉神経第一枝と第二枝に囲まれた領域，far lateral triangle：三叉神経第二枝と第三枝に囲まれた領域に到達するのがいわゆる extradural temporopolar approach である 図1 ．これによってこの部の腫瘍すなわち，三叉神経鞘腫や髄膜腫などの手術が可能になる．よって Dolenc approach を理解することは，海綿静脈洞上壁や内側壁に至る病変に応用が効き，海綿静脈洞部手術の端緒といっても過言ではない．今回の動画では，解剖学的構造が理解しやすいように，Dolenc approach から anterolateral triangle，さらに far lateral triangle に向かって術野を拡大しているので，参考にしていただきたい．

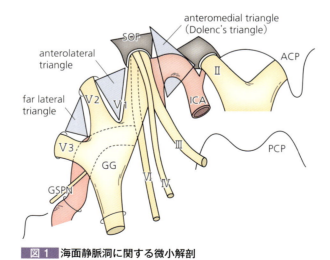

図1　海面静脈洞に関する微小解剖

■ 手術手技

　Dolenc approach に限れば，一般的に前頭側頭開頭でも可能ではあるが，orbitozygomatic approach を用いるとより広い術野が展開できる．ただ orbitozygomatic approach は，多少煩雑さを免れない点があり，症例によっては orbital rim を外すだけの modified orbitozygomatic approach（modified O-Z）を用いて行うこともある．この modified O-Z は，orbital rim と眼窩上壁を開頭した骨と一塊に除去する方法で，眼窩上壁の骨は非常に薄いため容易に骨折させることができて，操作の安全性からも非常に有用である．また比較的短時間で行うことが可能で，術野の展開も通常の orbitozygomatic approach と比較しても全く遜色ない．今回の開頭はこの modification ではなく，スタンダードな orbitozygomatic approach で行うが，この意図は，より一般的な方法で術野の理解を深めてもらうことにある．

1. 皮膚切開

　Orbito-zygomatic approach に準じた前頭側頭開頭を行うため，やや大きめの皮膚切開をおくが，この際側頭筋を展開しやすいように後方に少し伸ばしておく．またこのとき orbito-zygomatic bar を露出するため，通常の前頭側頭開頭より顔面神経の損傷に注意を払うべきである．側頭筋には3つの脂肪層と3つの筋膜があり（側頭筋の3のルール），顔面神経はこの中の最表層に位置する浅側頭筋膜層の脂肪層（線維脂肪組織 fibrofatty system）を走行する．よって顔面神経損傷を避けるためには，2番目の深側頭筋膜の浅葉・深葉間に存在する interfascial fat pad を利用するか，3番目の深側頭筋膜下に存在する deep temporal fat pad を利用する．Interfascial fat pad を利用する方法においては，概して日本人はこの脂肪層の発達が悪く，術中に脂肪層から逸脱してしまう可能性が高く，ある程度の技術を要する．よって顔面神経からより遠い3番目の脂肪層，すなわち deep temporal fat pad を利用する skin-galea-fascial flap の方がより安全である 図2 ．

2. 開頭と第2骨片（orbito-zygomatic bar）の作成（動画1）

動画1

　以下，左開頭で行う．
　やや大きめの前頭側頭開頭を行うが，この際の注意点は前頭骨の開頭をより frontal base に近い所で行うことである 図3 ．開頭が frontal base から離れていると，この後の orbito-zygomatic bar を作成する際に前頭骨側に厚みが生じ，この部の第2骨片を作成するのに苦労する．開頭した後は中頭蓋窩の骨をドリルでていねいに削開し視野を広げ，これを眼窩上壁まで繋げ周囲の骨をスムーズにしておく．これはこの後行われる第2骨片を作成する際に，骨切りをしやすくする作業のために重要である（動画では指でスムーズさを確認している）．続いて蝶形骨小翼の骨を硬膜の折り返しが露出されるまで十分に剝離する．眼窩骨膜（periorbita）を眼窩上壁，外側壁から剝離し，続いて前頭葉と側頭葉を覆う硬膜

動画1　http://www.chugaiigaku.jp/images/movie/cad_sb/2120_noguchi_1.mp4

Ⅱ. Middle skull base

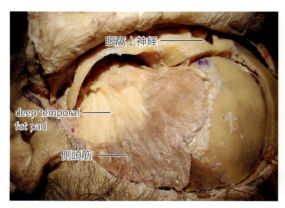

図2 屍体標本左開頭
皮膚と深側頭筋膜を一塊に翻転すると，側頭筋とその脂肪層 deep temporal fat pad が見える．

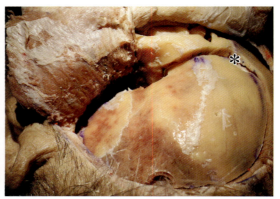

図3
大きめの開頭を行うが，この際 orbito-zygomatic bar を作製しやすくするため，前頭側をなるべく base に近いところで行う（＊）．

を頭蓋底から十分に剥離する．この一連の操作時に，下眼窩裂（inferior orbital fissure：IOF）を指で手繰り確認しておくと，orbito-zygomatic bar を作る際に上眼窩裂（superior orbital fissure：SOF）と下眼窩裂を繋げやすい．Periorbita を眼窩から十分に剥離した後これを脳ヘラなどで保護しながら，眼窩上縁と頬骨および頬骨弓を high speed drill または bone saw で切断するが，比較的難しい上眼窩裂と下眼窩裂の骨切りは，前述した指認したところを high speed drill で cut し繋げればよい．

3. 左 extradural anterior clinoidectomy（動画2）

動画2

この操作は前床突起を構成する解剖学的構造物，すなわち上眼窩裂・視神経管上壁・optic strut，を理解するとわかりやすい．

①解剖

a）上眼窩裂（superior orbital fissure）

蝶形骨小翼および大翼で形成され，眼窩外側壁後端に位置し上壁の間にある．前床突起はこの小翼の内後側に存在する．上眼窩裂自体は眼窩と中頭蓋腔を結び，眼筋の支配神経である動眼神経，滑車神経，外転神経および眼神経（三叉神経第一枝），上眼静脈を通している．これらの神経のうち最も前床突起の近くを通るのが動眼神経で，これは，前床突起下面直下から optic strut 直下へと向かい，この外側を上から滑車神経，眼神経が走り，この眼神経の内側を外転神経が走行する．

b）視神経管（optic canal）

視神経管は約 8～12 mm の長さで頭蓋内と眼窩を結び，前床突起内側に開口し，上縁は前述の蝶形骨小翼，下縁は optic strut である．視神経管には上壁と下壁が

動画2　http://www.chugaiigaku.jp/images/movie/cad_sb/2120_noguchi_2.mp4

あり，骨壁は薄いことも多く，欠損例も少数に認める．視神経管内には視神経と眼動脈が走行しており，視神経は視神経管に入る前に硬膜に覆われ，この硬膜と連なる視神経鞘（optic sheath）が重なった部分を falciform ligament とよぶ．

c）Optic strut

視神経管下方で前床突起を内下方から支えるように，視神経管と上眼窩裂の間に存在する．Optic strut の後方に内頸動脈が位置し，特に内側から眼動脈が分岐するため注意を要する．

②手技

まず蝶形骨縁削開に小翼と大翼の削除も加え上眼窩裂を開放する．次に meningo-orbital band を切開するが，この処置がこの後の硬膜 peel off を容易にするので，特に重要な tips である（この位置での meningo-orbital band は，artery と vein が通っている以外，中に重要な神経などの構造物はなく，凝固切開しても問題はない）．Meningo-orbital band を切開した後，固有硬膜と骨膜硬膜の境界部を剥離し，視野を確保するため側頭葉側に固有硬膜だけを peel off，さらに前頭葉側は前床突起が確認できるまで剥離子などで展開する．この部の操作は鋭的剥離でも鈍的剥離でも問題なく，特に硬膜境界部が判然としない場合は鈍的剥離の方がわかりやすいことが多い．この後ドリルで視神経管を開放すれば前床突起を支持する骨は optic strut のみとなり，egg-shell 化させた前床突起を削開し縮小させたところで，マイクロリュエルなどを使って optic strut を骨折させ一塊に摘出する．残った optic strut は神経などの周囲構造物に気をつけながら drilling し，extradural anterior clinoidectomy を完成させる．

4．左 Dolenc approach（動画 3）

動画 3

術野の展開は，ここまで来ると十分である．動画では前床突起削除後，解剖学的構造をわかりやすくするため temporal base の骨を drilling しているが，硬膜を外側に向かって peel off を進めると，動眼神経と滑車神経，三叉神経第一枝が確認可能となり，さらに三叉神経第二枝・三枝や棘孔と中硬膜動脈が露出されているのがわかる．また orbito-zygomatic bar を開頭野にいったん戻しているので開頭範囲も理解できると思う．この後 sylvian fissure に沿って硬膜に縦切開を加えると内頸動脈の distal dural ring に到達する．Distal dural ring を切開すると眼動脈が確認でき，さらに optic sheath を視神経上で切開し視神経に可動性を加えると，より眼動脈の視認性が高まる．ただし動脈瘤が外側前方向に向いている場合は，動脈瘤から離れた optic sheath に向かって硬膜切開し，次に optic sheath を切開し視神経に可動性をもたせた後，内頸動脈に硬膜切開を延ばす．なお硬膜内の操作は動眼神経と滑車神経を損傷しないよう細心の注意を払う．動画では視神経の可動性が確認できると思うが，この部の動脈瘤クリッピング，すなわち一般的な内頸動脈眼動脈分岐部の場合，SHA に注意を払えばこの ap-

---

動画 3　http://www.chugaiigaku.jp/images/movie/cad_sb/2120_noguchi_3.mp4

Ⅱ. Middle skull base

proach でクリッピング可能であり，逆に SHA 動脈瘤の場合はさらに視神経の可動性を増す必要が出てくる．

本文に用いた屍体標本は，杏林大学医学部解剖学教室によって包括的同意を得ている．

文献

1) Balasingam V, Noguchi A, McMenomey SO, et al. Modified osteoplastic orbito-zygomatic craniotomy. Technical note. J Neurosurg. 2005; 102: 940-4.
2) Dolenc VV. A combined epi- and subdural direct approach to carotid-ophthalmic artery aneurysms. J Neurosurg. 1985; 62: 667-72.
3) 野口明男，塩川芳昭，Delashaw JB Jr. Orbitozygomatic approach における顔面神経麻痺を防ぐための微小解剖．No Shinkei Geka. 2010; 38: 703-13.
4) Noguchi A, Balasingam V, Shiokawa Y, et al. Extradural anterior clinoidectomy. Technical note. J Neurosurg. 2005; 102: 945-50.

〈野口明男〉

II. Middle skull base

2 Extradural temporopolar approach
1）手術

　Extradural temporopolar approach（EDTPA）は Day & Fukushima によって発表された Dolenc 法の変法である[1-3]．傍前床突起部や脳底動脈などの脳動脈瘤や海綿静脈洞からトルコ鞍近傍部を含む頭蓋底腫瘍などがその手術対象である．詳細は同書の「カダバー」にも記載されているので参照されたい．手術は硬膜外操作と硬膜内操作の 2 つからなる．まず，前頭側頭開頭術を行い中頭蓋底および前頭蓋底を展開する．Meningo-orbital band を切離し海綿静脈洞外側壁から側頭葉内側部の固有硬膜を剝離して前床突起を硬膜外に全部露出した後に，前床突起を摘出する（extradural anterior clinoidectomy）．視神経管も同時に開放する．ここまでの硬膜外操作によって側頭葉は硬膜ごと中頭蓋窩先端部より約 25 mm 後方に移動するとともに，開放された clinoid space（Dolenc 三角）に内頚動脈C3部が確保される．ここまでが硬膜外操作である 図1 ．次は硬膜内操作となる．硬膜を T 字に切開し，テント前方の切離によって側頭葉を硬膜ごと後方に移動し，海綿静脈洞越しに（trans-cavernous approach）基底槽部に到達する．Falciform ligament および硬膜輪（distal dural ring）を切開して視神

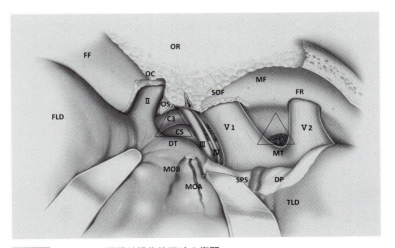

図1　EDTPA の硬膜外操作終了時の術野
FF: frontal fossa, MF: middle fossa, FLD: frontal lobe dura, TLD: temporal lobe dura, MOB: meningo-orbital band, MOA: meningo-orbital artery, OC: optic canal, SOF: superior orbital fissure, FR: foramen rotundum, OS: optic strut, II: optic nerve, III: oculomotor nerve, IV: trochlear nerve, V1: first division of trigeminal nerve, V2: second division of trigeminal nerve, C3: clinoid segment of internal carotid artery, DP: dura propria, SPS: sphenoparietal sinus, CS: clinoid space, DT: Dolenc's triangle, MT: Mullan's triangle

Ⅱ．Middle skull base

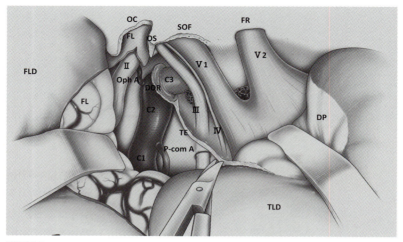

図2　EDTPAの硬膜内操作終了時の術野

FLD：frontal lobe dura, TLD：temporal lobe dura, FL：frontal lobe, DP：dura propria, OC：optic canal, SOF：superior orbital fissure, FR：foramen rotundum, OS：optic strut, FFL：falciform ligament, DDR：distal dural ring, TE：tentorial edge, Ⅱ：optic nerve, Ⅲ：oculomotor nerve, Ⅳ：trochlear nerve, V1：first division of trigeminal nerve, V2：second division of trigeminal nerve, Oph A：ophthalmic artery, P-com A：posterior communicating artery, C1,C2,C3：internal carotid artery

　経と内頚動脈の可動性を得る．硬膜輪内外の内頚動脈の確保を得るとともに，その可動性を得ることによって傍前床突起部内頚動脈瘤のclippingが可能となる．一方，可動性を得た内頚動脈を内上方に移動することによって展開されたretro-carotid spaceから脚間槽にアプローチができるので，脳底動脈動脈瘤のclippingにも対応可能である．これが硬膜内操作である　図2 ．

　血管内治療が発達した現在では，傍床部動脈瘤や脳底動脈瘤の直達手術の機会は減っているが，直達手術による根治性の高い治療法が必要とされる場合もあり，EDTPAはこれらの動脈瘤の直達手術に必須の頭蓋底外科テクニックの1つであることに変わりはない[4,5]．本稿では，このEDTPAを用いた傍床部動脈瘤と脳底動脈瘤の手術方法を動画も用いて説明する．なお，本稿で行われたEDTPAは，原法を少し修飾した方法で行っている[5]．すなわち，眼窩上壁のunroofingはorbital apex近傍にとどめ，上眼窩裂のskeltonizationを行って固有硬膜と骨膜硬膜との境界部を露出して固有硬膜の剥離操作を安全に行うことなどである．

■ 術前検査

　頭蓋骨3DCT画像にて前床突起の状態を確認する．前床突起がmiddle clinoid processとつながってcarotid-clinoid foramenを形成している場合や後床突起と連続してinter clinoid osseous bridgeを形成している場合　図3A は，硬膜外からだけのclinoidectomyだけでは危険であり，硬膜内操作も併用して摘出する必要がある．前床突起内の含気蜂巣の発達程度も確認し，もし篩骨洞などと交通を認め術中に開放された場合には筋肉片などのpackingにより術後の髄

2. Extradural temporoporal approach　1）手術

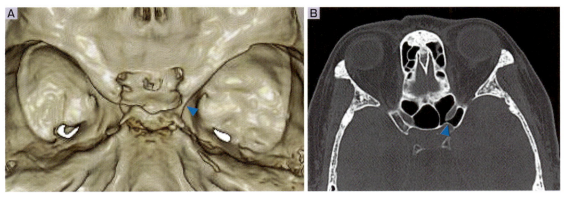

図3　術前の頭蓋骨 3DCT 画像
A：inter-clinoid osseous bridge（矢頭）
B：前床突起内骨空洞と篩骨洞との交通（矢頭）

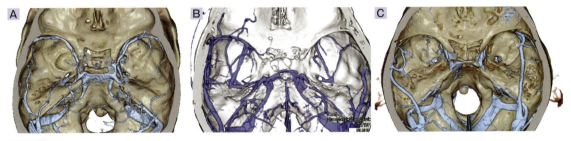

図4　術前静脈還流パターンの確認
A：sphenoparietal sinus，B：spheno-basal sinus，C：spheno-petrosal sinus

液漏を防止する必要がある 図3B．

　3DCT venography を用いて superficial middle cerebral vein（SMCV）の還流パターンを確認する必要がある．SMCV が sphenoparietal sinus を介して海綿静脈洞に流入する場合 図4A は問題ない．Spheno-basal sinus 図4B や spheno-petrosal sinus 図4C の場合もあまり問題にはならないが，spheno-basal sinus パターンで SMCV のすべての血流が卵円孔や正円孔から pterygoid plexus に還流する場合には側頭葉固有硬膜剝離操作によって静脈還流障害をきたす可能性があり注意が必要である．なお，EDTPA では meningo-orbital artery を切断するため，術前脳血管撮影で眼動脈が描出されない症例では meningo-orbital artery が網膜動脈への側副血行路となっている可能性があるので，この場合 EDTPA は避けた方が無難である．

■ 手術方法

　EDTPA による手術を内頚動脈傍床部動脈瘤と脳底動脈先端部動脈瘤を例に解説する．全身麻酔導入後に腰椎から spinal drainage を留置して脳脊髄液を 30

Ⅱ．Middle skull base

cc ほど排液して，硬膜外操作を容易にする．術後は髄液漏防止のため数日間留置する．頭部を対側に 35°程度回転し Mayfield を用いて固定する．術中に海綿静脈洞からの出血を少なくするため通常の手術より上体の挙上を高くする（約 30°）．頬骨弓に及ぶ半冠状皮膚切開を施行して，subgaleal dissection にて皮膚弁を翻転し，途中で側頭筋膜を切開して皮膚弁を側頭筋膜ごと前方翻転し（inter-fascial dissection），側頭筋を骨膜下に剝離して後下方に翻転する．眼窩中点に及ぶ前頭側頭開頭を施行する．なお，傍床部動脈瘤の場合は必要ないが，高位の脳底動脈先端部動脈瘤の場合には orbitozygomatic osteotomy を追加する．Lateral sphenoid ridge を削除し，中頭蓋窩底の前方部がみえるまで十分に側頭骨を削除する．前頭葉硬膜を前頭蓋底から骨膜下に剝離する．側頭葉硬膜を中頭蓋底から骨膜下に剝離を進め，上眼窩裂と正円孔が露出するまで行う 図6A 図10A．一般には棘孔や卵円孔まで露出する必要はない．この時点で，正円孔部では，すでに固有硬膜と骨膜硬膜との境界部が露出して三叉神経第一枝が視認される場合が多い．しかし，この境界部は上眼窩裂部では孔内に 1 mm ほど陥入しているので上眼窩裂の上壁を 2 mm ほど drilling して固有硬膜境界部を露出する 図6B 図10B 図14A．原法では，眼窩上壁の骨削除を行っているが，われわれは眼窩先端部の一部を削開して meningo-orbital band（MOB）が十分に露出するに留めている．MOB を手前に牽引しながらマイクロハサミの先端を上眼窩裂部の固有硬膜境界部に向かって meningo-orbital artery と一緒に 5 mm ほど切断する 図6C 図14A．次に上眼窩裂と正円孔との間の固有硬膜下には神経組織はないので，この部分の固有硬膜を切開して，固有硬膜境界部が上眼窩裂部から正円孔部にかけてつながるようにする．側頭葉内側部の固有硬膜を海綿静脈洞外側壁から剝離（peeling）する場合は剝離しやすい部位から始めればよいが，正円孔部での剝離は容易であるので正円孔部から開始する場合が多い．剝離には先端が鋭的な剝離子を用いて鈍的に剝離しながら，癒着が強い部位はマイクロハサミで鋭的に剝離する 図6D 図10C．剝離操作の際に，側頭葉先端部硬膜自体が視野の邪魔になる場合には，側頭葉硬膜に糸をかけて後方に軽く牽引するか，バイポーラで軽く硬膜を焼くと退縮して視野が開ける．海綿静脈洞からの出血は head up の程度を強くしたり，フィブリン糊を付けた SURGECELL 綿を packing して対応する．固有硬膜の剝離を進めながら前床突起が硬膜外にすべて露出できれば剝離操作は終了である 図6D 図10D 図14B．Anterior clinoidectomy に先立ち，動眼神経は前床突起の外下方を走行しているので，この部分を剝離子を用いて十分に剝離する．前床突起は lateral sphenoid ridge と optic canal roof と optic strut の 3 点で固定されており，その削除の際には，これらの 3 カ所を切離するイメージをもって行う．まず drill を用いて hallowing し，周辺の硬膜組織から剝離しながら，薄くなった骨を piecemeal に摘出する．摘出すると carotid-oculomotor membrane 越しに内頚動脈 C3 部がみえる．一方，前床突起の hallowing の際に視神経管の外側部が一部開放されたら drilling を中止して micro-pinch を用いて視神経管を大きく開放する．硬膜外操作では熱損傷による神

2. Extradural temporopolar approach　1）手術

経損傷を防止するため，drilling の際には十分に冷却水を用いること，また視神経管の開放にはdrill を使わないことが肝要である．視神経管内側部で篩骨洞が開放されたら，しっかり筋肉片などで閉塞する必要がある．次に残存した optic strut を目的に合わせて十分に削除する．この時点で側頭葉先端部硬膜は中頭蓋底先端部より 25 mm ほど後方に移動している．剝離された海綿静脈洞外側壁の inner reticular membrane を介して動眼神経，滑車神経，三叉神経第一枝および第二枝が視認できる 図7B 図8A 図10D 図14C．ここまでの硬膜外操作は傍床部動脈瘤と脳底動脈先端部動脈瘤で大差はない．硬膜外操作が終了した時点で止血を完全に行っていないと，後の硬膜以内操作に支障をきたす．以降は内頚動脈傍床部動脈瘤と脳底動脈先端部動脈瘤では手術のポイントに違いがあるので，症例を提示して別々に説明する．

■ 内頚動脈傍床部動脈瘤の手術

　傍床部動脈瘤の場合，開放された C3 部で親血管の確保が可能であるが，動脈瘤自体が邪魔になり C3 に temporary clip がかからない場合もあるため，われわれは必ず頚部内頚動脈を確保している．これは親血管の確保のためだけでなく，suction decompression を行って瘤を視神経などの周囲組織から剝離したり，clipping できない場合などに high flow bypass を行えるように頚部内頚動脈を確保している．傍床部動脈瘤の場合は，特に前床突起の硬膜外からの削除が重要なポイントとなる．これは瘤が前床突起に付着しているだけでなく，場合によっては瘤自体が前床突起内に埋没している場合があるからである．したがって，瘤がどのように前床突起内に埋没しているかを術前に十分検討するとともに，術中は前床突起を瘤から剝離してから慎重に drilling したり micro-punch を用いて削除する必要がある．前床突起の削除や optic strut の削除には特殊な micto-sonocurette が有用との報告もある[4]．後に動脈瘤を視神経から安全に剝離するのに，視神経の可動性を十分に得るために視神経管の開放も十分に行う必要がある．硬膜をシルビウス裂に沿って硬膜輪（distal dural ring）と視神経の間に向かって切開し，falciform ligament の前 1〜2 mm 手前で T 字切開する 図8B 図11D．シルビウス裂を開放し，動眼神経周辺のくも膜を切開してから，テント前方の自由縁を anterior petroclinoid ligament から削ぐように切離して側頭葉を硬膜ごと後方に移動する．次に硬膜輪の切除であるが，画像診断技術が進歩した現在でも瘤と硬膜輪との関係を術前に正確に判断するのは困難である．瘤や眼動脈に注意しながら慎重に硬膜輪を開放し，内頚動脈の可動性を得るとともに瘤 neck の確保を行う．眼動脈は時に硬膜輪部から分岐する場合もあり，内頚動脈内上方部の硬膜輪切除には特に注意を要する．Clipping に際して，clip 先端を十分に内頚動脈中枢側に進めるために optic strut の十分な摘出と，場合によっては proximal dural ring を一部切開して海綿静脈洞の開放が必要となる．なお，clipping 操作自体は瘤が下向きか上向きかで違いがあり，他の教科書を参照されたい．

JCOPY 498-22884

111

Ⅱ. Middle skull base

動画 1

▶ 症例 1： 上内側向き傍床部動脈瘤症例（動画 1）

　瘤頚部は前床突起に一部埋没するとともに，視神経を圧迫していることが画像から予見できる 図5 ．型のごとく上眼窩裂の開放，固有硬膜の剝離，前床突起の露出と削除を行う 図6 図7 ．硬膜内操作でfalciform ligamentの切開と

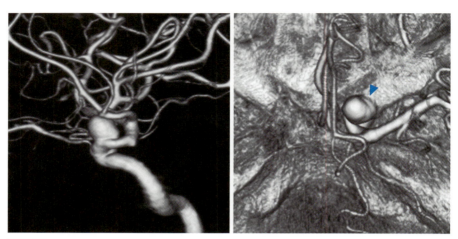

図5 上内側向き傍床部動脈瘤の術前 3DCTA 画像
瘤の頚部が前床突起に陥入している（矢頭）．

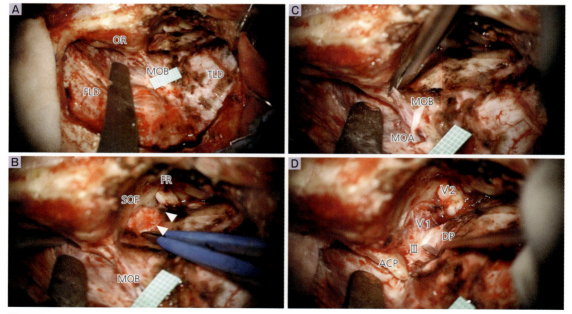

図6 上内側向き傍床突部動脈瘤の術中写真
EDTPA の硬膜外操作の手順を示している．

動画 1　http://www.chugaiigaku.jp/images/movie/cad_sb/2210_mori_1.mp4

2. Extradural temporopolar approach　1）手術

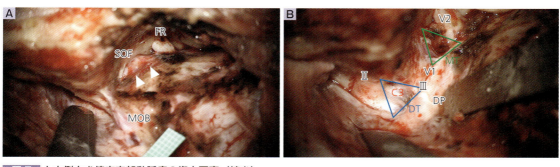

図7 上内側向き傍床突部動脈瘤の術中写真（続き）
A：SOF を skeltonization し固有硬膜の境界部（矢頭）を露出.
B：硬膜外操作終了時の術野.

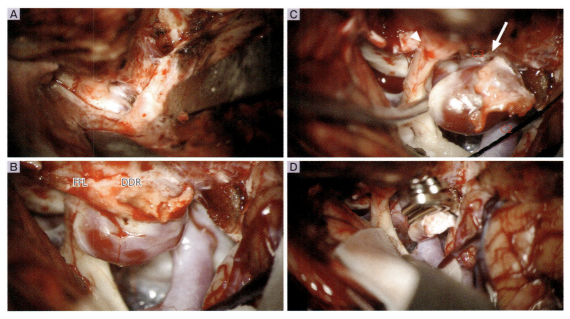

図8 上内側向き傍床部動脈瘤の術中写真（続き）
硬膜内操作と clipping の手順を示している．視神経の可動性を得るため falciform ligament（矢頭）を切開し，内頚動脈の可動性を得るためと瘤頚部の確保のため distal dural ring（矢印）を切開している．

　　動脈瘤頚部周辺の硬膜輪を切離して動脈瘤頚部を完全に露出後に neck clipping を施行した 図8 ．なお，動脈瘤を視神経から剥離する際に suction decompression を施行している．

▶**症例 2：上外側向き傍床部動脈瘤症例**（動画 2）
　　瘤は外向きなので術前検査にて，瘤体部が前床突起に陥入していることが術前検査にてわかる 図9 ．逆に，瘤による視神経の圧迫はないと推定できる．手術は型のごとく固有硬膜の海綿静脈洞外側壁からの剥離を行い，前床突起を硬膜外

動画 2

動画 2　http://www.chugaiigaku.jp/images/movie/cad_sb/2210_mori_2.mp4

Ⅱ. Middle skull base

に露出した 図10．硬膜をシルビウス裂に沿って切開した後，suction decompression を行いながら慎重に前床突起を削除して瘤を露出した 図11．動脈輪を切除し動脈瘤頸部を確保した．clip blade の先端部が海綿静脈洞内に収まるよ

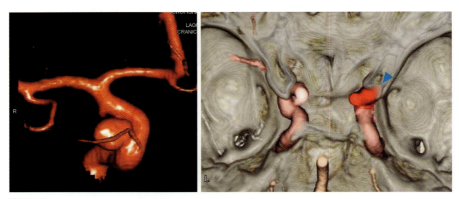

図9 上外側向き傍床部動脈瘤の術前 3DCTA 画像
瘤体部が前床突起内に埋没している（矢頭）．

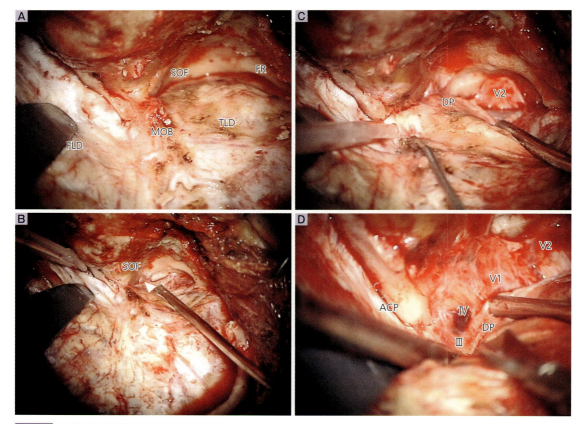

図10 上外側向き傍床部動脈瘤の術中写真
EDTPA の硬膜外操作の手順を示す．

2. Extradural temporopolar approach 1）手術

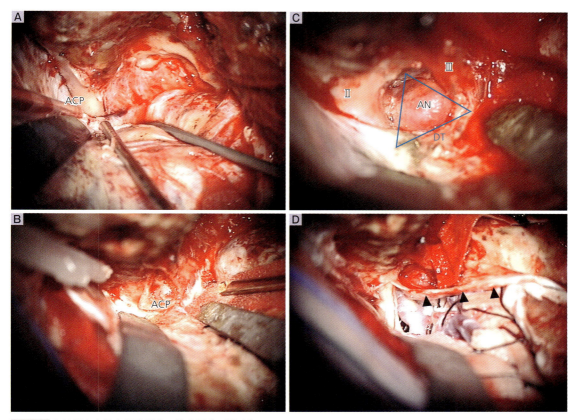

図11 上外側向き傍床部動脈瘤の術中写真（続き）
硬膜外に露出した前床突起内に埋没している瘤を露出し，硬膜をシルビウス裂に沿って切開した（矢頭）．

うに proximal dural ring も開放してから neck clipping を施行した 図12 ．

■ 脳底動脈先端部動脈瘤の手術

　脳底動脈先端部動脈瘤に関しては，瘤が高位である場合は orbitozygomatic osteotomy を EDTPA に加える必要があり，低位の場合は後床突起の削除を行って脳底動脈を確保する必要がある．硬膜外操作に関しては，傍床部動脈瘤の手術と基本的には同様であるが，頚部内頚動脈の確保は必要ない．また optic strut の徹底的切除も必要ない．ただし retro-carotid space を広く確保する必要があり，内頚動脈の可動性を十分に得るため動脈輪の徹底した切離が不可欠である．

▶症例3：脳底動脈先端部動脈瘤症例（動画3）
　本症例は術前検査にて瘤の位置が後床突起から 10 mm と高位であったため，orbitozygomatic approach を加えた手術が必要であった 図13 ．なお，本症

動画3

動画3　http://www.chugaiigaku.jp/images/movie/cad_sb/2210_mori_3.mp4

Ⅱ. Middle skull base

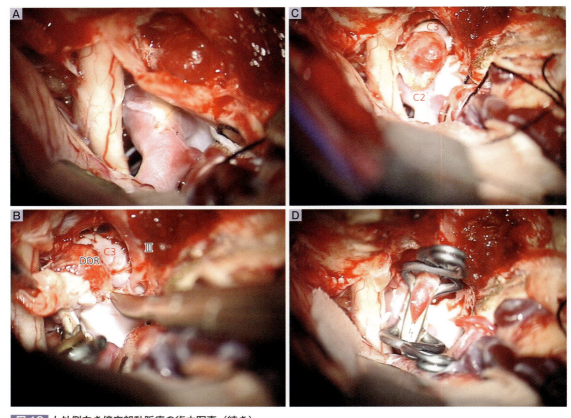

図12 上外側向き傍床部動脈瘤の術中写真（続き）
EDTPA の硬膜内操作にて，動脈輪を切開し，さらに海綿静脈洞を開放し動脈瘤全体を展開し clipping を施行した．なお，本症例では clinoidectomy の際に suction decompression を施行した．

例では小さな傍床部動脈瘤を左側に合併していたため左側で施行した．手術は型のごとく meningo-orbital band を切除し，固有硬膜の剝離を行った後に硬膜外

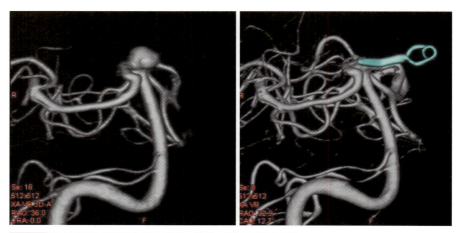

図13 脳底動脈先端部動脈瘤の術前・術後の脳血管撮影画像

2. Extradural temporopolar approach　1）手術

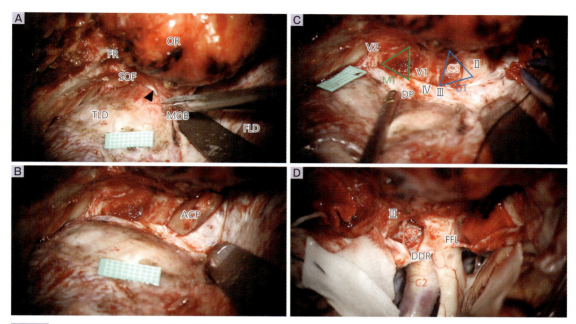

図14 脳底動脈先端部動脈瘤の術中写真
Orbitozygomatic osteotomy を加えて EDTPA の硬膜外操作と硬膜の動脈輪近傍での T 字切開を施行している．

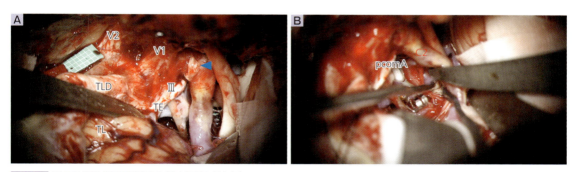

図15 脳底動脈先端部動脈瘤の術中写真（続き）
A：テント前方部自由縁を anterior petroclinoid ligament から切離し，側頭葉を硬膜ごと後方に牽引している．動脈輪が切開されている（矢頭）．
B：内頚動脈を内上方に牽引し retro-carotid space から脚間槽にアプローチし脳底動脈を展開している．

から前床突起を削除し Dolenc 三角を開放し，硬膜をシルビウス裂に沿って切開後に T 字切開を加えた 図14 ．テント前方自由縁を anterior petroclinoid ligament から切除して側頭葉を硬膜ごと後方に移動し，さらに falciform ligament および硬膜輪の切開を行って視神経と内頚動脈の可動を得た．内頚動脈を内上方に牽引して retro-carotid space から脚間槽に到達し動脈瘤を確認した 図15 ．動脈瘤後方で thalamo-perforating artery を瘤から剝離した後，neck clipping を施行した 図16 ．

Ⅱ. Middle skull base

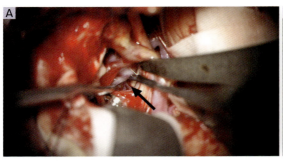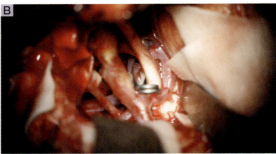

図16 脳底動脈先端部動脈瘤の術中写真（続き）
動脈瘤後方の thalamo-perforating artery を剥離し clipping を施行．

■ 閉頭と術後管理

　　硬膜輪周辺部の硬膜の縫合は不可能である．側頭筋膜片を欠損部周辺の硬膜に可能なだけ縫合し，ネオベールとフィブリン糊を使って water-tight となるように修復する．術後数日間スパイナルドレナージから髄液を排出（1 日 150 cc 程度）し，髄液漏を予防する．

■ 補足（海綿静脈洞からの出血のコントロール）（動画4）

動画4

　　EDTPA による手術では，硬膜外操作が終わった時点で海綿静脈洞からの出血を完全に止める必要があり，これを怠ると硬膜内操作に支障をきたす．主な出血点は Dolenc 三角部と Mullan 三角部の 2 カ所である．通常，海綿静脈洞内にフィブリンを付けた SURGECELL 綿を packing すれば止血できる．Mullan 三角部からの止血をこれでコントロールできない場合は，この部位から海綿静脈洞内にフィブリン糊を直接 1 cc ほど注入することで止血できる．

• 文献

1) Day JD, Giannotta SL, Fukushima T. Extradural temporopolar approach to lesions of the upper basilar artery and infrachiasmatic region. J Neurosurg. 1994; 81: 230-5.
2) Dolenc VV. A combined epi-and subdural direct approach to carotid-ophthalmic artery aneurysms. J Neurosurg. 1985; 62: 667-72.
3) Dolenc VV. Elements of the epidural approach to the parasellar space and adjacent regions in the central skull base. In: Dolenc VV, editor. Microsurgical Anatomy and Surgery of the Central Skull Base. Wien: Springer-Verlag; 2003. p.51-72.
4) 谷野　慎，宮原宏輔，市原輝夫，他．Unruptured normal sized paraclinoid aneurysm ─分類と手術適応の検討，ならびにその手術手技─．脳神経外科ジャーナル．2016; 25: 236-45.
5) 森　健太郎．Orbitozygomatic approach と extradural temporopolar approach─手術の工夫─．脳神経外科ジャーナル．2014; 23: 785-93.

〈森　健太郎〉

動画4　http://www.chugaiigaku.jp/images/movie/cad_sb/2210_mori_4.mp4

Ⅱ. Middle skull base

2 Extradural temporopolar approach
2）カダバー

Dolenc によって開発された経海綿静脈洞アプローチは，側頭葉内側硬膜の固有硬膜（dura propria）を海綿静脈洞外側壁から剝離することによって中頭蓋窩前側方から頭蓋底深部に到達する代表的な頭蓋底手術の1つである[1,2]．傍前床突起部や脳底動脈などの脳動脈瘤や海綿静脈洞からトルコ鞍近傍部を含む頭蓋底腫瘍などがそのターゲットであるが，さらに中頭蓋窩の middle fossa rhomboid の骨削開を加えると後頭蓋窩中部まで術野が広がる優れた手術方法である．血管内手術や定位放射線治療が発達した現在，複雑な手術操作を必要とする Dolenc 法の使用頻度は減っているものの，頭蓋底外科必須のテクニックの1つであることに変わりはない．Day & Fukushima によって発表された extradural temporopolar approach（EDTPA）は Dolenc 法の変法であり，テント前方部自由縁の切離によって側頭葉を硬膜ごと後方に牽引することに重きを置いており，中頭蓋窩前方にできたスペースから経海綿静脈洞的（trans-cavernous approach）に頭蓋底中心部に到達する方法である[3]．本稿では，EDTPA の cadaver dissection について説明する．

■ EDTPA の手術手技

EDTPA は硬膜外操作と硬膜内操作の2つからなる．

1．硬膜外操作

硬膜外操作は前頭側頭開頭術の後，固有硬膜の海綿静脈洞外側壁からの剝離操作，硬膜外からの前床突起削除（extradural anterior clinoidectomy）と視神経管開放からなる．

2．硬膜内操作

硬膜内操作の中心はテント前方部自由縁の切離によって側頭葉を硬膜ごと後方に移動する操作である．視神経鞘（特に falciform ligament）の切開と硬膜輪（distal dural ring）の切開，およびこの後は手術対象に応じて内頚動脈後方（retro-carotid space）から脚間槽部に到達するアプローチ（Ⅱ-A）と，種々の海綿静脈洞への進入三角部（例えば，Parkinson 三角）を利用した海綿静脈洞内部へのアプローチである（Ⅱ-B）．

この分類に従って3つの動画を添付して説明する．

Ⅱ．Middle skull base

■ Cadaver dissection の手順

1．硬膜外操作

　頭部を35°ほど対側に回転してMayfield固定器を用いて固定する．頬骨弓に及ぶ半冠状皮膚切開を施行して，subgaleal dissectionにて皮膚弁を翻転し，途中で側頭筋膜を切開して皮膚弁を側頭筋膜ごと前方翻転し（inter-fascial dissection），側頭筋を骨膜下に剥離して後下方に翻転する．眼窩中点に及ぶ前頭側頭開頭を施行する．中頭蓋窩底が観察しうるまで十分に側頭骨を削除する．前頭葉硬膜を前頭蓋底から骨膜下に剥離するとともに，側頭葉硬膜も中頭蓋底から骨膜下に十分に剥離して，上眼窩裂（superior orbital fissure: SOF）と正円孔（foramen rotundum: FR）を露出する 図1ABC．なお，middle fossa rhomboidを削開する必要がない通常のEDTPAでは，棘孔（foramen spinosum）や卵円孔（foramen ovale）まで展開する必要はない．われわれは，これまでSOFとFR部における固有硬膜と骨膜硬膜の組織学的検討から，FR部では両者の境界部が露出しているが，SOF部では境界部が孔内に1 mmほど入り込んでいるので，FRのskeltonizationは必要ないが，SOFでは2 mmほど上壁のskeltonizationを施行することによって境界部を露出することが固有硬膜のpeelingを安全に施

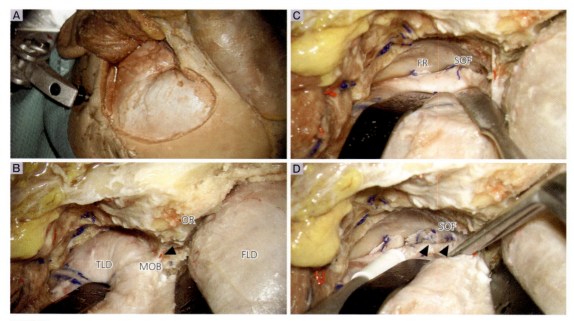

図1 開頭，中頭蓋窩底の露出，上眼窩裂のdrillingと固有硬膜境界部の露出
A：Fronto-temporal craniotomy
B：Meningo-orbital band（MOB）の露出．MOBに沿ってmeningo-orbital arteryが見える（矢頭）．FLD：frontal lobe dura，TLD：temporal lobe dura，OR：orbit
C：Superior orbital fissure（SOF）とForamen rotundum（FR）の展開．
D：Superior orbital fissureのdrillingにて固有硬膜と骨膜硬膜との境界部（矢頭）を露出．

2. Extradural temporopolar approach 2）カダバー

行するのに必要であると提唱してきた[4]．したがって，SOF上壁のskeltoniza-tionを2 mmほどdrillを用いて施行し，同部位にて固有硬膜境界部を露出する（図1D 矢頭）．Dolenc法の原法では眼窩上壁のunroofingを行っているが，われわれは広範囲のunroofingの代わりにorbital apex付近の眼窩上壁の一部のみをdrillingしてmeningo-orbital band（MOB）を十分に露出するに留めている．次に，マイクロハサミを用いてMOBを5 mmほどSOF部で露出した固有硬膜と骨膜硬膜の境界部に向かってmeningo-orbital arteryとともに切断する 図2 ．SOFとFR部の間の固有硬膜（図2 点線部）を切開し（この部分には神経などは存在しない）固有硬膜境界部をSOFからFRにかけて連続的に露出し，固有硬膜を海綿静脈洞前方部の外側壁から鈍的あるいは鋭的に剥離（peeling）し三叉神経第一枝（V1）と第二枝（V2）を露出し，その間のMullan三角を露出する 図3 ．剥離された固有硬膜（DP）はやや白色を呈している．なお，sphenoparietal sinus（SPS）は固有硬膜側に温存するようにする．Peeling操作は実際の手術よりcadaver dissectionの方が癒着が強く困難である場合が多い．このpeeling操作自体で，側頭葉先端部の硬膜は中頭蓋窩先端部より25 mmほど後方に自然に移動している．Peeling操作をしながら前床突起（ACP）を硬

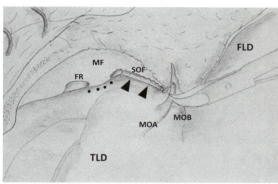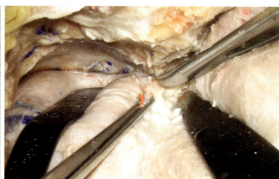

図2 Meningo-orbital bandの切断
マイクロメスの先端をsuperior orbital fissure（SOF）部位で露出した固有硬膜境界部（矢頭）に向けてmeningo-orbital band（MOB）とmeningo-orbital artery（MOA）を切断する．点線はSOFとFRとの間での固有硬膜切開部を示す．FLD：frontal lobe dura, TLD：temporal lobe dura, MF：middle fossa, FR：foramen rotundum

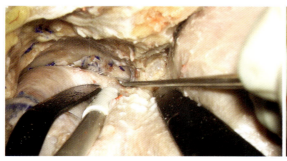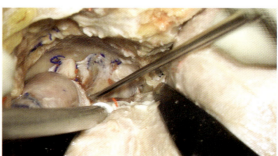

図3 海綿静脈洞前方部外側壁から固有硬膜の剥離操作

Ⅱ．Middle skull base

膜外にすべて露出するとともに，視神経管の入り口で硬膜の陥入部位が確認できれば，十分に peeling ができたことになる 図4．露出された ACP と V1 との間に動眼神経（Ⅲ）と滑車神経（Ⅳ）の fissural part が inner reticular membrane 越しに透見できる．ACP の削除を行う前に，動眼神経の fissural part が走行する ACP の外下部を dissector で十分に剝離する 図5A．ACP を drill で hallowing し菲薄化したのち micro-punch を用いて anterior clinoidectomy を施行する 図5B．Anterior clinoidectomy の際には，ACP が optic canal roof と lateral sphenoid ridge と optic strut（視神経管の下外側部に相当する）の 3 点で固定されていることをイメージしながら，これらの 3 点を分離して ACP を摘出する．ACP が削除されると，clinoid space（Dolenc 三角：DT）が開放され，carotid-oculomotor membrane を介して内頚動脈 C3 部が視認される．Extradural anterior clinoidectomy の後に，さらに残存した optic strut（OS）を摘出する．一方，ACP の drilling の際に視神経管の外側部が一部開放されるので，この後は micro-punch を用いて視神経管（OC）を開放する 図6．これ

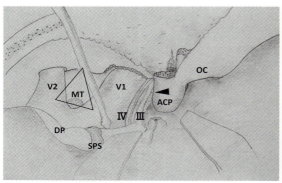
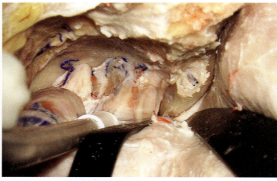

図4 前床突起（ACP）の硬膜外露出
固有硬膜（DP）を剝離しながら前床突起を硬膜外に全部露出する．この際に sphenoparietal sinus（SPS）を固有硬膜側に温存する．また，視神経管の入口部（OC）も確認する．剝離が終了すると三叉神経第一枝（V1），第二枝（V2），動眼神経（Ⅲ），滑車神経（Ⅳ）が，inner reticular membrane 越しに視認できる．動眼神経が前床突起の外下（矢頭）を走行することに留意する．MT: Mullan's triangle

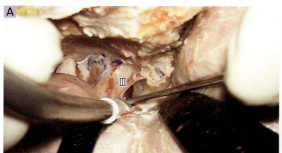
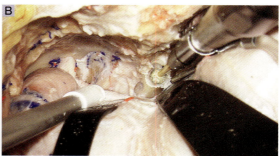

図5 Extradural anterior clinoidectomy
動眼神経（Ⅲ）を損傷しないように，前床突起の外下部分を十分に剝離した後（A）に，前床突起の hallowing を行ってから摘出する（B）．

2. Extradural temporopolar approach　2）カダバー

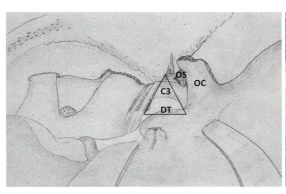
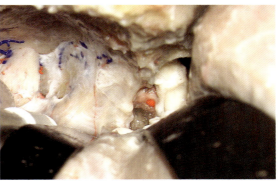

■図6■ 硬膜外操作終了時の様子
前床突起が削除されて，視神経管（OC）が開放されて硬膜外操作は終了する．この時点で側頭葉硬膜は自然に中頭蓋窩先端から約 25 mm ほど後退していることに注目する．開放された Dolenc's triangle（DT）に catotid-oculomotor membrane 越しに内頚動脈 C3 部が視認できる．開放された視神経管の外下部に残存している optic strut（OS）がみえる．

動画 1

で，硬膜外操作は終了であり，海綿静脈洞外側壁の inner reticular membrane 越しにⅢ，Ⅳ，V1 および V2 の各脳神経が観察される（動画1：Ⅰ）．

2. 硬膜内操作

　硬膜をシルビウス裂に沿って，視神経と内頚動脈との間に向かって，それらの 1~2 mm 手前まで切開した後，その断端を視神経および内頚動脈のそれぞれに沿って 15 mm ほど切開して T 字状となるようにする．ここでシルビウス裂を十分に開放するとともに，動眼神経周囲のくも膜（特に uncus との結合部位）を切開する．この操作が最終的に側頭葉を硬膜ごと後方に移動することを容易とする．テント前方部自由縁（TE）を anterior petroclinoid ligament から削ぐように動眼神経の海綿静脈洞進入部（oculomotor foramen：OF）を越えて切離して，側頭葉を硬膜ごと後方に移動する．Falciform ligament（FFL）を視神経に沿って 5 mm ほど切開して視神経の可動性を得る．内頚動脈から分岐する眼動脈の走行に注意しながら硬膜輪（distal dural ring：DDR）を切開して内頚動脈の可動性を得る．これによって，中頭蓋窩前方部にできたスペースから海綿静脈洞越しに（trans-cavernous approach），頭蓋底中心部へのアプローチが可能となる 図7 ．

　脚間槽に到達するには，DDR を完全に開放し，十分に内頚動脈の可動性を確保する必要がある．DDR の後内側部には carotid cave（CC）という硬膜の陥没部を認める 図8 ．内頚動脈を内上方に牽引し，retro-carotid space に入る 図9A ．後床突起（PCP）を削除すると後頭蓋窩への視野がさらに広がり脚間槽に存在する脳底動脈や対側の動眼神経なども視野に入れることができる 図9B （動画 2：Ⅱ-A）．

動画 1　http://www.chugaiigaku.jp/images/movie/cad_sb/2220_mori_1.mp4

Ⅱ．Middle skull base

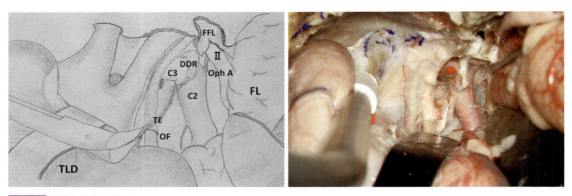

図7 硬膜内操作の概要
硬膜をシルビウス裂に沿ってT字切開したのち，テント前方部自由縁をanterior petroclinoid ligamentから削ぐようにoculomotor foramen（OF）を越えるまで切離して，側頭葉を硬膜（TLD）ごと後方に移動する．Falciform ligament（FFL）を切開し視神経（Ⅱ）を露出し，硬膜輪（distal dural ring：DDR）を眼動脈（Oph A）に注意しながら全周性に切開する．FL：frontal lobe，C2C3：carotid artery

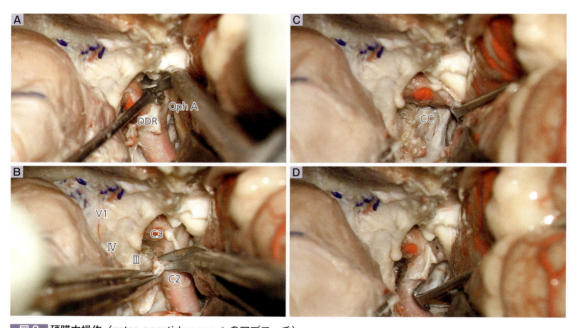

図8 硬膜内操作（retro-carotid spaceへのアプローチ）
Retro-carotid spaceに進入するためには硬膜輪（DDR）を全周性に切離して内頚動脈の可動性を得る必要がある（A,B,C,D）．内頚動脈（C2）の後内側部にはcarotid cave（CC）が認められる．Oph A：ophthalmic artery，Ⅲ：oculomotor nerve，Ⅳ：trochlear nerve，V1：first division of trigeminal nerve

動画2

一方，海綿静脈洞外側壁が開放され，Dolenc三角，Hakuba三角（HT），Mullan三角，Parkinson三角（PT）など海綿静脈洞へのsurgical corridorが確認できる 図10AB ．滑車神経とV1との間でParkinson三角を開放すると，内頚

動画2　http://www.chugaiigaku.jp/images/movie/cad_sb/2220_mori_2.mp4

2. Extradural temporopolar approach　2）カダバー

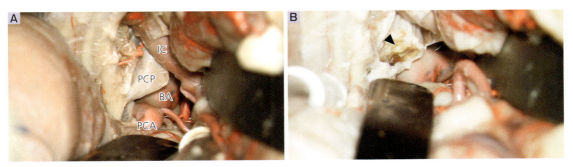

■図9 硬膜内操作（retro-carotid space へのアプローチ）（続き）
A：内頚動脈（IC）を内上方に牽引して retro-carotid space から interpeduncular space を観察する．
B：後床突起（PCP）が視野の邪魔になるなら，これを削除して（矢頭），後頭蓋窩上方部の視野を得る．BA：basilar artery，PCA：posterior cerebral artery

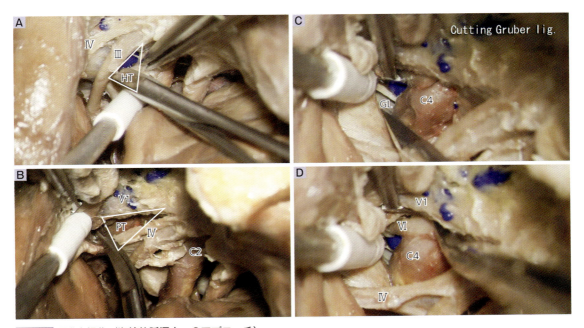

■図10 硬膜内操作（海綿静脈洞内へのアプローチ）
A：動眼神経（Ⅲ）内側から Hakuba's triangle（HT）の開放．
B：滑車神経（Ⅳ）と三叉神経第一枝（V1）の間の Parkinson's triangle（PT）の開放．
C：Parkinson's triangle から内頚動脈海綿静脈洞部（C4）と Grüber ligament が確認できる．
D：Parkinson's triangle から外転神経（Ⅵ）が確認できる．

動画3

動脈の C4，C4-C5 移行部，外転神経，petro-sphenoidal ligament（Grüber 靭帯）などの海綿静脈洞内の構造物を確認できる 図10CD （動画3：Ⅱ-B）．

動画3　http://www.chugaiigaku.jp/images/movie/cad_sb/2220_mori_3.mp4

Ⅱ. Middle skull base

▪文献

1) Dolenc VV. A combined epi-and subdural direct approach to carotid-ophthalmic artery aneurysms. J Neurosurg. 1985; 62: 667-72.

2) Dolenc VV. Elements of the epidural approach to the parasellar space and adjacent regions in the central skull base. In: Dolenc VV, editor. Microsurgical Anatomy and Surgery of the Central Skull Base. Wien: Springer-Verlag; 2003. p.51-72.

3) Day JD, Giannotta SL, Fukushima T. Extradural temporopolar approach to lesions of the upper basilar artery and infrachiasmatic region. J Neurosurg. 1994; 81: 230-5.

4) 森　健太郎. Orbitozygomatic approachとextradural temporopolar approach—手術の工夫—. 脳神経外科ジャーナル. 2014; 23: 785-93.

〈森　健太郎〉

Ⅱ. Middle skull base

3 Pericavernous sinus approach

　これまで，エキスパートによる積極的な頭蓋底病変へのアプローチとその発展により，海綿静脈洞部の疾患に対してもさまざまな工夫が凝らされた直達手術がチャレンジされてきた．一般的には脳動脈瘤においては，進行する視機能障害や眼球運動障害，三叉神経痛などのいわゆる海綿静脈洞症候群を呈している症候性のものや頭蓋内にも一部ドームが顔を出し，将来くも膜下出血をきたす可能性のあるものなどに限られると考えられているが，近年の血管内手術の発達により直達手術を要する症例は減少傾向にある．腫瘍においてもガンマナイフやサイバーナイフでのコントロールが比較的良好な症例が多いことから，無症候性であれば後遺症を残さない範囲での摘出にとどめるべきだと考えられている．よって海綿静脈洞そのものに攻め入る手術は日常的に経験する機会が少なくなっているが，その基本的解剖構造を熟知していなくては不十分な手術で終わり，後遺症だけを残してしまうことになる．ここでは，われわれ脳神経外科医がマスターすべき手術手技の1つである海綿静脈洞近傍への進入経路である「triangles」について，実際の手術症例とカダバーによるビデオを用いて記述したい．

1）手術ビデオ（動画1〜4）
　　症例1：頭蓋咽頭腫（動画1）
　　症例2：脳底動脈先端部動脈瘤（動画2）
　　症例3：髄膜腫（動画3）
　　症例4：閉創（動画4）

2）カダバービデオ（動画5）
　　Orbitozygomatic craniotomy and peri and cavernous sinus exposure

動画1

動画2

動画3

動画4

動画1　http://www.chugaiigaku.jp/images/movie/cad_sb/2310_sameshima_1.mp4
動画2　http://www.chugaiigaku.jp/images/movie/cad_sb/2310_sameshima_2.mp4
動画3　http://www.chugaiigaku.jp/images/movie/cad_sb/2310_sameshima_3.mp4
動画4　http://www.chugaiigaku.jp/images/movie/cad_sb/2310_sameshima_4.mp4
動画5　http://www.chugaiigaku.jp/images/movie/cad_sb/2310_sameshima_5.mp4

Ⅱ. Middle skull base

■ 海綿静脈洞の基本解剖

　海綿静脈洞の概念については，約 200 年以上も前から論議されており，バリエーションも多いとされている．詳しい膜構造については他書を参照していただくが，要約するとトルコ鞍の両外側において anterior fossa, middle fossa, sphenoid ridge および petroclival ridge に囲まれた部位に位置し，固有硬膜と脳神経を包む神経鞘（inner reticular layer）の 2 層構造からなる外側膜と，骨膜（periosteal layer）からなる内側膜に囲まれた dural fold（硬膜の折り畳み）より形成され，この中に内頚動脈，静脈路（venous plexus との説が有力），第 3, 4, 5, 6 脳神経が走行している．外転神経は Dorello's canal から入り cavernous sinus の後方 venous confluence 内を走行して Grüber's ligament と交叉してからは内頚動脈の外側で沿うように前方に走行し，海綿静脈洞前半部では三叉神経第一枝の裏側に密着して走行している 図1 ．

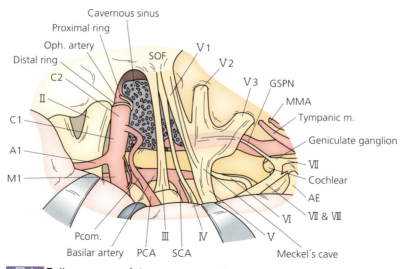

図1 Full exposure of the cavernous sinus area
（Fukushima T, et al. In: Sameshima T, editor. Manual of Skull Base Dissection. 2nd ed. Raleigh: AF-Neurovideo; 2004[3]）

■ 海綿静脈洞へのアプローチ（cavernous sinus triangles）（動画5）

　海綿静脈洞における surgical anatomy については，Dolenc が 1989 年に parasellar, middle cranial fossa, paraclival の 3 つの subregion と 10 の triangles に分類している[1]．これに Hakuba's triangle（medial triangle）[2] と Day, Fukushima らの premeatal および postmeatal triangle[3] を加えた計 13 種の triangles を 図2 に示す．

3. Pericavernous sinus approach

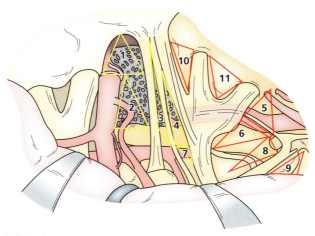

図2 Cavernous sinus triangles
(Fukushima T, et al. In: Sameshima T, editor. Manual of Skull Base Dissection. 2nd ed. Raleigh: AF-Neurovideo; 2004[3])

1. Anteromedial triangle（Dolenc's triangle）
視神経の外側縁，上眼窩裂の内側壁，内頚動脈の dural ring に囲まれた領域．前床突起を切除して C2-3 segment の領域の動脈瘤（proximal internal carotid, paraclinoid, infraclinoid, ophthalmic aneurysms など）や，視神経周囲や蝶形骨内側縁の髄膜腫，頭蓋咽頭腫などがよい適応症例になる．

2. Medial triangle（Hakuba's triangle）
内頚動脈外側縁，後床突起，porus oculomotorius に囲まれた領域．C4 segment の動脈瘤や CCF，海綿静脈洞内の腫瘍，側方進展した頭蓋咽頭腫などがよい適応症例になる．

3. Paramedial or superior triangle
動眼神経，滑車神経，中頭蓋窩と後頭蓋窩の移行部（テント縁）に囲まれた領域．C4-5 junction および meningohypophyseal trunk にアプローチできる．

4. Lateral triangle（Parkinson's triangle）
滑車神経，三叉神経第一枝，鞍背と斜台の slope に囲まれた領域．Meningohypophyseal trunk, ascending C5 segment にアプローチできる．

5. Posterolateral triangle（Glasscock, Paullus）
卵円孔の後端もしくは棘孔，三叉神経第三枝の後縁，GSPN，蝸牛（または arcuate eminence）に囲まれた領域．C6 segment（椎体骨内水平部内頚動脈）の確保，skull base bypass（C6 petrous carotid to C3 bypass）など．

6. Posteromedial triangle（Kawase's triangle）
Porus trigeminus, 蝸牛，GSPN，三叉神経第三枝に囲まれた領域．Anterior transpetrosal-transtentorial approach, Meckel's cave 周囲の腫瘍，petroclival meningioma, 斜台部から上部脳幹前面の腫瘍，basilar artery の動脈瘤などで硬膜外で骨削開を要する部位．Spinal drainage tube を留置して適時髄

Ⅱ．Middle skull base

液を排出するとやりやすい．Foramen ovale をドリリングして開放しておくと
三叉神経第三枝をより前方に移動しうるので，さらに広いワーキングスペースが
確保できる．ときに C6 segment（椎体骨内水平部内頚動脈）が骨に被われず，す
でに顔を出していることがある．

7. Inferomedial or posteroinferior triangle

Dorello's canal，後床突起，三叉神経内側縁，滑車神経に囲まれた領域．Pet-
roclival ligament から petrosphenoidal ligament（Grüber's ligament）を経
由して Dorello's canal 近傍にアプローチできる．

8. Premeatal triangle（Day, Fukushima）

内耳道の前方で carotid genu，geniculate ganglion（GG），蝸牛，petrous
ridge に囲まれた領域．Middle fossa approach での骨削開を要する部位である
が，聴力を温存する場合は蝸牛をダメージしないよう注意．通常，GG から 5 mm
内側に離せば安全と言われている．また，内耳道は GG 側が浅くなっているので，
不用意にドリルを行うと硬膜を破り近接する顔面神経をダメージしてしまう可能
性があるので注意を要する．

9. Postmeatal triangle（Day, Fukushima）

内耳道の後方で geniculate ganglion，arcuate eminence（superior semi-
circular canal），petrous ridge に囲まれた領域．同様に middle fossa ap-
proach での骨削開を行う領域．通常，petrous ridge に脳ベラをひっかけてドリ
リングを行うとやりやすい．ときに arcuate eminence が平坦でわかりづらいこ
とがあり，superior semicircular canal に注意を要する（術前 CT で確認して
おくとよい）．

10. Anterolateral triangle（Mullan's triangle）

三叉神経第一枝（superior orbital fissure の外側縁）と第二枝（foramen
rotundum）に囲まれた領域．Superior orbital vein，前外側に進展した海綿静
脈洞内腫瘍などが適応症例になる．

11. Far lateral triangle（lateral loop）

三叉神経第二枝と第三枝に囲まれた領域．外側に進展した海綿静脈洞内腫瘍や
infratemporal fossa に浸潤した腫瘍など．この部位の骨削開を行うと深部に
sphenoid sinus，vidian nerve，infratemporal Eustachian tube がみえてく
る．また，より外側をドリリングして，high flow bypass に用いる graft を通す
スペースを確保することができる．

12. Inferolateral triangle（trigeminal triangle）

後頭蓋窩において，滑車神経のテント進入部位，Dorello's canal，petrosal
vein の superior petrosal sinus 流入部に囲まれた部位．この三角形の中央に三
叉神経の入孔部 Meckel's cave，meningohypophyseal trunk のテント枝が位
置する．

13. Oculomotor trigone

前床突起と petrous apex を結ぶ anterior petroclinoid fold，後床突起と pe-

130

trous apex 間の posterior petroclinoid fold，前床突起と後床突起を結ぶ interclinoid fold により形成される．この三角形内に動眼神経と滑車神経が入孔する．

14. Carotid trigone

頚動脈孔 carotid canal の内面硬膜 endosteal dura と前床突起，後床突起に囲まれた領域．

これらの「triangles」は，海綿静脈洞内に最小限の侵襲でアプローチするために考案されてきたものである．脳神経そのものにダメージを与えないことは言うまでもないが，栄養血管の温存にも細心の注意を払わなければならない．特に C4 segment から分枝する inferolateral trunk は海綿静脈洞部脳神経に栄養しているので，その解剖には熟知しておくべきである．

■ Peri and cavernous sinus approach

1. 開頭および硬膜外からのアプローチ（動画 1, 5）

海綿静脈洞部病変に対する手術は基本的には「look down」のアプローチとなるため，必ずしも orbito-zygomatic（OZ）osteotomy は必要でないこともあるが，病変が第三脳室方向に高く進展している場合は，適宜 OZ approach を追加して，「look up」できるようにしておく．いずれにしても硬膜外で適切な骨削開を加えておくことが，広くて浅い術野を作る一番重要なポイントとなる．大きめのサイズのダイアモンドドリルバーで中頭蓋窩底部をフラットにしておき，側頭筋が顕微鏡使用時の視野の邪魔にならないように下方に牽引しておく．次に orbita の上壁をフラットにするか unroofing を行い，meningo-orbital band を切離して上眼窩裂側から dura propria を Meckel's cave 近傍まで挙上しておき，

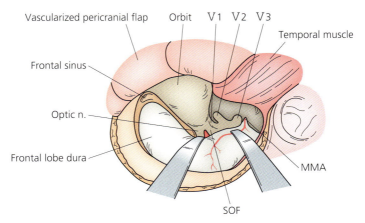

図3 海綿静脈洞病変に対する orbito-zygomatic osteotomy と硬膜外操作
(Fukushima T, et al. In: Sameshima T, editor. Manual of Skull Base Dissection. 2nd ed. Raleigh: AF-Neurovideo; 2004[3])

Ⅱ. Middle skull base

前床突起の切除を行う 図3．ドリルを使用する際の注意点であるが，できるだけ大きめのバーを選択すべきと考える．なぜなら小さいサイズのバーを選択すると先端にかかる力が強くなり，穿通力が増して，かえって危険だからである．大きめのバーで舐めるように均等に力を加えて drilling を行うとスリップしたりキックしたりせず安全に骨削開が行える．また periorbita を損傷すると眼窩内脂肪が術野の邪魔をするので，できるだけ損傷しないテクニックを身につけるべきである．万が一損傷した場合は，薄く切った Gelform® を periorbita の損傷部位に脂肪ごと軽く押し込んでおく．

2. 海綿静脈洞上壁からのアプローチ（前床突起の削除と海綿静脈洞上前壁の開放）（動画 1，2，5）

筆者は，通常，硬膜外から前床突起の削除を行っているが，巨大脳動脈瘤の場合は硬膜内外よりドームとの位置関係を確認しつつ切除した方が安全である．まず，2〜3 mm 程度のドリルバーで前床突起の中抜きをし（egg shelling technique），内側の視神経鞘，optic strut，下方の carotid siphone（C3），外側の carotico-oculomotor membrane からマイクロ剝離子で慎重に剝離して最後は microalligator forceps で切除している．ときに sonopet も有用であるが，先端チップの下面で硬膜を損傷してしまうことがあるので，Bemsheet® などで保護しておく．この carotico-oculomotor membrane は，いわゆる inner reticular membrane＝true cavernous sinus membrane であり（proximal dural ring につながっている），前床突起の削除時の静脈性出血をみることがあるが，Surgicel® や fibrin glue を含ませた Gelform® でパッキングを行うと容易に止血できる．

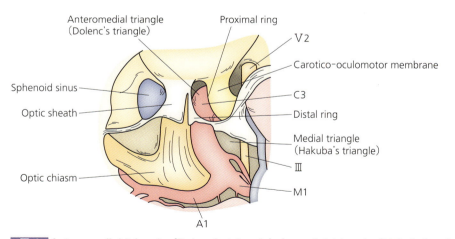

図4 Anteromedial triangle（Dolenc's triangle）と medial triangle（Hakuba's triangle）
(Fukushima T, et al. In: Sameshima T, editor. Manual of Skull Base Dissection. 2nd ed. Raleigh: AF-Neurovideo; 2004[3])
前床突起を切除し，視神経鞘を縦に切開し，distal dural ring も外側方向に一部切開して anteromedial triangle（Dolenc's triangle）を開放し，medial triangle（Hakuba's triangle）上壁を露出したところ．

3. Pericavernous sinus approach

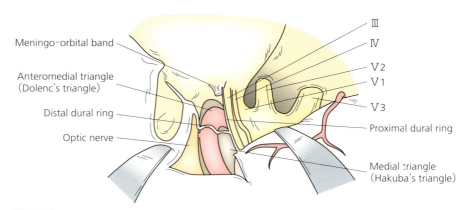

図5 Distal dural ring と porus oculomotorius の開放
(Fukushima T, et al. In: Sameshima T, editor. Manual of Skull Base Dissection. 2nd ed. Raleigh: AF-Neurovideo; 2004[3])
Distal dural ring を切開し porus oculomotorius を開放して medial triangle（Hakuba's triangle）を開放したところ．Meckel's cave 近傍まで dura propria を十分に剥離挙上しておく必要がある．

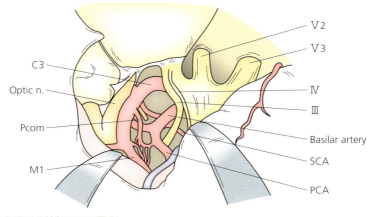

図6 脳底動脈分岐部周囲の露出
(Fukushima T, et al. In: Sameshima T, editor. Manual of Skull Base Dissection. 2nd ed. Raleigh: AF-Neurovideo; 2004[3])
Sylvian fissure, porus oculomotorius, distal dural ring を完全に開放し，tentorial edge を内頚動脈と動眼神経の間で外側に牽引．さらに内頚動脈と視神経は内側に牽引し，後床突起を削除し，Liliequist membrane を開放すると脳底動脈分岐部周辺が広く観察できる．

前床突起を削除した後の硬膜および視神経鞘の切開は視神経外側に沿って縦に行うと視神経の可動性が増し，distal ring を外側に向かって開放しやすくなる．これで anteromedial triangle（Dolenc's triangle）と medial triangle（Hakuba's triangle）上壁が確認できる 図4 ．Distal dural ring をさらに外側まで切開し，porus oculomotorius 内側を開放すると medial triangle（Hakuba's triangle）に到達できる 図5 ．さらに sylvian fissure, porus oculomotorius, distal dural ring を開放して，tentorial edge を内頚動脈と動眼神経の間で外側に牽引，さらに後床突起を削除し，Liliequist membrane を開放すると脳底動脈分岐部周

II. Middle skull base

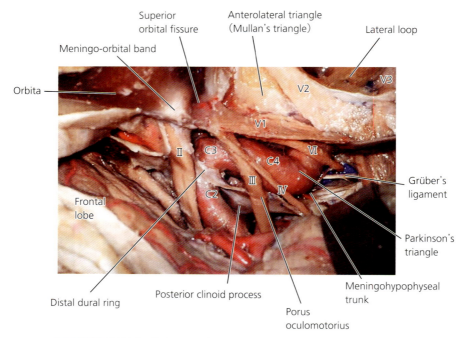

図7 海綿静脈洞外側壁（カダバー写真）
(Fukushima T, et al. In: Sameshia T, editor. Manual of Skull Base Dissection. 2nd ed. Raleigh: AF-Neurovideo; 2004[3])
滑車神経，三叉神経第一枝，鞍背と斜台に囲まれた Parkinson's triangle を露出．その三角の中に内頚動脈 C4 segment, C5 segment, menigohypophyseal trunk，三叉神経の裏側に外転神経がみえる．

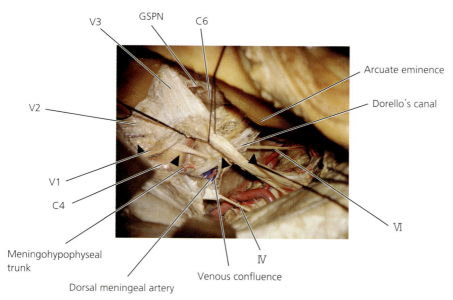

図8 Parkinson's triangle の後方で Meckel's cave を開放して三叉神経を外側に移動させ，inferomedial (posteroinferior) triangle を開放して Dorello's canal 近傍の外転神経（矢頭）の走行を観察（カダバー写真）

3. Pericavernous sinus approach

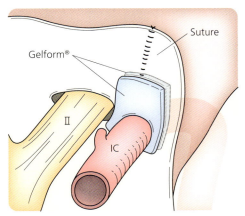

図9 Distal dural ring, 視神経鞘の切開部に fibrin glue を染みこませた Gelform®で硬膜内外からサンドイッチ状に挟み込む.
（鮫島哲朗, 他. 日本内分泌学会雑誌. 2010; 86: 81-2[4]）

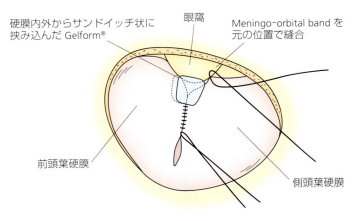

図10 硬膜全体の閉創

辺の広い視野が得られる 図6 .

3. 海綿静脈洞外側壁からのアプローチ（動画3, 5）

　顕微鏡を外側に振り, 海綿静脈洞の外側壁を構成する inner reticular layer を剥離して Parkinson's triangle を開放すると, その深部に内頚動脈 C4 segment, ascending C5, meningohypophyseal trunk および三叉神経第一枝の裏側に外転神経が確認できる 図7 . さらにその後方 inferomedial（posteroinferior）triangle を開放すると Meckel's cave の前下方で Dorello's canal 近傍の外転神経の走行が観察できる 図8 . 外転神経は, Umansky によって subarachnoid, petroclival, intracavernous の3つの segement に分けられており, Dorello's canal, Grüber's ligament, C4-5 移行部で大きく屈曲しているのがわかる（ 図8 矢頭）.

135

Ⅱ．Middle skull base

　第3，4，5脳神経は海綿静脈洞の外側壁（固有硬膜）の直下を走行しているので（特に上眼窩裂に近い部位），止血の際にむやみに電気凝固を使用すると術後に脳神経麻痺を生じてしまうことがあり注意を要する．海綿静脈洞からの静脈性出血は，ときに噴出することがあるが，あわてずに頭部（もしくは背板）を挙上してもらい，Surgicel®（酸化セルロース）や fibrin glue を含ませた Gelform® などでパッキングすると比較的簡単に止血を行うことができる．また，これらの止血剤を詰め込みすぎないようにする．

4. 閉創（動画4）

　Anteromedial triangle（Dolenc's triangle）を開放して手術を行った後，切開した視神経鞘や distal dural ring は直接の硬膜縫合が困難であるために，fibrin glue の thrombin 液を染みこませた Gelform® を硬膜内外からサンドイッチ状に挟み込み，最後に fibrinogen 液を滴下する方法を行っている．また，その際に meningo-orbital band を元の位置に縫合し，temporal tip 側の dead space を極力なくしておくことも重要である．その後，硬膜を watertight に縫合し，閉創している（ 図9 　 図10 ）[4]．

- **文献**

1) Dolenc VV. Anatomy of the cavernous sinus. In: Anatomy and Surgery of the Cavernous Sinus. New York: Springer-Verlag; 1989.
2) 白馬　明．海綿静脈洞部内頚動脈瘤の直達手術．Neurosurgeons. 1989; 8: 222-9.
3) Fukushima T, Sameshima T. Cavernous sinus approach. In: Sameshima T, editor. Manual of Skull Base Dissection. 2nd ed. Raleigh: AF-Neurovideo; 2004.
4) 鮫島哲朗，谷川緑野，他．頭蓋咽頭腫に対する手術アプローチと髄液漏防止の工夫．日本内分泌学会雑誌．2010; 86: 81-2.
5) 鮫島哲朗．海綿静脈洞の基本解剖 "Triangles". In: 塩川芳昭, 担当編集. 傍鞍部病変の手術（NS NOW 15）．東京：メジカルビュー社；2011. p.14-23.

〈鮫島哲朗〉

Ⅱ. Middle skull base

4 Anterior petrosal approach
1）手術

Anterior petrosal approach（APA）は，Kawase らにより開発された，中頭蓋窩から，錐体骨先端部を削除し，錐体斜台部に到達する術式である[1-3]．Kanzaki，Shiobara らにより開発された，主に前庭神経鞘腫に対して行っていた，extended middle cranial fossa approach に[4,5]，錐体骨先端部の削除，いわゆる anterior petrosectomy を追加することで，脳底動脈本幹の動脈瘤の clipping を行ったことに始まり，錐体斜台部髄膜腫に対して，選択的に anterior petrosectomy を行うことで，摘出するようになり，現在の APA の原型が完成した．基本は，epi-and subdural subtemporal approach に，anterior petrosectomy と上錐体静脈洞の切断，天幕の離断を行うことで，中頭蓋窩から天幕下，いわゆる錐体斜台部へ到達する術式である．本稿では，必要な知識，術前検査，術式，限界と pitfall などについて解説する．

■ 適応

本法では，錐体骨内にある，迷路，内耳道，頚動脈管，顔面神経管などを温存する．Anterior petrosectomy の範囲は，後方は内耳道前壁，上壁を開放し，錐体骨縁は，内耳道の約 1 cm 後方まで，内耳道前方の下方は，おおよそ頚静脈結節の頂上のレベル，前方は三叉神経圧痕の後半部である．Meckel 腔下壁を開放すれば，三叉神経根から三叉神経節の全貌が，ほとんど脳を圧排することなく，観察できる．橋前面側面の上半部，斜台中部・上部が術野に入るが，下限は，頚静脈結節の頂点である．

したがって，錐体斜台部の髄外病変，橋上前半部の髄内病変が本法の適応となる．錐体斜台部髄膜腫，神経根・神経節から発生する三叉神経鞘腫，類上皮腫などの髄外腫瘍，橋上前半部の海綿状血管腫などの髄内病変，脳底動脈本幹部の動脈瘤などが本法の適応となる[1-3,6-8]．髄膜腫の場合，硬膜に付着していることから，本術式で，全摘可能かどうかは，術前に MRI で把握する必要がある．錐体斜台部髄膜腫に対する本法の利点の 1 つ，栄養血管の処理が挙げられる．中硬膜動脈の錐体枝，内頚動脈の meningohypophyseal trunk から分岐する，天幕動脈，背側硬膜動脈が，この部位の髄膜腫の栄養血管となっていることが多いが，本法では中硬膜動脈からの栄養血管は，アプローチの途中で，内頚動脈からの栄養血管は，腫瘍摘出早期に遮断できる．また，髄膜腫や類上皮腫などでは，天幕上進展

Ⅱ．Middle skull base

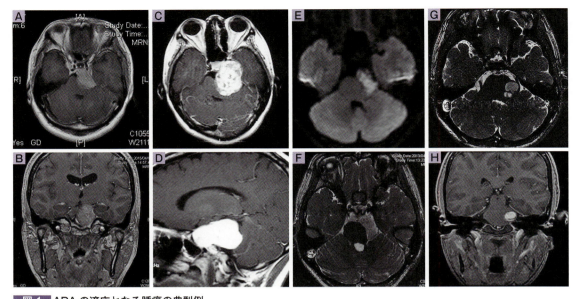

図1 APAの適応となる腫瘍の典型例
A, B：錐体斜台部髄膜腫，C, D：三叉神経鞘腫（MP type），E, F：錐体斜台部類上皮腫，G, H：橋海綿状血管腫

を認める症例もあり，天幕上下の腫瘍を1つのアプローチで摘出できる利点もある．髄膜腫で，天幕，錐体骨先端部後面の硬膜に付着している場合には，付着部の摘出も容易であり，根治性の面でも利点がある場合がある．

われわれは三叉神経鞘腫の発育様式の分類を行ったが，神経根から発生し後頭蓋窩に限局するP typeに対しても，本法の適応である．このタイプは，外側後頭下開頭でも摘出可能であるが，静脈の還流パターンなど，特に本法の支障となるものがなければ，三叉神経根，Meckel腔の観察に優れている[7,8]．

APAの適応となる腫瘍の典型例を 図1 に示した．

■ 必要な知識

本法に限ってということではないが，本法を安全に行うために，必要な知識を解説する．

大錐体神経は本法の重要なlandmarkである．大錐体神経は，錐体骨内で，顔面神経膝神経節から分岐し，大錐体神経孔を出て，中頭蓋底に至り，大錐体神経溝を走行し，破裂溝に至る．末梢神経は，脳・脊髄から出てくも膜下腔を走行し，硬膜を貫通するが，その際，骨膜硬膜と固有硬膜の2葉からなる硬膜のうち，固有硬膜に連続する神経上膜に覆われる．中頭蓋底に出た大錐体神経は，神経上膜に覆われたまま，中頭蓋底の硬膜，正確には骨膜硬膜の中を走行する[9]． 図2 にその組織像を示す．Surgical anatomyは重要であるが，histologyの知識も，きわめて重要である．

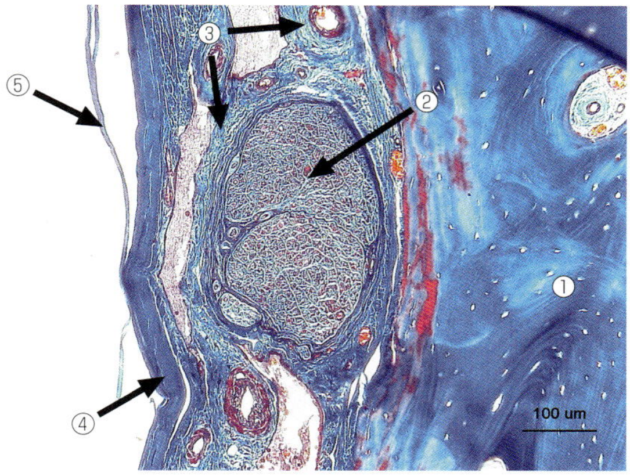

4. Anterior petrosal approach　1）手術

図2 大錐体神経近傍の組織像
①: 中頭蓋底の骨. ②: 大錐体神経. Epineurium に覆われている. ③: 骨膜性硬膜. この中を, 大錐体神経, 動脈, 静脈が走行している. ④: 固有硬膜. ⑤: くも膜.

　錐体骨内の構造物の理解は, 本法には必須である. 内耳道, 顔面神経, 蝸牛, 頚動脈管の位置を理解しておく.

　本法では, 三叉神経を必ず触ることになる. Trigeminocardiac reflex は, 三叉神経を入力, 迷走神経出力とする反射で, 徐脈, ときには, 心停止をきたす. 三叉神経の操作を行う際に, ときどきみられる. 通常, 手術操作を中断すればすぐに回復するが, まれに, 回復せず, 硫酸アトロピンの投与を必要とすることもあるといわれている[10].

■ 術前検査

　病変の部位診断, 血管系, 錐体骨の内部構造の把握が必須である.

1. CT

　CT では, 主に骨の状況を把握する. 錐体骨の解剖は, **図3** に示すように骨条件の CT がわかりやすい. 乳突蜂巣の発達具合, 錐体骨先端部の含気の有無も確認する. 開頭縁や, 錐体骨先端部の削除に際して, air cell が開放される場合は, 術後の髄液漏予防処置が必要である. 頚動脈管, 顔面神経管の走行, 内耳道の位置を確認する. 髄膜腫では, 錐体骨先端部に hyperostosis がみられることもある. Meckel 腔の腫瘍では, 三叉神経圧痕の拡大や, 錐体骨先端部の破壊がみられることもある.

　腫瘍の局在, 進展様式も, 単純, 造影の CT で把握できるが, 頭蓋骨の artifact があること, 解像度の面では, MRI に劣る.

2. MRI

　MRI では, 腫瘍の局在, 進展様式を確認する. 内耳道, 頚静脈結節との位置関

II. Middle skull base

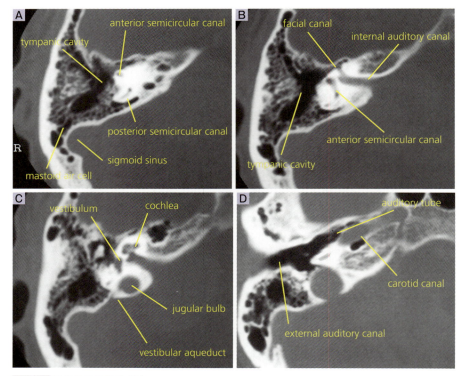

図3 錐体骨の骨条件CT
A: 内耳道より上方．前半規管の中頭蓋底への隆起が弓状隆起（arcuate eminence）であるが，個人差がある．
B: 内耳道体に連続する顔面神経管（facial canal）が明瞭に把握できる．膝神経節で分岐する大錐体神経は，APAの重要なlandmarkである．膝神経節は，中頭蓋底の表面直下に存在することがわかる．
C: APAは，聴力を温存する術式であるが，錐体骨削除部の直下には，蝸牛（cochlea）が存在する．中頭蓋底で大錐体神経裂を走行する大錐体神経を温存し，可視範囲でanterior petrosectomyを行えば，蝸牛を損傷することはない．
D: 頸動脈管（carotid canal）も大錐体神経に並行して走行している．蝸牛と異なり頸動脈管は走行に個人差があり，ときに中頭蓋底に露出していることもあるので，術前の画像確認が必要である．

係，腫瘍の下縁の高さなど，本法の術野の限界との関連を把握する．腫瘍の形状のみではなく，脳神経，血管との把握も重要である．

3. Angiography

血管の情報は，従来のDSA，MRA，MRV，3DCTAなどで得られ，それぞれ利点がある．DSAは解像度，時間分解能で優れるが，腫瘍や骨，脳などの周辺組織との位置関係の把握は困難である．MRA & V，3DCTAは，解像度は同程度と思われるが，CTでは，骨と血管の関係が明瞭に把握でき，MRA & Vでは，元画像などで脳や神経との関係がより明瞭に把握できる．

本法では，それぞれのステップで，血管情報が必要である．静脈の情報としては，中大脳静脈（sylvian vein）の走行，側頭葉後頭葉下面から天幕，上錐体静

脈洞へ還流する静脈，上錐体静脈洞，錐体静脈など開存，走行などを把握する．中大脳静脈の還流にはさまざまな variation があり，静脈還流障害を防ぐ工夫が必要な場合もある．動脈の情報としては，主に栄養血管の部位，走行を把握する．

■ 手術手技

1．体位，皮切・開頭

体位は，supine lateral position で，頭部を待横向きに固定する．天幕上の高い部位を見上げる必要がある場合はやや vertex down とする．

本法は，天幕下錐体斜台部へアプローチであるが，subtemporal approach でもある．したがって，天幕上病変にも到達できる．内頚動脈近傍まで到達したい場合，天幕上病変が高位に至る場合は，前頭側頭開頭を行うが，天幕上病変の広がりが狭い場合は，側頭開頭で十分である．側頭開頭，前頭側頭開頭の場合の皮切線，開頭範囲を 図4 に示す．皮弁は，帽状腱膜下に剥離，閉創に備えて，耳介上部を基部とする深側頭筋膜の有形弁を作成する．頬骨弓後半部を露出，側頭筋は骨膜下に剥離，前方へ翻転する．側頭筋の剥離に際しては，骨膜を側頭筋側へ付けて損傷しないように剥離すること，中枢から末梢に向かって剥離することが重要である．側頭開頭の場合は 3 カ所，前頭側頭開頭の場合は 4 カ所，burr hole を穿つ．乳突上稜（supramastoid crest）が中頭蓋底の landmark である．Transverse-sigmoid sinus junction で静脈洞を損傷しないように注意する．開頭下縁を削除し中頭蓋底を露出するが，mastoid air cell が発達している場合は，開頭縁で，開放される場合がある．術中に人工髄液などが流れ込むと，中耳に至り，一過性ではあるが聴力障害をきたすことがある．一時的に bone wax を詰めるか，筋肉片を充填してフィブリン糊で固定する．広く開放された場合は，閉創時に，下腹部皮下脂肪を充填する．

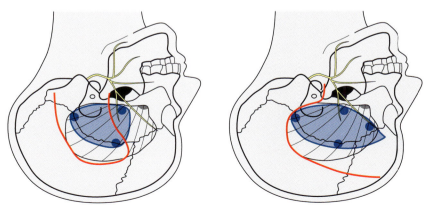

図4 皮膚切開線
側頭開頭（左）の場合と，前頭側頭開頭（右）の場合の皮膚切開線（赤線）を示す．

II. Middle skull base

閉塞性水頭症があり，硬膜の緊張が強い場合は，この時点で，三角部穿刺による，脳室ドレナージを行う．本法においては，髄液ドレナージは，硬膜外操作の時点では，脳挫傷を避けるためになるべく行わないようにしている．

2. 中頭蓋底の剥離

中頭蓋底の硬膜外剥離を行う．棘孔，卵円孔，正円孔，上眼窩裂は，通常 variation の少ない，landmark である．大錐体神経は，本法においてきわめて重要な landmark である．棘孔，卵円孔，正円孔，上眼窩裂の外側までの硬膜外剥離は，通常危険なものはない．まれに，太い板間静脈が，中頭蓋底で頭蓋内に戻っていることや，sphenopetrosal vein が途中から，硬膜内を走行していることもあるので，術前に確認しておく．骨を貫通し，硬膜に流入する動静脈がしばしば存在するが，それらは切断し，骨側は bone wax で，硬膜側は凝固止血する．

棘孔の外側へ至ると，小錐体神経が，棘孔に連続してみえる．その内側に大錐体神経がある．中頭蓋窩の硬膜外剥離に慣れれば，大錐体神経は，容易に肉眼的に同定される．しかしながら，大小錐体神経以外にも，硬膜が中頭蓋底の骨に強く癒着していることもあり，同定が困難な場合には，大錐体神経刺激による顔面神経の誘発筋電図をモニターすることにより，本神経の走行を同定することも可能である[11]．

大小錐体神経は，前述のごとく，中頭蓋底の硬膜内を走行していることから，interdural に鋭的に剥離し，中頭蓋底側へ温存する．その際，顔面神経膝神経節を牽引しないように，前方から後方へ向かって，マイクロメスで切開するかハサミで硬膜間を切開する．棘孔，卵円孔は，海綿静脈洞の外側部にあたり，通常，大錐体神経の剥離に際して，静脈性の出血が認められる．この出血は途中止めることはせず，脳保護綿で圧迫止血しておき，中硬膜動脈が確認されるまで，全長にわたり，大錐体神経を中頭蓋底硬膜から剥離してしまう．中硬膜動脈の周囲にも venous channel が発達していることが多いので，この静脈性の出血を簡単に止血するため，棘孔の外側部を削除し，棘孔内で，骨膜下に，静脈ごと中硬膜動脈を剥離し，凝固切断する．棘孔には，止血綿，bone wax を詰める．大錐体神経の前方内側から静脈性出血があるので，ここにピンポイントで止血綿を充填することで，通常止血される．卵円孔，正円孔周囲からの静脈性出血があれば，同様に止血綿で圧迫止血する．必要があれば，フィブリン糊も使用する．大錐体神経を完全に剥離することで，錐体骨先端部から，三叉神経圧痕後半部を展開できるようになる．内耳道の後方の錐体骨縁まで，十分に中頭蓋底を硬膜外に剥離する．図5 に，中頭蓋底の硬膜外剥離が終わった時点の術野を図示した．

3. Anterior petrosectomy

Anterior petrosectomy に際して，顔面神経，内頚動脈，蝸牛の損傷は絶対に避けなければならない．大錐体神経を温存することは，顔面神経膝神経節，頚動脈管，蝸牛の位置の推測のためにも重要である．大錐体神経の確認は，慣れれば

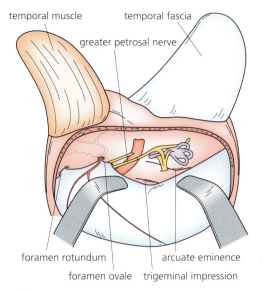

図5 中頭蓋底の硬膜外剥離終了時の術野

容易であるが，自信がなければ，顔面神経の誘発筋電図で確認することも有用である．膝神経節は，大錐体神経孔の後方内側，かなり浅い部分にある．通常，大錐体神経を残しておけば，蝸牛は術野に出ない．頚動脈管もあまり露出されることはないが，ときに内頚動脈間の上壁の骨がない場合や，三叉神経圧痕の外側で，開放される場合もある．錐体骨削除は，大錐体神経の内側ギリギリから始め，大錐体神経孔の後方では，内側へカーブして，錐体骨縁に至る．脳ベラを固定するために，錐体骨縁の削除は最後にする．内耳道の前壁から，錐体骨先端部後面の硬膜を早めに露出することで，効率的な骨削除が可能となる．椎体骨後面の硬膜が露出した後は，硬膜面を広く露出するように，前方に向かって，三叉神経圧痕の削除を行う．次いで，内耳道上壁を開放し，さらに内耳道後方の錐体骨縁を削除する．最後に，錐体骨先端部から三叉神経圧痕を削除する．蝸牛や，膝神経節は，露出する必要はなく，錐体骨後面の硬膜をなるべく下方まで，広く露出することが大切である．

4. SPS，天幕離断

中頭蓋窩硬膜を上錐体静脈洞に向かって，T字に切開する．この際，側頭葉下面の静脈に注意する．ときに，皮質静脈が途中から硬膜に癒着していることがあるので，静脈を温存するように硬膜切開を行う．上錐体静脈洞に沿って，必要分硬膜を切開する．ついで，上錐体静脈洞下縁の錐体骨後面の硬膜を切開する．その際，petrosal vein の走行に注意する．この時点で可能であれば，硬膜切開を前方へ延長し，Meckel 腔下壁を開放する．この時点で，三叉神経根から三叉神経節まで露出する．髄膜腫瘍の場合は，腫瘍の後縁で，上錐体静脈洞を結紮切断

Ⅱ．Middle skull base

するが，天幕を切除する必要がない場合は，petrosal vein の前方で，結紮切断する．天幕基部で切断する場合には，内部に骨化を認めたり，海綿静脈洞の後端部が開放されたりすることもある．天幕縁では，くも膜下腔を走行する滑車神経を確認，その天幕入口部後縁で，天幕を離断する．錐体骨先端部の硬膜外からの切除は，十分でないこともあるので，天幕離断後に，骨削除を追加する．三叉神経圧痕前半部，錐体骨縁後方，内耳道前下方の削除を必要に応じて追加する．Meckel 腔の開放もこの時点で行った方が容易である．

この時点で，APA のアプローチは終了であり，あとは病変に応じた手術操作を行う．

図6 に，錐体斜台部髄膜腫摘出後の術野を示した．顔面神経，聴神経は，後下方へ偏位しており，直接は観察できないが，動眼神経，滑車神経，三叉神経，外転神経，脳底動脈本幹，橋などが観察される．

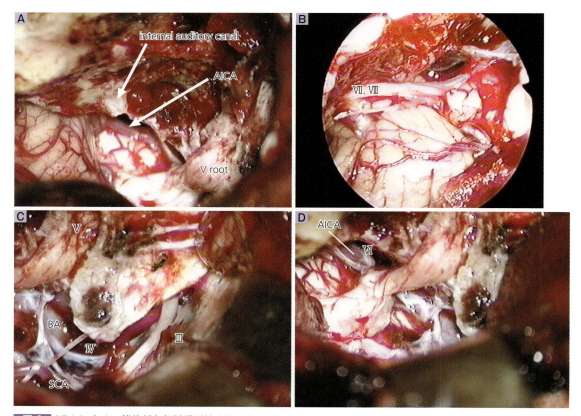

図6 APA による，錐体斜台部髄膜腫摘出後の術野
顔面神経，聴神経は後下方へ偏位しており，直接は観察できないので，内視鏡で観察した（B）．動眼神経，滑車神経，三叉神経，外転神経，脳底動脈本幹，橋などが観察される（A〜D）．AICA：後下小脳動脈（anterior inferior cerebellar artery），SCA：上小脳動脈（superior cerebellar artery），Ⅲ：動眼神経，Ⅳ：滑車神経，Ⅴ：三叉神経根，Ⅵ：外転神経，Ⅶ：顔面神経，Ⅷ：聴神経

5. 閉創

本法では硬膜の完全な閉鎖はできない．中頭蓋底硬膜は可能な限り縫合する．硬膜欠損部は，吸収性の人工物で覆い，フィブリン糊で固定する．錐体骨先端部に含気がある場合には，下腹部より採取した皮下脂肪を充填し，フィブリン糊で固定する．その上に，開頭時に作成した有茎筋膜弁を敷き込む．開頭縁で，含気蜂巣が広く開放された場合は，ここにも脂肪を充填，フィブリン糊で固定する．

硬膜下に空気が貯留しているので，硬膜に小切開を置き，人工髄液で置換する．硬膜の tenting を行った後，骨弁を固定，側頭開頭の場合は，そのまま閉創，前頭側頭開頭の場合は，皮下ドレーンを留置し閉創する．

含気蜂巣の閉鎖が不十分と思われる場合は，lumbar drainage を術後数日行う．

■ 補足1　中大脳静脈の還流パターンと温存の工夫

硬膜外剝離を行うことにより，中大脳静脈の還流障害をきたす場合がある．皮質静脈は，吻合静脈が発達していることが多く，1本の静脈閉塞は全く問題のない場合が多いが，ときに，重篤な静脈還流障害をきたす可能性も否定できない．術前の静脈還流パターンの解析と可能な限りの静脈温存に努めるべきである．

Sphenobasal vein に側副路がなく，卵円孔より外側で，側頭下窩へ還流する場合は，中頭蓋底の前半部は硬膜外剝離をせずに，後半部のみを硬膜外に剝離，錐体骨先端部を露出することも可能である[12, 13]．Sphenopetrosal vein が硬膜に付着しており，外側面が脆弱な場合には，硬膜下に入って，大錐体神経の内側で，錐体骨先端部を露出することもできる．いずれの場合も，硬膜外から，anterior petrosectomy を行う場合より，術野の展開は悪いが，このアプローチのメリットがある場合には，このような工夫も有用である[13]．

■ 補足2　内耳道上後方へ進展した髄膜腫への対応

本法では，通常，錐体骨縁は内耳道後方約1cmまでは容易に削除可能である．錐体斜台部の髄膜腫で，内耳道の後方へ上錐体静脈洞に沿って進展する症例にはしばしば遭遇する．このような症例で，Trautmann の三角を削除することで，あまり手間暇をかけず，腫瘍の後端に到達することができる[14]．

■ 手術症例提示

1. 三叉神経鞘腫（P type）（動画1）

右顔面痛と歩行障害で発症した33歳女性で，MPE分類のP typeの右三叉神経鞘腫と診断された．MRI，3DCTA画像を示す　図7　図8．中大脳静脈の

Ⅱ. Middle skull base

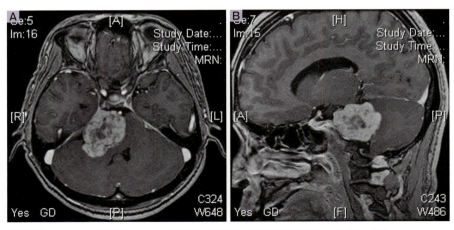

図7 三叉神経鞘腫（P type）症例の Gd 造影 MR 画像軸位（A），矢状断（B）

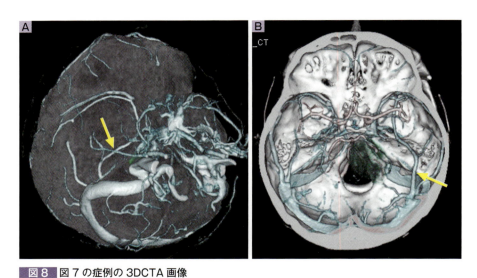

図8 図7の症例の 3DCTA 画像
右中大脳静脈が sphenopetrosal vein（矢印）となっている．

動画 1

還流は，sphenopetrosal vein であることから，標準的な APA の適応と判断し，摘出術を行った．

　側頭開頭を行った後，開頭下縁を中頭蓋底まで削除，硬膜外に中頭蓋底を剝離する．中頭蓋底には，棘孔，卵円孔，正円孔，上眼窩裂などがあり，大錐体神経も，重要な landmark である．外耳道の上方から，中頭蓋底を硬膜外に剝離していくと，細い血管が骨を貫通して硬膜に連続していることがあるが，棘孔までは，これらを切断，骨からの出血は bone wax，硬膜からの出血は凝固止血する．小錐体神経，そのすぐ内側の大錐体神経は，硬膜外から剝離していくと棘孔につながってみえる．中頭蓋底では，これらの神経は硬膜内を走行するため，いわゆる

動画 1　http://www.chugaiigaku.jp/images/movie/cad_sb/2410_yoshida_1.mp4

4. Anterior petrosal approach　1）手術

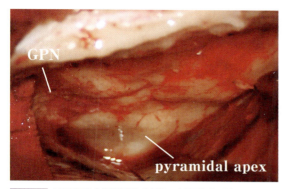

図9　中頭蓋窩を硬膜外に剥離，中硬膜動脈を切断，大錐体神経（GPN: greater petrosal nerve）を中頭蓋窩硬膜より切離，錐体骨先端部を露出

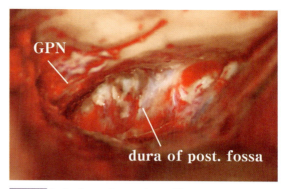

図10　Anterior petrosectomy 後
錐体骨先端部後面の硬膜が露出．post.：posterior

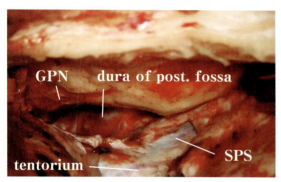

図11　中頭蓋窩硬膜を上錐体静脈洞（SPS: superior petrosal sinus）に向かってT字に切開

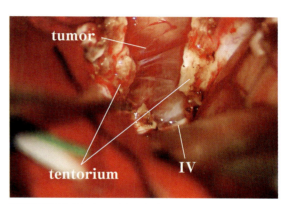

図12　天幕を切開，腫瘍と滑車神経を確認

interdural dissection を行えば，両神経を中頭蓋底硬膜から切離，温存できる．大小錐体神経を硬膜から切離したのち，棘孔の外側部を削除し，骨膜ごと，中硬膜動脈を剥離，棘孔内で凝固止血する．中硬膜動脈の周囲には，海綿静脈洞から流出する静脈路もあり，棘孔内で凝固止血することで，容易に静脈性の出血もコントロール可能である．棘孔には，止血綿，bone wax を充填する．大錐体神経の内側が，本法で削除する錐体骨先端部（Kawase の三角）である 図9 ．Anterior petrosectomy は，大錐体神経内側から始める．内耳道前壁・後壁を開放，前方では，三叉神経圧痕の後半部を削除する 図10 ．三叉神経鞘腫の場合は，硬膜を切除する必要はないので，上錐体静脈洞を結紮できる範囲の骨削除を行い，必要に応じて，天幕離断後に錐体骨削除を追加するのも一法である．

中頭蓋底硬膜を，上錐体静脈洞に向かって，T字に切開する 図11 ．上錐体静脈洞の下縁に沿って，後頭蓋窩硬膜も切開する．Petrosal vein の入口部の前方で，上錐体静脈洞を結紮切断する．天幕を離断する際には，後頭蓋窩くも膜を温存し，天幕縁で，滑車神経を確認，その天幕入口部の後方に向かって離断する

Ⅱ. Middle skull base

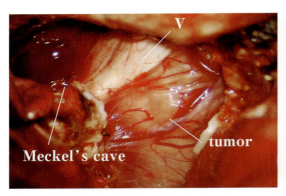

図13 三叉神経鞘腫の場合，発生母地の神経の正常神経束と腫瘍との境界が明瞭のことが多い

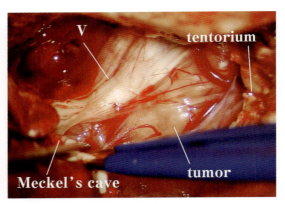

図14 Meckel 腔下壁を開放後

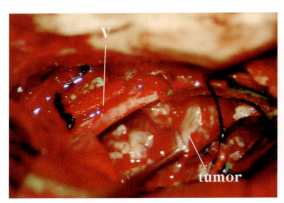

図15 腫瘍を正常三叉神経束から剝離，摘出中

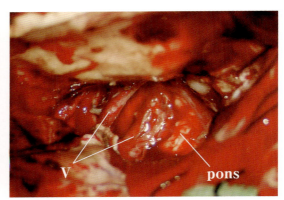

図16 腫瘍摘出後

図12．

　腫瘍と発生母地の三叉神経根が観察される 図13．上錐体静脈洞下方の後頭蓋窩硬膜の切開線を前方へ延長し，Meckel 腔下壁を開放する．腫瘍は，Meckel 腔内では，三叉神経に癒着しておらず，神経根から発生したと判断した 図14．三叉神経鞘腫の場合，本例のように一見，APA では全貌の観察が困難なようにみえても，原則付着しているのは三叉神経のみであり，三叉神経から術野外の後方，下方へ進展している．したがって，腫瘍を剝離摘出していくと，腫瘍は三叉神経の本来の位置に集約されてくる．また，三叉神経は非常に太い神経であり，その一部の神経線維束が腫瘍の発生母地であると判断されることから，ほとんどの症例で，正常神経束の大部分を温存して，腫瘍の全摘が可能である．本例も，正常三叉神経線維束と鋭的に剝離を行い，腫瘍の内減圧を行いつつ，周囲組織との剝離を行って，摘出を進めた 図15．最終的に，三叉神経根を温存，肉眼的に腫瘍を全摘した 図16．

4. Anterior petrosal approach　1）手術

2. 錐体斜台部髄膜腫（動画2）

頭痛精査で左錐体斜台部髄膜腫と診断された53歳の女性である．MRI，3DCTA画像を示す 図17 図18．腫瘍は傍鞍部，天幕上に進展している．上錐体静脈洞に沿って，後方へ進展しているが，内耳道後方1 cm以内である．付

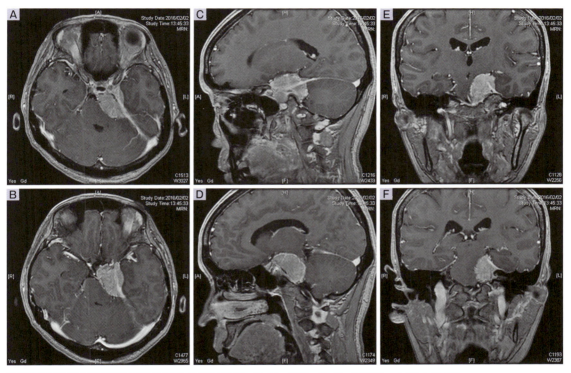

図17 錐体斜台部髄膜腫患者のMRI Gd造影画像（A, B：軸位，C, D：矢状断，E, F：冠状断）
腫瘍は天幕上に進展，前縁は，内頚動脈後縁である．上錐体静脈洞に沿って，後方に進展しているが，内耳道の後方約1 cmにとどまっている．腫瘍の下縁は，頚静脈結節を越えていない．

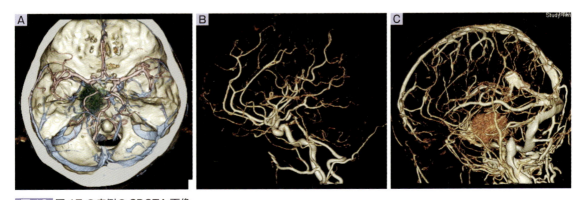

図18 図17の症例の3DCTA画像
中頭蓋底に発達した静脈はなく，腫瘍陰影は認めるが，それほど発達した栄養血管はないものと思われた．

Ⅱ. Middle skull base

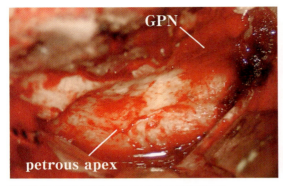

図19 中頭蓋底硬膜外に錐体骨先端部を露出
髄膜腫の場合はしばしば，骨を貫通し硬膜に流入する血管がところどころでみられる．

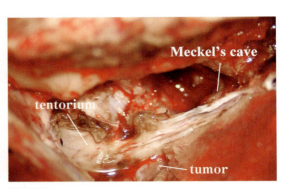

図20 中頭蓋底硬膜切開後
腫瘍の天幕上進展を認める．

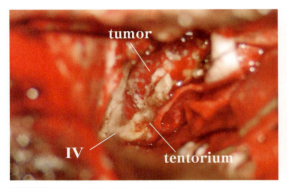

図21 天幕を離断，滑車神経を確認

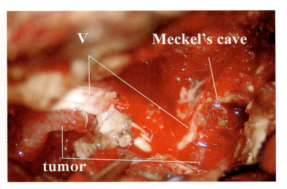

図22 Meckel腔下壁を開放，Meckel腔内の腫瘍を摘出

動画2

着部は斜台下部には及んでいない．本例は，APAで腫瘍の硬膜付着部が確認できる限界の症例である．この部位の髄膜腫は，dorsal meningeal artery, tentorial artery, 中硬膜動脈のpetrous branch, posterior meningeal arteryなど，錐体骨後面の硬膜を走行して腫瘍に入る栄養血管が認められる．APAでは，これらの栄養血管を，硬膜外，あるいは，腫瘍摘出早期に遮断できるという利点がある．

髄膜腫の場合，中頭蓋底の硬膜外剝離に際し，多くの骨を貫通して硬膜に流入する血管を認める．ときに中頭蓋底の骨表面に血管溝を認めることもある 図19 ．それらは，同様に切離，止血する．髄膜腫の場合は，錐体骨の削除は硬膜外で最大限に行った方がよい．付着部硬膜を露出することで，栄養血管の処理ができることと，付着部硬膜を可能な限り切除して，根治性を高めるためである．

本例では，中頭蓋窩硬膜を切開すると，天幕上に進展した腫瘍が確認できる 図20 ．天幕上下を同時に観察できるのも本法の利点である．髄膜腫の場合はまず腫瘍付着部の後縁で，上錐体静脈洞を結紮切断，腫瘍の後縁に沿って，天幕を

動画2　http://www.chugaiigaku.jp/images/movie/cad_sb/2410_yoshida_2.mp4

4. Anterior petrosal approach　1）手術

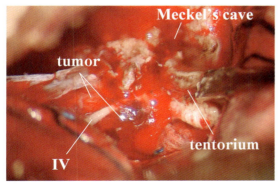

図23 腫瘍と天幕入口部でencaseされた滑車神経を剝離

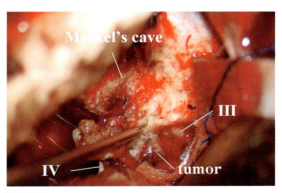

図24 天幕縁，腫瘍の前縁で動眼神経を確認

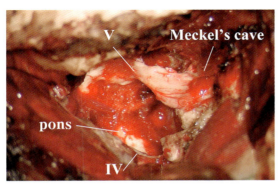

図25 腫瘍摘出後
脳神経はすべて温存された．

　　　　　離断，滑車神経を確認した 図21 ．
　　　　後頭蓋窩硬膜の切開を前方へ延長して，Meckel 腔下壁を開放する 図22 ．多くの場合，髄膜腫では三叉神経の内側で Meckel 腔に進展している．内頚動脈から分岐する dorsal meningeal artery は，滑車神経と三叉神経の間から腫瘍に流入していることが多い．Meckel 腔を開放したら，まず，腔内に進展した腫瘍を摘出，Meckel 腔内側壁に付着部硬膜を凝固することで栄養血管を遮断できる．Meckel 腔の上壁で再度，上錐体静脈洞を結紮して，滑車神経入口部の後縁に向かって天幕を凝固離断する．この操作で，天幕動脈は離断され，腫瘍の天幕付着部もかなりの部分が切除される．ついで，斜台上部の付着部から腫瘍を凝固切離すると，腫瘍への栄養血管のほとんどが処理された．
　　　　本例では，滑車神経が天幕入口部で，腫瘍に encase されていたが，幸いにも剝離可能であった 図23 ．この部位の髄膜腫の摘出に際しては，滑車神経の損傷はある程度覚悟しておく必要がある．
　　　　本例では，腫瘍が動眼神経の天幕入口部まで進展していた 図24 ．腫瘍の前縁で，動眼神経を確認，その後方の滑車神経を剝離温存した．

Ⅱ. Middle skull base

　本法ではこのように，栄養血管を早期に遮断しつつ，摘出が進められる利点がある．本例は，脳神経は形態的にすべて温存，腫瘍塊は全摘され 図25 ，Simpson's Grade 2 の摘出と判断した．

▪ 文献

1) Kawase T, Toya S, Shiobara R, et al. Transpetrosal approach for aneurysms of the lower basilar artery. J Neurosurg. 1985; 63: 857-61.

2) Kawase T, Shiobara R, Toya S. Anterior transpetrosal-transtentorial approach for sphenopetroclival meningiomas: surgical method and results in 10 patients. Neurosurgery. 1991; 28: 869-75.

3) Kawase T, Shiobara R, Toya S. Middle fossa transpetrosal-transtentorial approaches for petroclival meningiomas. Selective pyramid resection and radicality. Acta Neurochir（Wien）. 1994; 129: 113-20.

4) Kanzaki J, Kawase T, Sano K, et al. A modified extended middle cranial fossa approach for acoustic tumors. Arch Otorhinolaryngol. 1977; 217: 119-21.

5) Shiobara R, Ohira T, Kanzaki J, et al. A modified extended middle cranial fossa approach for acoustic nerve tumors. Results of 125 operations. J Neurosurg. 1988; 68: 358-65.

6) Kawase T, Bertalanffy H, Otani M, et al. Surgical approaches for vertebro-basilar trunk aneurysms located in the midline. Acta Neurochir(Wien). 1996; 138: 402-10.

7) Yoshida K, Kawase T. Trigeminal neurinomas extending into multiple fossae: surgical methods and review of the literature. J Neurosurg. 1999; 91: 202-11.

8) Fukaya R, Yoshida K, Ohira T, et al. Trigeminal schwannomas: experience with 57 cases and a review of the literature. Neurosurg Rev. 2010; 34: 159-71.

9) Ichimura S, Yoshida K, Sutiono AB, et al. Greater petrosal nerve schwannomas-analysis of four cases and review of the literature. Neurosurg Rev. 2010; 33: 477-82.

10) Schaller B, Probst R, Strebel S, et al. Trigeminocardiac reflex during surgery in the cerebellopontine angle. J Neurosurg. 1999; 90: 215-20.

11) Tomio R, Akiyama T, Ohira T, et al. Usefulness of facial nerve monitoring for confirmation of greater superficial petrosal nerve in anterior transpetrosal approach. Acta Neurochir(Wien). 2014; 156: 1847-52.

12) Ichimura S, Yoshida K, Kagami H, et al. Epidural anterior petrosectomy with subdural visualization of sphenobasal vein via the anterior transpetrosal approach--technical case report. Neurosurg Rev. 2012; 35: 609-13.

13) Shibao S, Toda M, Orii M, et al. Various patterns of the middle cerebral vein and preservation of venous drainage during the anterior transpetrosal approach. J Neurosurg. 2016; 124: 432-9.

14) Shibao S, Borghei-Razavi H, Orii M, et al. Anterior Transpetrosal Approach Combined with Partial Posterior Petrosectomy for Petroclival Meningiomas with Posterior Extension. World Neurosurg. 2015; 84: 574-9.

〈吉田一成〉

Ⅱ．Middle skull base

4 Anterior petrosal approach
2）カダバー

　近年，カダバーを用いた，surgical training が普及してきている．カダバーで，実際の手術とほとんど同じようなsimulation が可能である．しかしながら，simulation のみでは一度の実際の手術を経験したこととほとんど同じである．初めての術式の場合に simulation として行うのは意義があるが，cadaver dissection では，実際の手術ではみられない部位を観察できるという大きな利点がある．Anterior petrosal approach（APA）では，露出しない，錐体骨後半部，内耳，迷路などの構造，海綿静脈洞の解剖なども熟知しておく必要がある．ここでは，標準的な APA の術式の解説と後方から開放した海綿静脈洞の状況などを，カダバーを用いて解説する．

■ 皮膚切開から開頭（動画1）

動画1

　われわれはつねに，深側頭筋膜弁を作成し，硬膜の閉鎖などに利用している．深側頭筋膜弁を有効に作成するためには，皮弁を帽状腱膜下に剥離する際，疎性結合織を筋膜側に残すと，ある程度血流が保たれる．深側頭筋膜を側頭筋からはがす際には，中枢側から末梢側へ向かって，鈍的に剥離，側頭線の骨付着部では鋭的に切断する．側頭筋も，中枢側から末梢に向かって骨膜下に剥離することで，深側頭動脈などからの出血を抑えることができる．カダバーでは出血の様子はわからないが，剥離面はむしろ明瞭にとらえることが可能である．側頭筋を剥離，頬骨弓後半部を露出する．頬骨弓とその後方への延長線上にある乳突上稜は，中頭蓋底の高さの landmark となる．側頭骨鱗状縫合を参考に，穿頭部位，開頭範囲を決定する 図1．本法では，中頭蓋底前縁から錐体骨後縁までの開頭が必要である．

■ 中頭蓋底の硬膜外剝離（動画2）

　中頭蓋底の剝離操作で，実際の手術で問題となるのは，主に静脈性の出血である．カダバーでは出血しないので，解剖を学ぶことになる．実際の手術を念頭に置くと，中頭蓋底の剝離は，棘孔，小錐体神経，大錐体神経の外側までは，例外

動画1　http://www.chugaiigaku.jp/images/movie/cad_sb/2420_yoshida_1.mp4

Ⅱ. Middle skull base

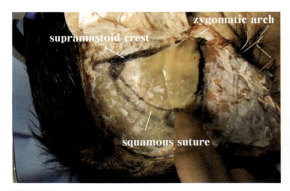

図1 側頭開頭
頬骨弓，その後方の延長線上にある乳突上稜が中頭蓋底の高さである．

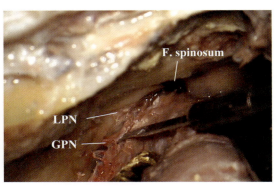

図2 中頭蓋底を硬膜外に剥離，大錐体神経（GPN: greater petrosal nerve），小錐体神経（LPN: lesser petrosal nerve）を中頭蓋底硬膜から切離温存する
F.：孔（foramen）

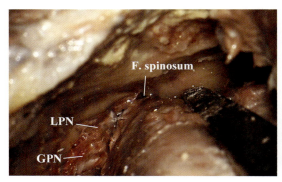

図3 小錐体神経，大錐体神経は当初は棘孔に連続してみえるが，硬膜から切離すると，棘孔の後方へ走行していることが確認できる

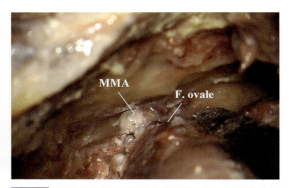

図4 棘孔の中枢口外側を削除して，中硬膜動脈（MMA: middle meningeal artery）を骨膜ごと剥離する

動画2

的な静脈の variant がある場合以外は，危険なものはない．これらに加えて，正円孔，上眼窩裂，卵円孔の位置関係を勉強する．

　大錐体神経は本法の重要な landmark である．前述のように，大錐体神経は中頭蓋底では，epineurium に覆われて，硬膜内，中でも骨膜性硬膜内を走行している．骨膜性硬膜には多数の血管が走行している．そのような組織学的知見を念頭に置いて，大小錐体神経の硬膜からの切離を行う．硬膜外に剥離していくと，小錐体神経，大錐体神経が骨孔から出てくるところが確認できる．図2 に示すように，当初は棘孔につながってみえる．両神経を interdural に硬膜から切離すると，棘孔の後方へ向かって走行していることがわかるようになる 図3．最終的には小錐体神経は卵円孔，大錐体神経は破裂孔へ向かう．棘孔は，中硬膜動脈のほかに，静脈，交感神経である external petrosal nerve が走行する．いずれも切断して問題はないが，頭蓋内で静脈路を損傷すると止血に手間取ることから，

動画2　http://www.chugaiigaku.jp/images/movie/cad_sb/2420_yoshida_2.mp4

4. Anterior petrosal approach　2）カダバー

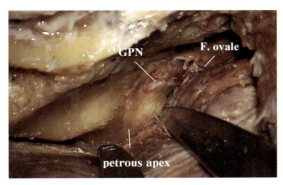

図5　大錐体神経を硬膜から切離温存，中硬膜動脈を切断して，錐体骨先端部を露出する

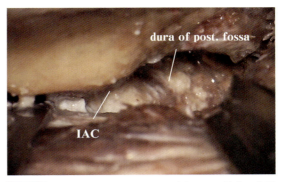

図6　Anterior petrosectomy を行って，後方は内耳道（IAC：internal auditory canal）上壁を開放，錐体縁をその後方，約1cm程度削除する
内耳道前壁も開放，その前方の錐体骨はおおよそ頚静脈結節の高さまで削除可能である．前方は三叉神経圧痕の後半部まで削除する．

棘孔を一部開放して，骨膜ごと，静脈ごと，中硬膜動脈を凝固切断する 図4 ．この際，凝固後一気に切断せず，半分切断して，血管内腔をみて，直接再度凝固してから完全に離断すると，確実に止血できる．大錐体神経は三叉神経の第三枝の後方へ向かうが，実際の手術では，大錐体神経の硬膜から切離中，相当の出血を認める．途中で止血せず，前方は卵円孔まで，完全に硬膜から切離してから止血する．カダバーでは，大錐体神経を硬膜より剥離し終わると，大錐体神経周囲，卵円孔近傍以外には，骨からの出血が多少あるものの，ほとんど出血をきたす構造物はないことを確認する 図5 ．卵円孔周囲で内側，外側に止血綿を充填することで，実際の手術では容易に止血できる．

■ Anterior petrosectomy（動画3）

動画3

大錐体神経を硬膜から切離温存，錐体骨先端部の Kawase の三角を露出する 図5 ．錐体骨の削除は大錐体神経ぎりぎりの外側から始め，錐体骨縁の削除は最後にする．術野の展開のための脳ベラは先の細いものを用いて，錐体骨縁，三叉神経圧痕に先端をひっかけるようにすると効率的である．カダバーでは，硬膜外からの最大限の anterior petrosectomy を行うようにする．内耳道前壁から，錐体骨先端部後面の硬膜が露出できると，骨削除の深さがわかりやすくなる．内耳道上壁，前壁を開放，錐体骨縁は，可視範囲で，内耳道下壁の高さより低いところまで削除する．頚静脈結節の頂上が観察できることが理想である．顔面神経膝神経節はかなり浅いが，大錐体神経の走行から予測可能である．頚動脈管は variation があるが，大錐体神経と平行に走行することを理解して，三叉神経圧痕近傍から錐体骨先端部外側の削除の際には注意を要する．大錐体神経を温存し

動画3　http://www.chugaiigaku.jp/images/movie/cad_sb/2420_yoshida_3.mp4

Ⅱ. Middle skull base

て，可視範囲で削除すれば，蝸牛を損傷することはまずない．　図6　は，硬膜外からanterior petrosectomyを行った後の術野である．

■ 硬膜・天幕切開（動画4）

動画4

　中頭蓋底の硬膜は，上錐体静脈洞に向かってT字に切開する．この際，硬膜内，あるいは硬膜に付着して走行する静脈を損傷する可能性があるので，そのような静脈の有無は，実際の手術に際しては術前に正確に画像診断を行う．　図7　は，中頭蓋窩硬膜切開後である．こののち，上錐体静脈洞の下縁に沿って後頭蓋窩硬膜を切開する　図8　．Petrosal veinが問題となる症例はそれほど多くはないが，温存するにこしたことはなく，この時点で，petrosal veinの上錐体静脈洞への流入部を確認する．神経鞘腫や，橋病変など，上錐体静脈洞の切断部位を選べる場合は，petrosal veinを確認して，その前方で上錐体静脈洞を結紮切断する．錐

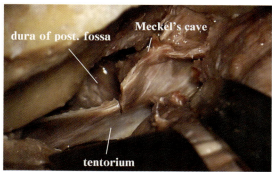

図7　中頭蓋窩硬膜を上錐体静脈洞に向かってT字に切開する
post.：posterior

図8　上錐体静脈洞の下縁に沿って，後頭蓋窩硬膜を切開する

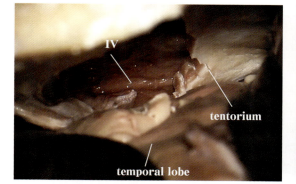

図9　上錐体静脈洞，天幕を切開，滑車神経（Ⅳ）を確認

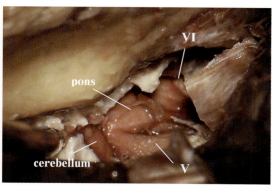

図10　三叉神経根（Ⅴ），橋上部が観察される
Ⅵ：外転神経

動画4　http://www.chugaiigaku.jp/images/movie/cad_sb/2420_yoshida_4.mp4

4. Anterior petrosal approach　2）カダバー

体斜台部の術野の展開をよくするためである．天幕の離断に際しては，滑車神経を確認する 図9 ．天幕縁で，くも膜下を走行，くも膜を貫通して天幕に入る．天幕は滑車神経入口部の後方へ向かって離断する．

後頭蓋窩硬膜の切開線を前方へ延長して，Meckel腔下壁を開放すると，本法のアプローチは終了である．三叉神経節から三叉神経根の脳幹入口部まで，いわゆる錐体斜台部が容易に観察される 図10 ．天幕上前方を観察すれば，動眼神経の天幕入口部も観察できる 図11 ．さらに前方をみたいときには，前頭側頭開頭で本法を行う．

■ 海綿静脈洞の開放（動画5）

近年，海綿静脈洞を開放する手術の機会は少なくなったが，神経鞘腫などでは，ときに安全に全摘できるものもあり，また，APAは，海綿静脈洞の後縁にも到達していることからも，その解剖の理解は重要である．

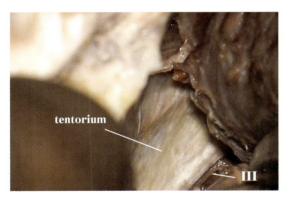

図11 側頭開頭でも前方は天幕縁で動眼神経（Ⅲ）入口部は十分に観察可能である

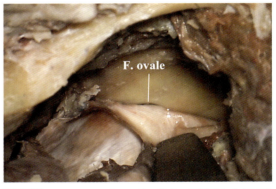

図12 中頭蓋底の硬膜切開線の前方，硬膜外から卵円孔を観察

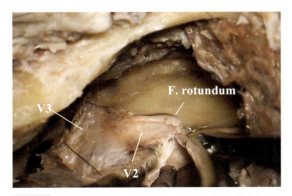

図13 卵円孔から正円孔に向かって骨膜性硬膜を切開，剝離すると，海綿静脈洞外側壁が開放される
V2：上顎神経，V3：下顎神経

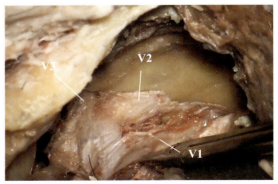

図14 三叉神経節から三枝の近位部が露出された
V1：眼神経

II. Middle skull base

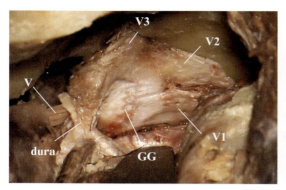

図15 Meckel 腔と海綿静脈洞を観察
三叉神経は Meckel 腔から固有硬膜を海綿静脈洞に入り，固有硬膜は epineurium に移行する．
GG：三叉神経節（gasserian ganglion）

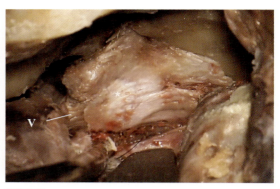

図16 三叉神経節，三叉神経三枝近位部は固有硬膜～epineurium に覆われている
＊：固有硬膜，epineurium 移行部

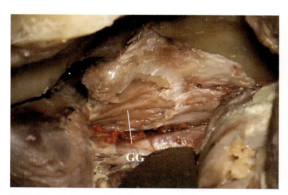

図17 固有硬膜を切除すると三叉神経節はくも膜に覆われていることがわかる

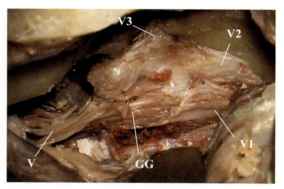

図18 三叉神経節を覆うくも膜を切開した
三枝近位部は固有硬膜，くも膜から移行する epneurium, perineurium に覆われている．

動画5

中頭蓋底の硬膜切開部の前方で，硬膜外に戻ると，卵円孔の外側部か確認できる **図12**．卵円孔から正円孔に向かって，下顎神経，上顎神経を覆う硬膜の骨膜成分を切開していくと，海綿静脈洞の外側壁を開放することができる **図13**．さらに上眼窩裂に向かって骨膜性硬膜を切開すると，海綿静脈洞内の三叉神経節，三枝の近位部が露出できる **図14**．この時点で，三叉神経根が神経節なり Meckel 腔から海綿静脈洞へ侵入する際に，固有硬膜を貫通していることがわかる．三叉神経節の後縁でこの固有硬膜を切開すると，固有硬膜は末梢へ向かうにつれて三叉神経と強く癒着するようになり，epineurium へ移行していることがわかる **図15** **図16**．Meckel 腔の上壁でこの固有硬膜を切開すると，三叉神経節は途中までくも膜に覆われていることがわかる **図17**．このくも膜を切開すると，三叉神経根から神経節への連続がわかる．三叉神経節の途中から，くも膜，固有硬膜は神経と密着し，perineurium, epineurium へと移行する **図18**．

動画5　http://www.chugaiigaku.jp/images/movie/cad_sb/2420_yoshida_5.mp4

4. Anterior petrosal approach　2）カダバー

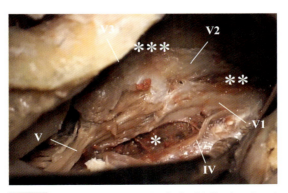

図19　Parkinson's triangle（＊），Mullan's triangle（＊＊），lateral triangle（＊＊＊）を示した

　さらに内側へ向かって，剥離を進めると滑車神経が確認できる．Parkinson，Mullan，そして lateral triangle が確認できる 図19 ．海綿静脈洞は，固有硬膜と骨膜性硬膜の 2 葉の硬膜の間，すなわち，interdural space である．このような解剖学的，組織学的理解は，手術を安全に行うためにも重要である．

　Anterior petrosal approach について，実際の手術症例，cadaver dissection の動画なども用いて解説した．本法の適応となる疾患は決して多くはないかもしれないが，症例によっては，きわめて有用な術式である．ここで開設した基本事項を理解すれば，適応と個々の症例の variation の評価を行えば，安全で確実な術式である．

〈吉田一成〉

Ⅱ. Middle skull base

5 Middle fossa approach
1）手術

　Middle cranial fossa approach は硬膜外から側頭葉を挙上し，内耳道を中心とした錐体骨上面を部分切除することにより得られたスペースを利用するアプローチ方法である．手術対象としては小型の聴神経腫瘍，顔面神経鞘腫，上鼓室に進展する側頭骨内腫瘍などが挙げられる．狭義の middle fossa approach は内耳道周囲の drilling により拡大された硬膜外のスペースを用いるので術野は狭く，適応症例も小型の腫瘍に限定されやすい．しかし extended middle fossa approach は mastoid から錐体骨深部の drilling を追加することで術野は格段に広がり，錐体骨上縁から内耳道，小脳橋角部上縁，上鼓室，乳突洞まで操作範囲が及ぶようになる．このため，小脳橋角部上縁に及ぶ中型の聴神経腫瘍や内耳道から乳突蜂巣にまで及ぶ顔面神経鞘腫も摘出可能となる．当科では手術適応の観点から内耳道限局の聴神経腫瘍を手術する機会は少ないが，顔面神経を内耳道から迷路部，鼓室部までの全域を1つの術野に直視下に収めることができることから，膝神経節由来の顔面神経鞘腫が一番よい適応症例と考えている．このような症例は多くはないものの，このアプローチを用いないと機能温存を図った摘出術を計画できないものであり，その観点からは非常に大切なアプローチである．本稿では extended middle fossa approach にて摘出した顔面神経鞘腫の動画を用いて手術手技を説明する．

■ 術前検査

　われわれは多くの脳腫瘍の術前評価として脳血管造影を行っている．その意義としては腫瘍の vascularity の予測，feeder および tumor stain の評価，術前塞栓術の可能性の判定，そして側頭葉下面の静脈還流の把握にある．特に静脈還流路の評価は middle fossa approach の場合は非常に大切であり，この障害には場合によっては広範囲な静脈性梗塞が出現しうる．そのため superficial middle cerebral vein（SMCV）の還流パターンの評価は必須となる 図1 ．

　硬膜の側頭骨からの十分な剥離をすることで十分な術野を展開するわけであるが，SMCV の還流が sphenobasal vein を形成し，主に卵円孔を介して pterigoid plexus へ還流している場合は要注意である．その還流量は個人差が多くあり，pterigoid plexus の発達が強くない場合は middle fossa approach は問題なく行うことができるが，SMCV の還流の主たるものが pterigoid plexus

5. Middle fossa approach 1）手術

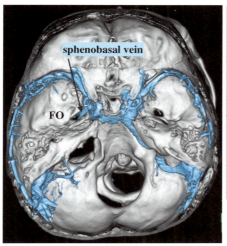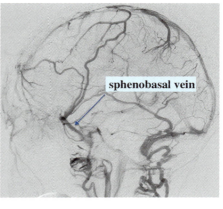

図1 Sphenobasal vein（3D-CTA，脳血管撮影）
FO：foramen ovale

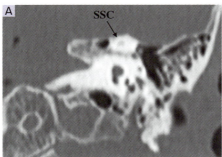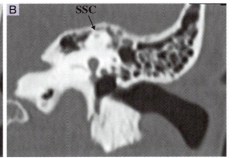

図2 側頭骨含気化のバリエーション
弓状隆起は上半規管（SSC：superior semicircular canal）の指標になるが，含気化が良好な場合は上半規管の頭側にも air cell がある場合があり，術中のオリエンテーションがつきづらく，ここのドリリングが必要となる．そのため coronal CT にて錐体骨内の含気化を術前に評価する．B は含気化の良好な症例で上半規管の上方に air cell があり，A は上半規管が弓状隆起そのものの症例である．

への還流である場合はその障害により広範囲静脈循環障害を起こす可能性があるため，前方の卵円孔近傍の硬膜外剝離を最小限にして比較的狭い術野で行う手術[1]を検討したり，場合によっては術前に手術アプローチの変更を考慮する必要がある．

　側頭骨の骨条件 CT は middle fossa approach においては手術に際して非常に情報量の多いものであり，必ず thin slice で撮像して axial，coronal の両者を十分に読影して病変部を評価する必要がある 図2（2 カダバーの項の 図7 参照）．Middle fossa approach は側頭骨の狭い範囲を削開するアプローチであるが，その周囲構造物はいずれも重要なものが多くあり，正常な内耳道，蝸牛，三半規管，顔面神経の迷路部，膝神経節，鼓室部，垂直部などの解剖学的位置関係を十分に理解したうえで病変部との位置関係，骨破壊の程度を読影する必要があ

Ⅱ．Middle skull base

る．またその正常構造自体，個人差が大きく，錐体骨内の含気化の程度もさまざまである．膝神経節が錐体骨外にある例や，弓状隆起がはっきりとしない例もあり，症例ごとに吟味する．

　Middle fossa approach において錐体骨上面のランドマークは多くはなく，中硬膜動脈，大錐体神経，弓状隆起が術中の有用なランドマークとなるが，実際の症例でそれらを同定することは容易でないことも多い．顕微鏡の視軸が前後方向や側頭葉底部との角度が少し異なるだけで見え方が大きく変化し，さらに個体差が大きく関与してくる．このためにも術前の骨の状況の把握は十分綿密に行うべきである．例えば側頭骨の含気化が良好である場合は弓状隆起が明らかでないこともあり 図2 ，この同定に自信が持てないと，その次に確認すべき膝神経節，大錐体神経の同定が難しくなる．側頭骨の含気化のバリエーションは個人差が強く，術前に評価しておくことで術中の drilling の指標になるばかりでなく，術後合併症である髄液漏を起こさないように術中に air cell を packing する際の指標にもなる．

■ 手術

1．術前準備，体位

　麻酔導入後に術中の側頭葉の圧排軽減と，術後の髄液漏予防のために腰椎ドレナージを留置する．手術中のドレナージは圧を外耳孔上 5 cm 程度とし，50 mL 流出した時点で麻酔科に声をかけてもらう．その時点で側頭葉の減圧が不十分である場合は固定圧を下げて，さらに 20 mL ほど髄液を排出させる．

　モニタリングは咬筋，顔面神経モニタリング，ABR，CNAP，MEP，SEP などを適宜行う．顔面神経モニタリングは持続モニタリングを行い[2]，顔面神経の同定やその剥離操作の際にはボールペン型刺激電極による随意刺激に適宜切り替えて行う．

　体位は supine lateral position でも可能であるが，当科ではほとんどの症例で park bench position にて行っている．ベッドは軽度屈曲した後，手術台の頭側を 20°挙上させて頭蓋内圧の低下，静脈性出血の軽減を図る．頭部は vertex down 後に患側に約 20°回旋させて，前方からの視野を取りやすいようにする．この際に対側の頸静脈が下顎角にて圧迫されていないことに留意する 図3 ．

2．皮切，皮弁，側頭筋処置

　耳介前方から後方へ大きくカーブして前額外側に至るクエスチョンマーク型の皮切とする 図4A ．皮切の上縁はほぼ temporal line に一致するものとなる．皮膚血行を考慮して頭皮クリップは使用していない．皮膚は galea と subgaleal fascia（SF）の間で剥離して前方に反転する．Subgaleal fascia は非常に薄いが，galea から万能剥離子にて削ぎ落とすようにして剥離することで subgaleal fas-

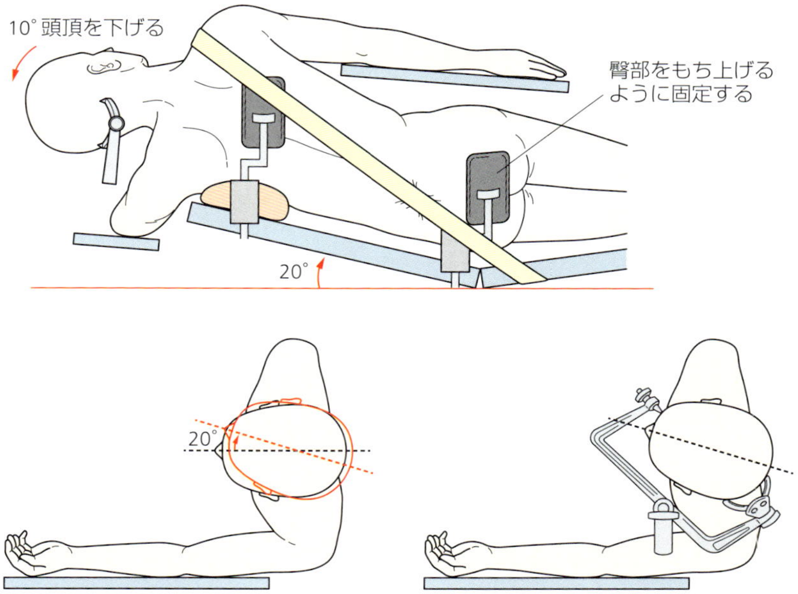

図3 手術体位
体位は park bench position とし，上体を約 20°挙上し，頭位は 20°上向きに回旋し，約 10° vertex down とする．

cia は側頭筋膜上に損傷なく温存できる．また subgaleal fascia を temporal line より頭側において，皮切ラインより皮下を剥離することで約 10 cm の長い subgaleal fascia flap を作ることができる．その後に側頭筋膜上より subgaleal fascia を剥離するが，この膜は非常に薄くて粗な組織であるため，この膜が二枚下ろしにならないように慎重に行う必要がある．最終的に頬骨基部から耳介上部を幅広い茎とする subgaleal fascia flap が作成できることになる **図4B**．側頭筋は temporal line を閉創時の縫い代にするため，一部を側頭骨に残して電気メスで切開する．そして側頭筋は retrograde に万能剥離子を用いて剥離することで，側頭筋内側の骨膜様組織を温存する．大型の鈍フックを多く用いて側頭筋を前下方に牽引して術野の妨げにならないように移動させる **図4C**．

3. 開頭

開頭は 4 バーホールで行う．下方の 2 つのバーホールは側頭葉底部がなるべくフラットになり bone loss が少なくなるように低い位置へ穿つよう心がける．前下方のバーホールはなるべく前下方に穿ち，後下方のものは supramastid creft 上で鱗状縫合上に穿つ．上方のものは鱗状縫合上に穿った後，側頭開頭を行う．開頭で大切なことは開頭部下縁を十分に削除して中頭蓋底の間口にひさしが残らないようにフラットにして術野を明るくすることである **図4D**．また同部は乳突蜂巣の一部となっている場合もあるため，この時は髄液漏予防のために骨蝋を用いて乳突蜂巣を閉鎖することが重要である．

Ⅱ．Middle skull base

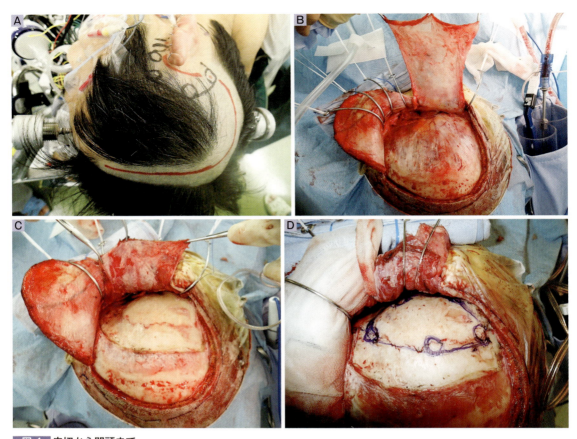

図4 皮切から開頭まで
A：皮切，B：subgaleal fascia flap 作成，C：皮弁，側頭筋反転，D：開頭

4．硬膜外術野の展開

　中頭蓋底から硬膜の剥離は後方から前方に向けて顕微鏡下で中程度の拡大率で行う．剥離子にて硬膜を少しずつ剥離していくと骨からの出血がみられるが，細かい出血もその都度丹念に骨蝋もしくはモノポーラ（コロラドニードル）を用いて止血し，硬膜外であっても無血の術野を作ることに留意する．この操作は思いのほか時間がかからず，後のファインな骨除去の際には必要な処置である．また硬膜の剥離は十分広く行い，錐体骨稜は後方までしっかりと行う．

　中硬膜動脈（middle meningial artey：MMA）は一番初めにわかるランドマークである．大錐体神経が三叉神経第三枝（3rd division of trigeminal nerve：V3）に潜り込む部より若干手前に中硬膜動脈が走行する棘孔（foramen spinosum：FS）が確認できる．棘孔がわかりづらい場合は硬膜上の中硬膜動脈を頭蓋底に追っていけば容易に確認できる．中硬膜動脈は棘孔より末梢の硬膜から少々剥離して，硬膜より浮かせた状態にしてから凝固切断すると出血のコントロールがしやすく安全である．この方法により棘孔からの動脈性出血に難渋することは

なくなる．また棘孔には伴走する中硬膜静脈（middle meningial vein：MMV）があり，この出血はサージセルにフィブリノーゲン（フィブリン糊A液）をつけたものを圧迫することで容易に止血できる．ついで膝神経節（geniculate gan-glion：GG）から大錐体神経（greater superficial petrosal nerve：GSPN）の探索を行うが，われわれはやや後方からの視軸で行い，前方へ剝離を進めることにより大錐体神経を後端から確認している．肉眼的にみつけづらい場合でも顔面神経刺激にて容易に確認することができる．弓状隆起（arcuate eminence：AE）を後方から越えて，その山を乗り越えると大錐体神経がみえてくる形となる．先端がやや鋭であるコトル剝離子やマイクロハサミを用いて，膝神経節から前方に向けて，大錐体神経を硬膜外層より剝離して両外側に突っ張る組織を切離していく．弓状隆起が大きい場合は少々前方からの視軸にすると，弓状隆起が視野の妨げにならなくなる．

5. 内耳道の想定と開放

　硬膜外での剝離操作が終了したら，次は内耳道の位置の予測を行う．中頭蓋底のメルクマールとしては大錐体神経，錐体骨稜（petrous ridge：PR），弓状隆起があり，これらを利用して内耳道（internal auditory canal：IAC）の位置を推定する．しかしこれらはいずれも個人差が大きくあり，大錐体神経は骨内に埋まっていたり，弓状隆起がはっきりとしない場合もある．弓状隆起は必ずしも上半規管と合致するものではなく，また視軸によってもその見え方は大きく変わり，いずれも絶対的な指標となるものではない．内耳道の同定の方法はいくつかあり代表的なものとして Fisch の方法[3]（上半規管と内耳道前壁後壁のなす角度が45°～60°），Garcia-Ibanez の方法[4]（大錐体神経と上半規管のなす角度の二等分線上に内耳道が走行），Sanna の方法[5]（内耳道硬膜露出は内側から外側へ行う），House の方法[6]（膝神経節から直視下に内耳道中枢側へ骨削除）などがある．われわれは Fisch の方法や Garcia-Ibanez の方法にて内耳道の位置を想定をした上で，Sanna の方法に則って行うことを原則としている．すなわち錐体骨稜近傍よりドリリングを始めて内耳道より前方でまず後頭蓋底硬膜（posterior fossa dura：PFD）を確認し，ついでその後方で内耳道入口部の硬膜を確認することとしている．腫瘍が錐体骨上に露出している場合はそれを指標に Sanna の方法で行う場合もある．

6. 錐体骨ドリリング

　硬い脳ベラを1本使用し，その先端は錐体骨稜にウェッジさせて側頭葉を牽引して術野を確保する．前述のとおり錐体骨稜近傍で内耳道の前方から3mmのダイアモンドバーを用いてドリリングを開始する．錐体骨稜付近は骨表面から内耳道が一番深いところであり，骨削除量が一番多い場所である．後頭蓋底硬膜が出るまでオリエンテーションはつきづらいが，ここには注意すべき構造物はないので内耳道に注意を払ってさえいれば手際よく行うことができる．また内耳道は円柱

状ではなく，円錐状であるため内耳道入口部は広く骨削除する必要があることにも留意する．内耳道を確認したらていねいに末梢に向けて骨削除を行うが，末梢になるほど浅くなるため深部から手前にこすりあげるような感覚でドリリングを行う．深部でのドリリングは必ず一度止めた状態から回転させることが大切である．弓状隆起の尾根を一部削除するが，この際に上半規管（superior semicircular canal: SSC）を必ずしも確認する必要はない．内耳道末梢は前方には蝸牛，後方には上半規管膨大部，前庭（vestibule: V）がありこの両者の谷の狭い場所を走行している．この場所に近づいたらダイアモンドバーは2mmもしくは1mmのものに変更し，この両者に最善の注意を払いつつドリリングを行う．またドリリングによる熱損傷が起こらないよう生理食塩水にて十分に洗浄し，削除部に必ず水がかかるようにイリゲーションの方向にも注意する．この場所で煙が出るようなドリリングはもってのほかである．

内耳道末梢のメルクマールは顔面神経迷路部（Ⅶ labyrinthine portion: Ⅶ-L）と上前庭神経（superior vestibular nerve: SVN）を隔てるBill's barである．ここの操作になったら1mmのダイアモンドバーに変更して行う．先述の通り蝸牛と前庭の谷を走行するのでバーが2mmのままでは特に上半規管膨大部や前庭の損傷が生じやすくなる．穴が空いた場合には聴力消失の危険があるため，内リンパ液を吸引せずにすぐさま骨蝋を用いて閉鎖する必要がある．顔面神経迷路部は蝸牛に沿って上外側を走行しており，術野では深部から手前前方にあがってくる形となり，この走行の理解は非常に大切である．ここまで術野の展開ができたら膝神経節の露出はHouseの方法で前方からと後方からの挟み撃ちで確認すればよい．

動画1

▶**手術症例：顔面神経鞘腫**（動画1）
　　顔面神経麻痺で発症（House-Brackmann grade 3）．CT, MRIでは小脳橋角

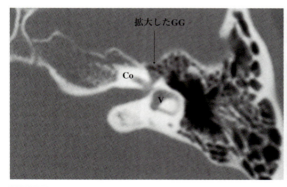
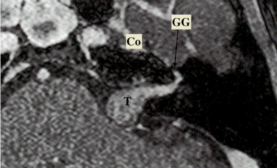

図5 術前CT, MRI
Co: cochlea, V: vestibule, GG: geniculate ganglion, T: tumor

動画1　http://www.chugaiigaku.jp/images/movie/cad_sb/2510_izawa_1.mp4

5. Middle fossa approach　1）手術

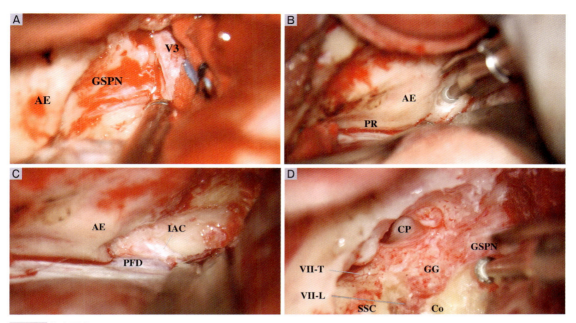

■ 図6　術中写真1
A：大錐体神経（GSPN）と三叉神経第三枝（V3），B：Sannaの方法で錐体骨削除開始，C：後頭蓋硬膜（PFD）確認，D：サジ状骨（CP），蝸牛（Co）と顔面神経の走行の位置関係
AE：arcuate eminence, Co：cochlea, CP：cochleariform process, GG：geniculate ganglion, GSPN：greater superficial petrosal nerve, IAC：internal auditory canal, V3：3rd division of the trigeminal nerve, PFD：posterior fossa dura, PR：petros ridge, SSC：superior semicircular canal, Ⅶ-L：Ⅶ labyrinthine portion, Ⅶ-T：Ⅶ tympanic portion

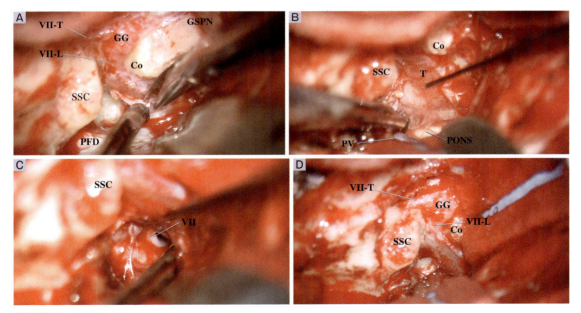

■ 図7　術中写真2
A：内耳道硬膜切開，B：テントから後頭蓋硬膜まで切開して腫瘍露出，C：顔面神経起始部確認，D：最終像
Co：cochlea, CP：cochleariform process, GG：geniculate ganglion, GSPN：greater superficial petrosal nerve, V3：3rd division of the trigeminal nerve, PFD：posterior fossa dura, PR：petros ridge, PV：petrosal vein, SSC：superior semicircular canal, Ⅶ-L：Ⅶ labyrinthine portion, Ⅶ-T：Ⅶ tympanic portion

Ⅱ．Middle skull base

槽から内耳道を首座とする腫瘍であり，膝神経節の軽度の腫大を伴う 図5 ．膝神経節から顔面神経迷路部に造影効果を認める．聴力障害はない．顔面神経の除圧を目的に手術施行した．

　手術は middle fossa rhomboid を露出した後 図6A ，Sanna の方法で中頭蓋窩削除を開始し 図6B ，後頭蓋窩硬膜，内耳道を露出した 図6C ．その後に鼓室天蓋を削除して顔面神経を内耳道から末梢の顔面神経迷路部，鼓室部，および大錐体神経まで連続させた 図6D ．内耳道硬膜を切開し 図7A ，腫瘍および顔面神経モニタリングにて顔面神経の走行を確認した．小脳橋角槽の術野拡大のためテント切開を追加して，広い術野とした 図7B ．顔面神経モニタリング併用しながら腫瘍を摘出し，顔面神経の起始部を確認した 図7C ．十分な腫瘍の減圧ができたため，摘出腔にサージセルを敷き，腫瘍摘出終了とした 図7D ．

■ 閉創と術後管理

1．閉創

　髄液漏が術後合併として問題となるため，閉創の際に留意するポイントがいくつかある．錐体骨削除にて乳突蜂巣が開放されるため，この閉鎖が重要となる．まず骨削除部に小さめの骨蝋を塗りこむが，腫瘍摘出時の視軸だけでは開放された乳突蜂巣のすべてはみえないため，顕微鏡をさまざまな角度にして骨蝋の塗りこみ忘れのないように心がける．術野深部で硬膜欠損があるため，あらかじめ作成しておいた subgaleal flap を深部まで敷き詰め，折り返して硬膜に縫い付け，この flap が浮いてこないようにゼルフォームとフィブリン糊で固定する．硬膜欠損が大きな場合や骨削除が大きな場合には，大腿部皮下脂肪や腹部脂肪を削除した錐体骨周囲に充満することもある．

2．術後管理

　髄液漏予防のため，腰椎ドレナージを 5~7 日間留置する．1 日髄液排出量は200 mL を目標とするが，低髄圧による頭痛がある場合は必ずしも髄液排出量にこだわる必要はない．Thin slice CT にて錐体骨内への髄液流出の有無を確認する必要があり，術後 7 日であってもこの所見がある場合は腰椎ドレナージを継続する必要がある．また，必然的にベッド上安静となるため，深部静脈血栓症の予防は必須となる．皮下ドレーンについては術翌日抜去し，頭部は約 1 週間弾性包帯にて圧迫固定する．

5. Middle fossa approach　1）手術

文献

1）Shibao S, Toda M, Orii M, et al. Various patterns of the middle cerebral vein and preservation of venous drainage during the anterior transpetrosal approach. J Neurosurg. 2016; 124: 432-9.

2）Amano M, Kohno M. Intraoperative continuous monitoring of evoked facial nerve electromyograms in acoustic neuroma surgery. Acta Neurochir (Wien). 2011; 153: 1059-67.

3）Fisch U. Transtemporal surgery of the internal auditory canal. Report of 92 cases, technique, indications and results. Adv Otorhinolaryngol. 1970; 17: 203-40.

4）Garcia-Ibanez E, Garcia-Ibanez JL. Middle fossa vestibular neurectomy: a report of 373 cases. Otolaryngol Head Neck Surg. 1980; 88: 486-90.

5）Sanna M. Hearing preservation in acoustic neuroma surgery. Middle fossa versus suboccipital approach. Am J Otol. 1987; 8: 500-6.

6）House WF. Surgical exposure of the internal auditory canal and its contents through the middle, cranial fossa. Laryngoscope. 1961; 71: 1363-85.

〈伊澤仁之，河野道宏〉

II. Middle skull base

5 Middle fossa approach
2）カダバー

　Middle cranial fossa approach は側頭葉底部を中頭蓋底から剝離，挙上することにより錐体骨上縁を露出し，骨削除することにより中頭蓋窩を拡大してその空間を経由するアプローチの総称である．実際には錐体骨の削除範囲は手術目的や病変の大きさによりに左右されるが，middle cranial fossa approach はその削除範囲により名称が異なってくる．錐体斜台部病変に用いられ主に内耳道より前方の錐体骨削除を行う anterior transpetrosal approach（ATPA）と，内耳道周囲の錐体骨削除を行うアプローチに大別される．本稿ではこの後者を middle fossa approach（MFA）として扱う 図1 [1]．鼓室天蓋を開放すれば顔面神経は脳幹から迷路部，鼓室部まで連続して同一視野に収めることができ，前項（1 手術）に記載した通り，顔面神経鞘腫の手術に際しては middle fossa approach の解剖学的知識が必要となることが理解できると思われる．本稿では，主に狭義の middle fossa approach の cadaver dissection について述べ，ATPA まで拡張して説明する．

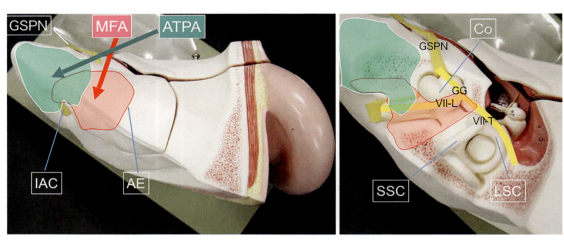

図1A Middle fossa approach（MFA）と anterior transpetrosal approach（ATPA）の違い
（河野道宏．Jpn J Neurosurg（Tokyo）. 2012; 21: 845-56[1] より改変）
視軸は MFA の方がより前方からとなる．削除範囲は ATPA では内耳道より前方部分であり，MFA は内耳道を中心とした部分となる．内耳道末梢の顔面神経は順に迷路部（Ⅶ-L），膝神経節（GG），鼓室部（Ⅶ-T）となる．
AE: arcuate eminence, Co: cochlea, GG: geniculate ganglion, GSPN: greater superficial petrosal nerve, IAC: internal auditory canal, LSC: lateral semicircular canal, Ⅶ-L: Ⅶ labyrinthine portion, Ⅶ-T: Ⅶ tympanic portion, SSC: superior semicircular canal

5. Middle fossa approach　2）カダバー

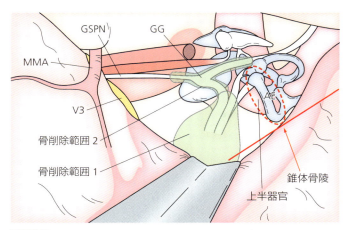

図1B　Middle fossa approachの術野のイメージ

■ Cadaver dissection の手順

1. 皮切・開頭

　皮膚切開，subgaleal fascia flap 作成，側頭筋の処置，開頭方法は概ね手術と同様の方法で行う（1 手術の項参照）．皮膚切開は耳介前縁で頰骨弓より尾側からはじめ，十分後方へまわして前額正中部に至る大きなクエスチョンマーク型とする．Subgaleal fascia を側頭筋につけた状態で皮弁を可及的に前方に剝離反転する．側頭筋膜から subgaleal fascia flap を起こした後に，側頭筋を骨より剝離する．側頭筋剝離は裏面は側頭骨より十分に剝離し，頰骨弓基部では頰骨弓の表裏の両面を骨膜下に剝離して骨表面が広くみえるようにする 図2 ．これに

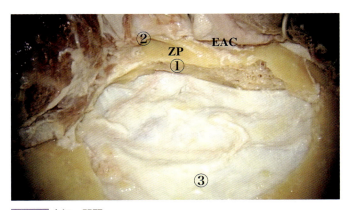

図2　皮切・開頭
①開頭下縁は平坦になるまで削除する．
②側頭筋の付着部は頰骨弓から剝離して前下方に十分に反転する．
③開頭は鱗状縫合の上端まで大きく開ける．
ZP：zygomatic process，EAC：external auditory canal

より側頭筋基部は前方に移動するため，前下方の開頭が行いやすくなる．Middle fossa approach では内耳道が術野の中心となり，その後方の錐体骨の削除も行うことも多い．そのため視軸はATPAよりも前上方からとなるためにこの処置が重要となる．側頭開頭はその下縁は十分に中頭蓋底に低く行い，前縁は頬骨弓中央部まで，後方は鱗状縫合が乳突上稜の交差するところより後方までとする．カダバーでは実際の手術より開頭範囲は大きく行ったほうがよい 図2 ．Middle fossa approach は錐体骨を見下ろすlook downの手術であるが，ホルマリン固定の場合は脳は硬く，開頭が不十分であると脳ベラが開頭縁にあたり術野の展開が難しくなることがあるためである．

2. 中頭蓋底硬膜外操作

側頭葉硬膜を錐体骨から十分に剥離して，最終的に middle fossa rhomboid が良好に露出することを目標とする．錐体骨上面のランドマークは多くはないが，middle fossa rhomboid を構成する大錐体神経（greater superficial petrosal nerve：GSPN），弓状隆起（arcuate eminence：AE），三叉神経第三枝（3rd division of the trigeminal nerve：V3），錐体骨稜（petros ridge：PR）の4つに加えて棘孔（foramen spinosum：FS）があり，これらを順次確認し，剥離していく．まず，硬膜は後方から剥離していく．錐体骨稜を確認し，それを乗り越えるようにして後頭蓋方向まで剥離していく 図3A （動画1）．この操作は後方からすると直視下に行いやすいが，後方の開頭が少ないとこの方向では行えない．順次前方に硬膜を剥離していくと，弓状隆起を越えて錐体骨が平らになった部位に大錐体神経の後方端がみえてくる．このカダバーでは大錐体神経後方部分が錐体骨内を長く走行するために，錐体骨上面から確認できる大錐体神経は短くみえる 図3B ．大錐体神経の後方にある膝神経節（geniculate ganglion：GG）は多くの例で骨内にあり，錐体骨表面に露出しているのは15％程度に過ぎない．大錐体神経は前方で三叉神経第三枝の下面に潜り込んでいくが，そのすぐ外側に棘孔を通過する中硬膜動脈（middle meningeal artery：MMA）が確認できる．カダバーでは突っ張った索状物であるためその確認は容易であるが，硬膜上の中硬膜動脈を辿って探すこともできる．また棘孔は頬骨弓基部の直下にあり，中硬膜動脈と中硬膜静脈（middle meningeal vein：MMV）がともに通過しているのが確認できる 図3C ．中硬膜動脈を切ると側頭葉硬膜は内側に移動することが可能となり，卵円孔（foramen ovale：FO）に入る三叉神経第三枝が確認できる．この上を覆っている固有硬膜（dura propria：DP）を切開すると硬膜はさらに内側に可動性が増す 図3D ．Meckel腔外側まで剥離すると剥離操作は完了する．

動画1

動画1　http://www.chugaiigaku.jp/images/movie/cad_sb/2520_izawa_1.mp4

5. Middle fossa approach　2）カダバー

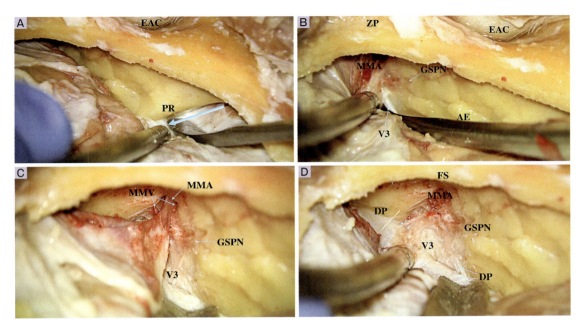

図3　硬膜外剝離操作
A： 錐体骨縁（PR）は十分広く長く，後方から剝離する．錐体骨縁を乗り越えて中頭蓋窩から後頭蓋に落ち込む部まで剝離を行う．
B： 後方から硬膜剝離して弓状隆起（AE）を越えて錐体骨が平らになったところで大錐体神経（GSPN）が確認できる．その後に前内側方向へ剝離を進める．
C： 棘孔に入る中硬膜動脈（MMA）と中硬膜静脈（MMV）がみえる．MMAは硬膜からの連続性でも位置の確認ができる．大錐体神経（GSPN）は三叉神経第三枝（V3）の下面に潜り込む走行をする．
D： 中硬膜動脈（MMA）を切断後，固有硬膜（DP）を切開し，中頭蓋硬膜を内側に移動させる．
EAC： external auditory canal, AE： arcuate eminence, DP： dura propria, GSPN： greater superficial petrosal nerve, MMA： middle meningeal artery, MMV： middle meningeal vein, PR： petros ridge, V3： 3rd division of the trigeminal nerve, ZP： zygomatic process, FS： foramen spinosum

3. 錐体骨ドリリング

　ドリリングを始める前に錐体骨上面のランドマークをすべて確認する．すなわち，middle fossa rhomboid を構成する大錐体神経，弓状隆起，三叉神経第三枝，錐体骨稜の4つを確認し，なおかつこれらが十分に剝離されていることを最終確認する．硬い脳ベラ1本を内耳道（internal auditory canal：IAC）直上の錐体骨縁に掛けて術野を確保する　図4A ．錐体骨内の構造物のみえ方は視軸により大きく変化するため，自分の視軸が正しい方向にあるかどうかを確認してから，ドリリングを行うことが大切である．硬膜外の剝離操作のときは，大錐体神経は後方から剝離を行っていたために後方からの視軸となっているが，ドリリングの際はそこから約30°ほど前方，かつ上方から見下ろす意識で顕微鏡を前方から傾けるとよい方向になる．特に弓状隆起が大きい場合はそれ自体が邪魔となるため前方からの操作が必要となってくる．
　錐体骨ドリリングはまずはダイアモンドバーの3mmから開始する．内耳道硬

Ⅱ. Middle skull base

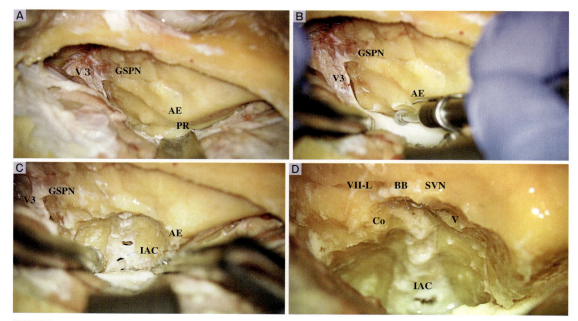

図4 錐体骨骨削除して内耳道を露出する
A：錐体骨ドリリング直前の術野である．Middle fossa rhomboid を構成する大錐体神経（GSPN），弓状隆起（AE），三叉神経第三枝（V3），錐体骨稜（PR）の4つを確認する．十分剝離した後，硬い脳ベラを1本，内耳道入口部方向の錐体骨縁にウェッジさせて側頭葉を保持する．
B：錐体骨ドリリングは Sanna の方法に準じて行い，内耳道入口部前方から後頭蓋窩硬膜に向けて始める．
C：内耳道前壁から上壁を露出．
D：内耳道底：蝸牛（C）と前庭（V）の境に内耳道底がある．Bill's bar（BB）が顔面神経迷路部（Ⅶ-L）と上前庭神経（SVN）を隔てる．
AE：arcuate eminence, BB：Bill's bar, Co：cochlea, GSPN：greater superficial petrosal nerve, IAC：internal auditory canal, SVN：superior vestibular nerve, PR：petros ridge, V：vestibule, Ⅶ-L：Ⅶ labyrinthine portion, V3：3rd division of the trigeminal nerve

膜を確実，迅速に探すためにドリリングは Sanna の方法[2]で行い，錐体骨稜を確認して同部より錐体骨上面の削除を内耳道前方に向かって行う 図4B ．内耳道入口部までは深さがあるため，ここでの骨削除量は多くなる．内側前方の錐体骨内には重要構造物はないため，この部の広い範囲を削除した後に内耳道前壁から後頭蓋硬膜（posterior fossa dura：PFD）に連なる硬膜をまず露出するのがよい．ここでは内耳道硬膜を先に確認できたため，錐体骨前方の削除は少なめとなっている 図4C ．内耳道硬膜を確認したら内耳道底に向かってドリリングしていくが，内耳道の錐体骨内での特徴を理解してドリリングすることが重要である．内耳道入口部は錐体骨表面から距離があり，かつドリリングは斜め方向から行っているため主観的にいっそう深く感じる．また内耳道入口部ではラッパ状に広がっているが，内耳道末梢へ向かうほど細くなり表面からは浅くなり，内耳道入口部は平均 11.6 mm あるが内耳道底部は平均 3.1 mm で 1/3 以下の細さとなる[3]．そのため，ここからのドリリングの操作は奥から手前にこすりあげるような削除の方法で行う．この操作でドリリングを内耳道底まで行うが，内耳道底部

5. Middle fossa approach　2）カダバー

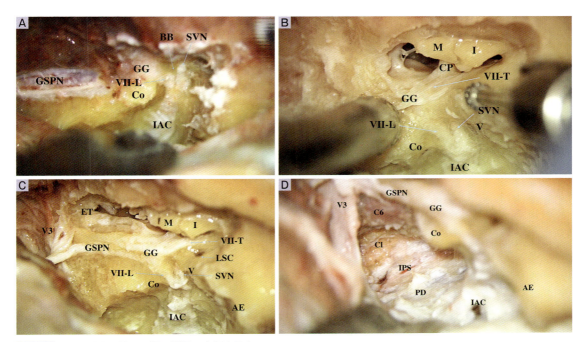

図5 鼓室天蓋を開放して顔面神経の走行を示す

A：別症例の内耳道底部である．蝸牛（Co）を上行する顔面神経の迷路部（FN-LP）から膝神経節（GG），大錐体神経（GSPN）の移行を示す．
B：鼓室天蓋を開放して顔面神経鼓室部（Ⅶ-TP）を露出した．耳小骨の内側でサジ状突起（CP）の上内側を顔面神経鼓室部（Ⅶ-TP）が走行する
C：外側半規管（LCC）の部分半規管切除を行うと顔面神経鼓室部（Ⅶ-TP）の末梢を確認できる．鼓室天蓋の前方削除を行い，耳管骨部から軟骨部〔ET（C）〕を露出した．
D：ATPA 完成．
AE: arcuate eminence, BB: Bill's bar, C: clivus, Co: cochlea, CP: cochleariform process, ET: eustachian tube, GG: geniculate ganglion, GSPN: greater superficial petrosal nerve, I: incus, IAC: internal auditory canal, IPS: inferior petrosal sinus, LSC: lateral semicircular canal, M: malleus, MMA: middle meningeal artery, V: vestibule, V3: 3rd division of the trigeminal nerve, Ⅶ-L: Ⅶ labyrinthine portion, Ⅶ-T: Ⅶ tympanic portion, PFD: posterior fossa dura, SVN: superior vestibular nerve

動画2

の前方には蝸牛（cochlea：Co），後方には前庭（vestibule：V）があり，この2つの構造物の谷間を走行している．ここはきわめて狭い間隙であるため，これ以降の操作には2mmのダイアモンドバーに切り替えて行う 図4D（動画2）．内耳道底部のメルクマールは Bill's bar であり，これを境に後方は上前庭神経（superior vestibular nerve：SVN），前方は顔面神経迷路部（Ⅶ labyrinthine portion：Ⅶ-L）が走行する．意図的に蝸牛の基底回転と前庭（上半規管膨大部）の一部を開放しているが，その位置関係と距離を理解していただきたい．上前庭神経は外後方側に同じ高さでカーブして前庭（上半規管膨大部）に入っていくが，顔面神経迷路部は蝸牛の後壁を乗り越えて上方に向かって走行し，膝神経節に連なる．顔面神経迷路部は決して平面的な走行ではなく前上方に向かうため，むし

動画2　http://www.chugaiigaku.jp/images/movie/cad_sb/2520_izawa_2.mp4

Ⅱ. Middle skull base

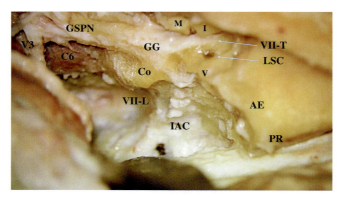

図6 図5D ATPA の後，前方から見下ろして middle fossa approach の視軸とした術野
中頭蓋窩の全貌が観察できる．
AE: arcuate eminence, Co: cochlea, GG: geniculate ganglion, GSPN: greater superficial petrosal nerve, I: incus, IAC: internal auditory canal, LSC: lateral semicircular canal, M: malleus, MMA: middle meningeal artery, V: vestibule, V3: 3rd division of the trigeminal nerve, Ⅶ-L: Ⅶ labyrinthine portion, Ⅶ-T: Ⅶ tympanic portion

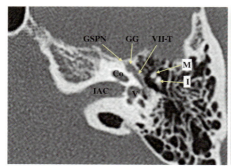 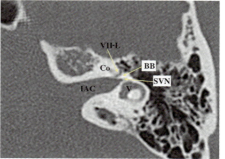

図7 Thin slice CT
BB: Bill's bar, Co: cochlea, IAC: internal auditory canal, I: incus, GG: geniculate ganglion, M: malleus, SVN: superior vestibular nerve, V: vestibule, Ⅶ-L: Ⅶ labyrinthine portion, Ⅶ-T: Ⅶ tympanic portion

ろ垂直に上がってくるイメージでドリリングするのがよい．この位置関係がわかりやすい別症例を 図5A に示すが，この症例では膝神経節が錐体骨上に一部露出しており，大錐体神経が中頭蓋底を長く走行している．一方で顔面神経迷路部は細く，また epinerium につつまれているとはいえ細いため，繊細なタッチで下方から撫でるようにして egg shell technique をこころがけて骨削除する必要がある．ついで鼓室天蓋を大きく開放するとツチ骨（malleus: M），キヌタ骨（incus: I）が容易に確認でき，その深部にサジ状突起（cochleariform process: CP）がみえる．サジ状突起は顔面神経鼓室部（Ⅶ tympanic portion: Ⅶ-T）の外側下方にあるため，顔面神経鼓室部を探す際のよいメルクマールとなる 図5B ．顔面神経鼓室部の後半部は外側半規管（lateral semicircular canal: LSC）の外側下方を走行するため，middle fossa approach の視野で顔面神経鼓室部の末梢を探索するためには外側半規管の部分削除が必要となる 図5C ．錐

5. Middle fossa approach　2）カダバー

体骨内に埋まっている膝神経節を露出して，錐体骨表面にみえている末梢の大錐体神経に連続させると顔面神経の走行の全貌が確認できる　図5C　図6 ．鼓室上壁の骨削除を前方に進めると耳管骨部〔eustachian tube bony part：ET（B）〕に移行し，さらに前方に削除していくと耳介軟骨部〔eustachian tube cartilagious part：ET（C）〕　図5C　に連なる．髄液漏の際の流通路であるため，ここの解剖の理解は必要である．

次に錐体骨前方の骨削除を進めて ATPA を完成させる　図5D ．蝸牛を形成するようにドリリングをすると，大錐体神経の深部で蝸牛の前方に内頚動脈（C6）がみえてくる．内頚動脈と大錐体神経の位置関係もバリエーションに富んでおり，このカダバーのように内頚動脈が大錐体神経の手前にみえるものもあれば大錐体神経を削除しないとみえないものまでさまざまである．この部より内側の錐体骨には重要構造物はなく，後頭蓋硬膜に注意を払いながら Meckel 腔の下面，錐体骨先端部まで骨削除を行う．視野の突き当り正面には斜台（clivus：C）があり，錐体骨先端部との境界には下錐体静脈洞（inferior petrosal sinus：IPS）が走行する．ここまで削除すると ATPA の術野完成となる　図5D　図6 ．

最後に，middle fossa approach は錐体骨内の顔面神経をドリリングによって露出していく手術ともいえ，cadaver dissection にてトレーニングし，解剖を確認することが特に重要である．Thin slice CT はその解剖の理解に非常に役立つため，顔面神経の走行を中心に示しておく　図7 ．

本稿に掲載されている写真の御遺体は，東京医科大学の東寿会へ献体された故人様であります．御遺体は御本人ならびに御家族の良きご理解のもとに東京医科大学に献体され，従来の医学生の教育に加えて，医師の教育・研究に献体を供することを生前から約束して下さった方々になります．その方々に心より感謝と哀悼の意を捧げます．

• 文献

1）河野道宏. Anterior petrosal approach—工夫と注意点—. Japan J Neurosurg（Tokyo）. 2012; 21: 845-56.
2）Sanna M. Hearing preservation in acoustic neuroma surgery. Middle fossa versus suboccipital approach. Am J Otol. 1987; 8: 500-6.
3）Sanna M. Surgical anatomy of the extended middle cranial fossa approach. Skull Base Surg. 1994; 4: 181-8.

〈伊澤仁之，河野道宏〉

Posterior skull base

Ⅲ. Posterior skull base

1 Posterior-combined petrosal approach
1）手術 ①腫瘍手術

　Posterior-combined petrosal approach は，側頭開頭と小さな後頭下開頭を行った後，錐体骨を部分削除することにより，脳幹前面や錐体斜台部へ到達する方法である．このアプローチでは小脳テントを切開することにより，テント上下にわたる広範な術野の展開が可能であり，錐体斜台部髄膜腫や視交叉後方型の頭蓋咽頭腫など頭蓋底部のさまざまな病変に適応可能である．基本的な到達範囲は，前方では視交叉周囲，頭頂側では第三脳室や視床下部領域，尾側では頚静脈孔までとなるが，錐体尖部削開の範囲，半規管削除の有無，蝸牛削除の有無，顔面神経移動の有無などによって多数の亜型が存在するため，実際にはそれぞれの病変に応じた骨削除範囲の選択が必要である．本稿では，迷路骨包を温存した presigmoid retrolabyrinthine posterior petrosectomy と錐体骨先端を削除する anterior petrosectomry を組み合わせた combined petrosal approach の基本手技と実際の腫瘍手術症例について解説する．

■ 手術手技

1. 体位

　患者は患側を上にした semiprone park bench position をとり，手術台は体幹を約 30°頭側に挙上する．基本的に側頭部が床と水平になるよう頭部を固定する．術中の硬膜外操作を容易にする目的と術後の髄液漏を防止する目的で，全身麻酔導入後に腰椎ドレナージを留置しておく．

2. 皮切および有茎筋膜骨膜弁作成

　耳介前方から耳介を取り囲み後頚部へと至る逆 U 字型の皮膚切開を行う 図1 ．側頭部では帽状腱膜下に，後頭蓋窩部では皮下脂肪の層で皮膚を剥離し尾側へ翻転する．次に硬膜閉鎖時に使用する有茎筋膜骨膜弁を作成する．側頭筋膜に切開を加えて筋膜のみを剥離し，これを後方の骨膜と胸鎖乳突筋に連続させ，胸鎖乳突筋を茎とする側頭筋膜骨膜弁を採取する．この際に側頭筋膜と胸鎖乳突筋のしっかりとした連続を保つために上項線上の骨膜および帽状腱膜を皮弁翻転時に温存させておく 図2 ．次に側頭筋は前方に，後頭下筋群は下方に牽引し，側頭後頭後頭下骨を露出させる．

180

1. Posterior-combined petrosal approach　1）手術①

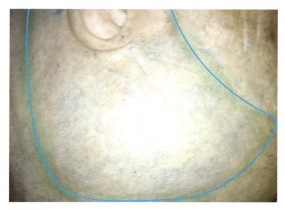

図1　皮膚切開

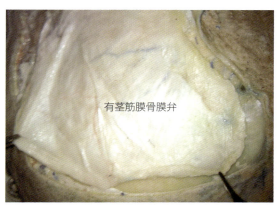

図2　有茎筋膜骨膜弁作成

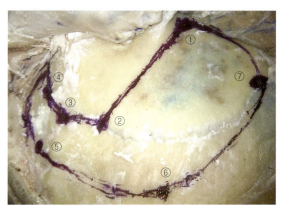

図3　開頭

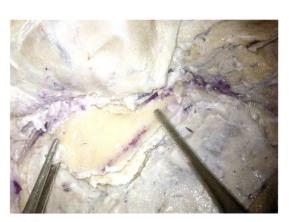

図4　Splitting mastoidotomy

3．開頭

①頬骨弓根部，②乳突上稜後端部，③星状点，④ mastoid emissary vein 後頭骨貫通孔部，⑤横静脈洞直上部，⑥・⑦側頭骨上に計7カ所に穿頭を行い，側頭後頭後頭下開頭を行う 図3 ．次に，術後の整容的な意味と髄液漏防止の目的で乳様突起の外板を採取する（splitting mastoidotomy） 図4 ．ただし，S状静脈洞の発達した症例では，乳様突起外板からS状静脈洞までの距離が非常に短く静脈洞損傷の危険性があるため，外板の採取は安全な範囲にとどめる．

4．S状静脈洞露出と錐体骨露出

横静脈洞側からS状静脈洞側に向かって静脈洞壁を乳様骨内板から順次剝離していく．S状静脈洞は mastoid emissary vein 周囲で骨と強固に癒着しているため，同部位周囲はダイヤモンドドリルでていねいに切除する．最終的にS状静脈洞は頚静脈孔直前までしっかり露出しておく 図5 ．

Ⅲ．Posterior skull base

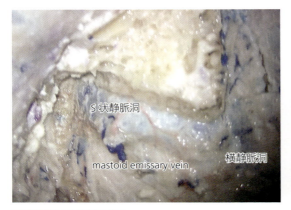

図5 S状静脈洞露出

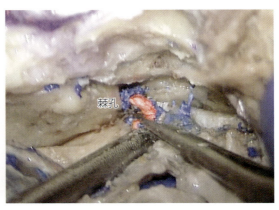

図6 中硬膜動脈の切断

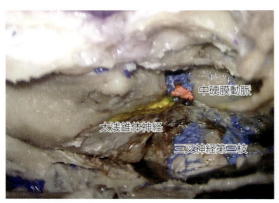

図7 中頭蓋底硬膜の剥離

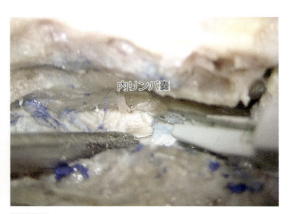

図8 内リンパ嚢の切断

　次に，中頭蓋底硬膜を錐体骨上面から剥離する．中頭蓋底硬膜剥離を外側から内側に進め，棘孔で中硬膜動脈を凝固切断する 図6 ．次に大浅錐体神経が同定されるが，この神経は骨膜硬膜と固有硬膜の間を走行しているため，大浅錐体神経に沿って骨膜硬膜を切開し，硬膜間腔から固有硬膜を内側に剥離すると，錐体骨側に大浅錐体神経を温存できる．固有硬膜をさらに内側に剥離して卵円孔で三叉神経第三枝外側を露出する．錐体骨縁は三叉神経圧痕が露出されるまで硬膜剥離を行う 図7 ．

　続いて術野を後頭蓋窩側に移す．S状静脈前方の硬膜を錐体骨後面から剥離し，尾側は頚静脈孔直前まで剥離する．前方へ剥離を進めると，硬膜が錐体骨内に連続し，めくり込まれるような部位が確認できる 図8 ．これが内リンパ嚢であり，凝固切断することでさらに前方へ硬膜を剥離することができる．最終的には硬膜が内耳道後縁へ連続する部位まで剥離を進める 図9 ．

　このようにして，錐体骨削除に移る前に中頭蓋底側および後頭蓋窩側の硬膜を剥離して錐体骨縁を十分に露出しておく．

1. Posterior-combined petrosal approach　1）手術①

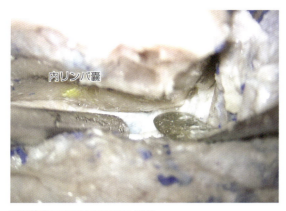

図9　後頭蓋窩側硬膜の剥離

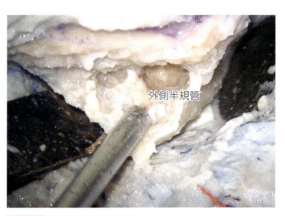

図10　錐体骨削除（外側半規管の同定）

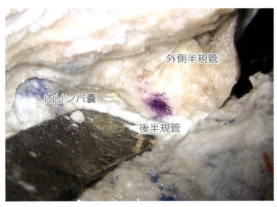

図11　錐体骨削除（後半規管の同定）

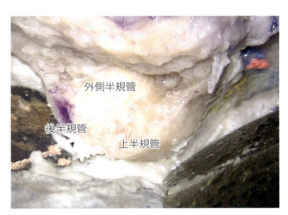

図12　錐体骨削除（上半規管の同定）

5. 錐体骨削除

　外耳孔後方深部の乳突洞が開放されると，その底部には外側に突出する外側半規管が確認できる 図10．次に，後頭蓋窩側から硬膜剥離時に確認した内リンパ嚢を目印に錐体骨後面を削る．内リンパ嚢は後半規管へ連続しているため，わずかに錐体骨後面を削除すると後半規管の皮質骨を確認できる 図11．外側半規管および後半規管が同定されると，さらに弓状隆起を目印にして上半規管の位置が同定できる．上半規管は中頭蓋底側の錐体骨表面に非常に近い位置に存在しており，中頭蓋底側から骨を数mm削除すると上半規管の皮質骨が確認できる 図12．

　続いて錐体骨稜を上錐体静脈洞に沿って前方へ削除を進めながら，内耳道上壁および後壁を開放する．硬膜剥離時に内耳道の位置を確認しておくことで，安全に内耳道を開放することができる．内耳道の硬膜を露出した後，さらに錐体骨稜に沿って錐体骨先端側へ前方に骨削除を進める 図13．

Ⅲ. Posterior skull base

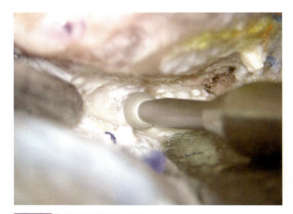

図13 錐体骨先端部の削除

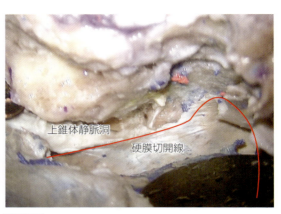

図14 中頭蓋窩側硬膜切開

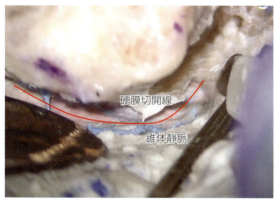

図15 後頭蓋窩硬膜切開

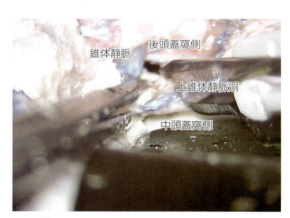

図16 上錐体静脈洞の切断

　錐体骨先端の削除は盲目的に行うと下錐体静脈洞や三叉神経，外転神経を損傷する危険がある．このため，錐体骨先端の十分な削除が必要な症例では，硬膜外にすべての操作を行うのではなく，まず上錐体静脈洞の切断ができるまで硬膜外に錐体骨削除を行っておく．次に硬膜テント切開を行い硬膜内から錐体骨先端を観察し，必要な分のみ錐体骨削除を追加することで，広いワーキングスペースで安全に錐体骨先端の削除が行える．

6. 硬膜テント切開

　まず中頭蓋窩側硬膜を側頭開頭前縁に沿って三叉神経第三枝外側縁へ向けて切開する．側頭葉底で後方に向きを変えて上錐体静脈洞の上縁に沿って切開する 図14 ．次に後頭蓋窩硬膜をS状静脈洞の前縁と上錐体静脈洞の下縁に沿って切開する 図15 ．最後に錐体静脈の血流を温存すべく，上錐体静脈洞への流入部前方で上錐体静脈洞を結紮切断し，中頭蓋窩側と後頭蓋窩側の切開線をつなげる 図16 ．

1. Posterior-combined petrosal approach　1）手術①

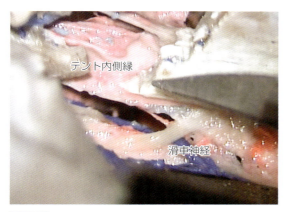

図17 小脳テント切開

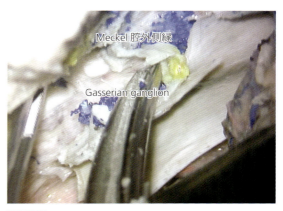

図18 Meckel 腔の開放

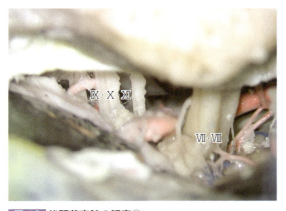

図19 後頭蓋窩腔の観察①
Ⅶ・Ⅷ：顔面神経および聴神経，
Ⅸ・Ⅹ・Ⅺ：舌咽神経，迷走神経，副神経

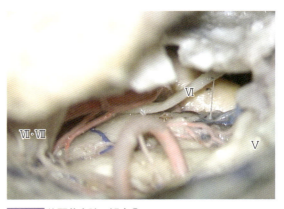

図20 後頭蓋窩腔の観察②
Ⅴ：三叉神経，Ⅵ：外転神経

　小脳テント切開時の硬膜内操作では，局所の脳圧迫をできるだけ避けて脳ヘラを用いる．側頭葉および小脳を全体として移動させるように牽引し，上錐体静脈洞切断部から滑車神経硬膜入口部の 5 mm 後方に向けて小脳テントを切開する．テント内側縁の切開時には，迂回槽くも膜下腔内で滑車神経がテント縁に沿って平行に走行していることを確認する 図17 ．さらに三叉神経に可動性を持たせるため Meckel 腔を開放する 図18 ．

7．硬膜内の観察

　後頭蓋窩腔ではまず三叉神経および第Ⅶ・Ⅷ脳神経が確認できる．尾側は第Ⅸ～Ⅺまで，脳幹側では脳底動脈，前下小脳動脈，上小脳動脈，外転神経が確認できる 図19 図20 ．

　顕微鏡の視軸を尾側後方から頭側前方として側頭葉を牽引すると，テント上が観察できる．脳底動脈先端部，上小脳動脈，後大脳動脈，後交通動脈，動眼神経

Ⅲ．Posterior skull base

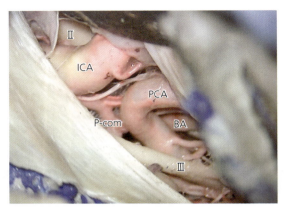

図21 テント上の観察
Ⅱ：視神経，Ⅲ：動眼神経，ICA：内頚動脈，BA：脳底動脈，P-com：後交通動脈，PCA：後大脳動脈

が順次観察でき，前方では視神経後半部，内頚動脈C2部，動眼神経硬膜入口部が観察できる．さらに内側では視交叉下面，下垂体茎，第三脳室底，後床突起まで観察することができる 図21 ．

8. 閉創

この到達法では完全な硬膜縫合は不可能であるため，まず腹壁もしくは臀部より採取した皮下脂肪で削除した錐体骨の表面を覆い，続いて作成しておいた有茎筋膜骨膜弁で錐体骨全体を広く覆うことで閉鎖する．さらに術後3〜5日腰椎ドレナージを行うことで髄液漏を防止する．

■ 手術症例：頭蓋咽頭腫

30歳代，女性．物忘れおよび月経不順にて他院を受診．頭蓋咽頭腫に対して経大脳間裂経終板到達法にて部分摘出が施行された．約1年の経過で再発増大を認め，当院へ紹介となった．画像検査では石灰化巣を伴う視交叉後方型頭蓋咽頭腫を認め，右合併経錐体到達法にて摘出の方針とした 図22 ．

■ 手術の実際（動画1）

動画1

1. 体位

左下のpark bench position，頭部は側頭部が水平かつvertex downの位置で固定した．

動画1　http://www.chugaiigaku.jp/images/movie/cad_sb/3111_morisako_1.mp4

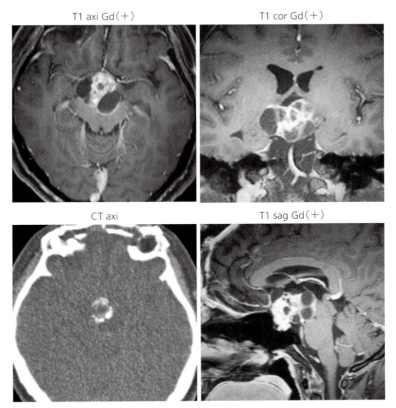

図22 術前造影 MRI および CT
視交叉後部に石灰化巣をもつ腫瘍陰影を認める．

2. 皮切

耳介を囲む逆 U 字として，側頭筋膜骨膜弁を胸鎖乳突筋を茎に作成した．

3. 開頭

側頭後頭後頭下開頭を行い，S 状静脈洞の後縁を露出して外板からの深さを確認した上で splitting mastoidotomy を行った．次に，横静脈洞側から順に静脈洞壁を骨から剝離し，全長にわたって S 状静脈洞を露出した．中頭蓋窩側と presigmoid の硬膜を十分に剝離した．中頭蓋窩側では，棘孔で中硬膜動脈を凝固切断し，大浅錐体神経も剝離，trigeminal impression まで骨から剝離し，presigmoid 側では，endolymphatic sac を切断後にさらに剝離を進めて硬膜が内耳道に折り返すところまで剝離を行った．この状態で錐体骨削除に移った．乳突洞を開放し外側半規管の位置を確認，次に錐体骨後面側から endolymphatic sac を追いかけて後半規管を確認した．最後に上半規管を中頭蓋窩側からわずかに骨を削り確認した．いずれも膜迷路は開放していない．錐体骨縁を前方に向かって切除し内耳道入口部上壁を開放した．顔面神経膝神経節を錐体骨表面に顔面

Ⅲ. Posterior skull base

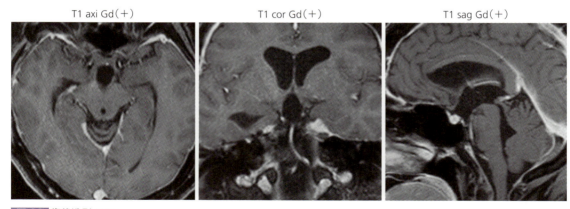

図 23 術後造影 MRI
腫瘍は全摘出され，局所再発は認めていない．

神経刺激を加えることで間接的に位置を同定し，錐体骨先端を硬膜切開ができる部位のところまで切除した．

4. 硬膜切開，テント切開

側頭葉側の硬膜およびpresigmoidの硬膜を切開し，petrosal veinの上錐体静脈洞流入部を確認して，その前方で上錐体静脈洞を切断した．側頭葉を牽引してテント遊離縁内側に滑車神経を確認した後，テントを切開した．

5. 腫瘍摘出

側頭葉を頭頂側へ牽引して術野を広げると動眼神経，後交通動脈，内頚動脈が確認できた．後交通動脈の主要な穿通枝は前方に1本のみ認められ，あまり発達していなかった．このため，後大脳動脈に流入する部位で後交通動脈を凝固切断し，後交通動脈を上方へ牽引した．こうして動眼神経上下のスペースから腫瘍の切除を開始した．石灰化部分は比較的硬かったがCUSAにて摘出できた．内減圧を行いながら周囲を剥離するという操作を繰り返した．視交叉下面，視索および第三脳室壁との剥離を行い，次に中脳前面の腫瘍を鈍的に剥離した．対側動眼神経，後交通動脈とも剥離が可能であり，すべての腫瘍を切除した．最後に硬性内視鏡を挿入し，残存腫瘍がないことを確認した．

6. 閉頭

錐体骨縁に採取した皮下脂肪を充填し，その上を有茎筋膜骨膜弁で覆った．骨弁をミニプレートで固定後，閉創し手術を終了している．

7. 術後

術後記銘力の改善が得られ，約2年の経過で再発は認めない 図23．

文献

1）後藤剛夫, 大畑建治. Combined petrosal approach. In: 大畑建治, 編. NS NOW No.7 低侵襲時代の頭蓋底手術. 東京: メジカルビュー社; 2009. p.123-31.

2）後藤剛夫, 大畑建治. Posterior petrosal approach. In: 斉藤延人, 編. ビジュアル脳神経外科 7 頭蓋底 2: 後頭蓋窩・錐体斜台部. 東京: メジカルビュー社; 2012. p.106-17.

3）Goto T, Ishibashi K, Morisako H, et al. Simple and safe exposure of the sigmoid sinus with presigmoid approach. Neurosurg Rev. 2013; 36: 477-82.

4）森迫拓貴, 大畑建治. 髄膜腫摘出 神経・脳幹との剝離. In: 伊達 勲, 編. 新 NS NOW No.2 若手脳神経外科医が経験したい手術アプローチ. 東京: メジカルビュー社; 2015. p.104-13.

5）森迫拓貴, 大畑建治. Posterior petrosal approach. In: 森田明夫, 編. 新 NS NOW No.4 脳・脊髄腫瘍摘出のための引き出し. 東京: メジカルビュー社; 2015. p.89-109.

〈森迫拓貴, 後藤剛夫, 大畑建治〉

III. Posterior skull base

1 Posterior-combined petrosal approach
1) 手術　②血管障害手術

　経錐体骨到達法 (transpetrosal approach: TPA) は錐体骨を drilling することで術野を形成し中頭蓋窩および後頭蓋窩での作業を可能にする頭蓋底アプローチである. TPA は錐体尖 petrous apex を drilling し錐体尖部, 斜台の上半部の病変に至る前錐体骨到達法 (anterior trans-petrosal approach: ATPA) と, 乳様突起 (mastoid process) を drilling することで, S 状静脈洞 (sigmoid sinus) より前方 (pre-sigmoid) の病変, すなわち小脳橋角部や錐体・斜台部の病変に至る後錐体骨到達法 (posterior trans-petrosal approach: PTPA) に分けられる. さらにこの ATPA と PTPA 両者を併用するものを combined trans-petrosal approach (CTPA), さらに半規管・蝸牛などの内耳構造までも除去 (labyrintectomy) し, 顔面神経の re-route を行うものを total petrosectomy とよぶ.

　頭蓋底アプローチは単純に"骨を削除しその先の病変に至る"というだけではなく"骨を削除することで顕微鏡の入る視軸を広く形成し, 血管吻合などの作業スペースを広くとる", "脳の圧迫を最小限にする"という考え方もまた重要である.

■ CTPA の適応

　脳動脈瘤治療において CTPA は椎骨・脳底動脈系の病変に対するアプローチとして有用であるが, 椎骨・脳底動脈は動脈瘤や動脈硬化性変化で蛇行し, 左右への彎曲のみならず高さまでも症例によってさまざまに異なるため, 単純な動脈瘤部位別にアプローチを決定できない. 例えば脳底動脈上方病変なら ATPA などというのは大きな誤りで, 大部分の脳底動脈先端部瘤や脳底動脈−上小脳動脈瘤に対しては前方からの anterior temporal approach の方がはるかに有用な場合が多い. つまり, 術前に骨と動脈, 静脈の位置関係を把握し, どこまでがみえてどこからはみえないのかという術前シミュレーションが重要である.

　こうした前提をもとに椎骨・脳底動脈系への TPA の有用性を述べると, CTPA を用いた後大脳動脈 (posterior cerebral artery: PCA) P2 部への浅側頭動脈 (superficial temporal artery: STA)-PCA バイパス, 上小脳動脈 (superior cerebellar artery: SCA) への STA-SCA バイパス, trans-condylar fossa approach (TCFA) を併用し椎骨動脈 V3 を確保した上での V3-橈骨動脈 (radial artery graft: RAG)-PCA バイパス, PTPA を用いた後頭動脈 (occipital artery：OA)-前下小脳動脈（anterior inferior cerebellar artery：AICA)バイパスや脳底動脈本幹部の side wall 型動脈瘤に対する clipping などが挙げられる．椎骨動脈瘤や下位脳底動脈病変には TCFA もしくはこれと PTPA や CTPA の併用が有用である．

特に TCFA は CTPA との連続で理解している必要があり，後頭下筋群の詳細な解剖から頚静脈結節の drilling，舌下神経管の同定，さらにここから PTPA の術野と合流し jugular bulb を完全に露出する術野を形成するところまで一連の流れとして知っておく必要がある．また，ここからさらに頚部への皮膚切開を延長し胸鎖乳突筋を後方に翻転していくことで high cervical dissection となり，ダンベル型頚静脈孔腫瘍の手術に有用なアプローチとなる．

■ 術前評価

CTPA において術前に評価すべきことは，CTA と skull base の 3D 画像にて

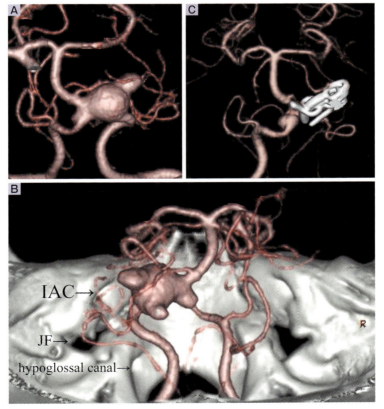

図1　術前評価画像
A：CTA では両側椎骨動脈と下位脳底動脈を含む紡錘状動脈瘤を認める．
B：術後 CTA 画像．
C：頭蓋底と血管の fusion 画像．主病変は左に強く彎曲しており，高さは下部が内耳道の高さ，上部は錐体骨縁である．

Ⅲ．Posterior skull base

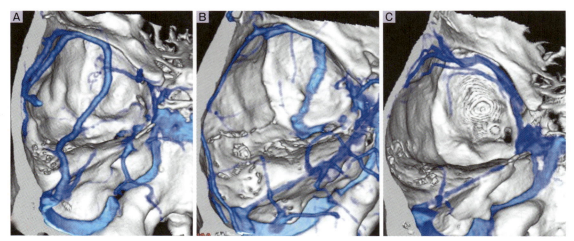

図2 Superficial middle cerebral vein（SMCV）の還流バリーエション
A：Spheno-petrosal type．SMCV は transverse-sigmoid junction 近傍に流出する．
B：Spheno-basal type．SMCV は卵円孔から流出する．
C：Spheno-parietal type．SMCV は海綿静脈洞に流入する．

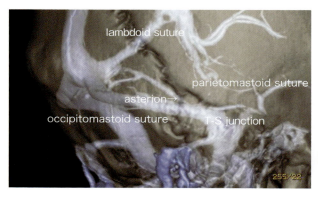

図3 頭蓋縫合と静脈洞の術前評価
本症例では transverse-sigmoid junction は asterion のやや外側下方であることがわかる．

　病変の高さ，左右の位置の評価 図1 および CTV と skull base の 3D 画像で静脈還流を確認する．評価しておくべき静脈系は，superficial middle cerebral vein（SMCV）の還流形態 図2 ，vein of Labbé および inferior temporal veins, petrosal vein の superior petrosal sinus（SPS）への還流部位，jugular bulb の高さなどである．また骨の透過画像と CTV の fusion にて asterion と transverse-sigmoid junction の位置関係を確認しておく 図3 ．

■ 体位

　患側が上となる park-bench position とする．頭部はほぼ lateral position と同様に水平，vertex down とする．健側の頸部が屈曲して静脈還流が悪くならないように留意する 図4A ．

■ 皮膚切開

本稿では最も応用の効くSTA parietal branch確保, OA確保の上でのTCFAとCTPAの併用アプローチについて述べる.

CTPAにおける皮膚切開は併用する手技によって異なるがSTA, OAを確保しさらにTCFAと併用する場合には図のようにSTAのparietal branch直上からの皮膚切開から前方はhair midlineに至るように, 後方はparietal branch直上の皮切からつなげてOAを含むようにC1～C2曲突起の高さまでのC shaped skin incisionとする 図4B . もしくは, mastoid incisuraをC shapeの頂点とし, ここからsubcutaneous OAの直上に至りここからSTA parietal branch直上の皮膚切開と繋げる 図4C . 後者の方がOAを剝離しやすい. STA frontal branchも確保する場合は前方に皮切を延長しskin flapから採取することになる.

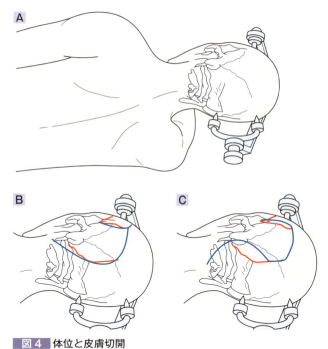

図4 体位と皮膚切開
Park-bench positionにて行う. 浅側頭動脈と後頭動脈の走行をもとに皮膚切開をデザインする.

■ 症例：27歳女性, 椎骨脳底動脈合流部大型動脈瘤

椎骨脳底動脈合流部, 両側椎骨動脈を含んだ紡錘状動脈瘤を認める 図1A . 頭蓋底とCTAのfusion画像では両側VA, BAおよび動脈瘤は強く左側へ彎曲している 図1B . 動脈瘤および左遠位椎骨動脈の高さは内耳道レベルであり, 動脈瘤遠位のlower basilar arteryは錐体骨尖の高さにある.

右下park bench positionとしてSTA parietal branch, OAを確保した上で

Ⅲ. Posterior skull base

のTCFAとCTPAにてアプローチした．動脈瘤遠位の脳底動脈および両側の椎骨動脈をpresigmoidの術野から確保，これら3方遮断を置いたのちに右椎骨動脈から脳底動脈への血流を温存するようにclipping，左椎骨動脈はtrappingとした．図1C．

　術後一過性に顔面神経麻痺が出現したが徐々に改善，4年の経過で残存動脈瘤は変化なく安定して経過している．ただし今後増大するようであれば，次は右からのSTA, OAを確保した上でのTCFAとCTPAアプローチを行いSTA-SCAバイパス，V3-PCAバイパスを置き，PICAのdistalで動脈瘤をtrappingし，V3-PCAバイパスからの逆行性血流をAICAに流すことでの治療になると考えられる．

■ 手術の実際（動画1）

動画1

1. 浅側頭動脈（superficial temporal artery：STA）と後頭動脈（occipital artery：OA）の確保

　Mastoid incisula をC shap の頂点とし，ここからsubcutaneous OA の直上に至り，ここからSTA parietal branch直上の皮膚切開と繋げる皮膚切開とした 図4C 図5A ．STA parietal branch直上を皮膚切開線とし皮切直下でSTAを確保する 図5B ．次にmastoid incisuraを頂点とする皮膚切開の方に移りepi-galea（epi-occipital muscle）のOAを確保する 図5C ．次にこの2つの皮膚切開を繋げる．ただし，前方の皮膚切開から2 layer（つまりsub-galea）で皮弁を起こし続けると，galeaはoccipital muscle（OM）に移行しsuperior nuchal line上方で後頭骨に停止するのでlayerが合わなくなる．このOMは皮弁側でなく骨側に残すことでスムーズにlayerをまたぐことができる．そしてOAがOM直上からsplenius capitis muscleの下方に潜り込むところまで剝離する 図6A ．胸鎖乳突筋を外側に翻転しその下層のsplenius capitis muscleを

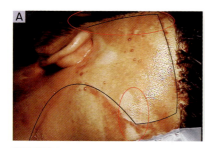 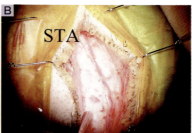 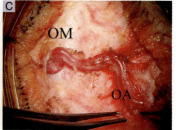

図5 皮膚切開と浅側頭動脈および後頭動脈の確保

動画1　http://www.chugaiigaku.jp/images/movie/cad_sb/3112_ohta_1.mp4

1. Posterior-combined petrosal approach　1）手術②

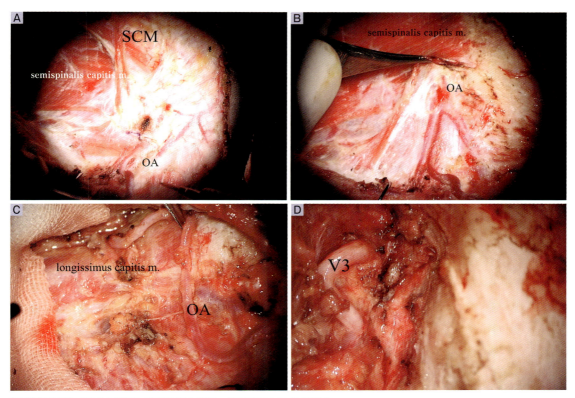

図6　後頭下筋群の剝離と後頭動脈の確保，椎骨動脈 V3 部の露出

露出，付着部である superior nuchal line から剝離しそのすぐ下層を走行する OA を露出していく 図6B ．OA は 2/3 は longissimus capitis muscle の内側を走行するが，1/3 はこの外側を走行するので，ここでの損傷に注意をする．提示症例は外側を走行している 図6C ．そのまま後頭下筋群を layer by layer で剝離し後頭骨を完全に露出し V3 portion の椎骨動脈を確保した 図6D ．本例は TCFA を併用のためここまで剝離しているが，CTPA のみであれば，sterno-cleido-mastoid muscle を前方に翻転，splenius capitis muscle, longissimus capitis muscle を mastoid body の起始部から剝離し，mastoid body を露出するだけで術野展開可能である．

2. Posterior petrosectomy
①Outer triangle の確認

　Mastoid body が露出したら，骨膜を切開翻転し骨の表面解剖を確認する．指標となるのは posterior point of root of zygoma, asterion, mastoid tip でありこれを outer triangle とよぶ 図7 ．Asterion は occipit-mastoid suture, parieto-mastoid suture, lambdoid suture の交点であり，transvers-sigmoid (T-S) junction の指標であるが，必ずしも一致しているわけではないので，術前

Ⅲ. Posterior skull base

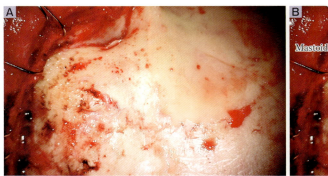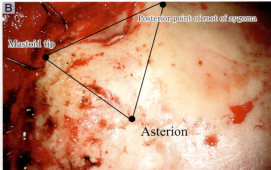

図7 骨表から Outer triangle の確認

に asterion と T-S junction の位置を把握しておく．

②**Outer triangle の drilling**

Outer triangle の drilling を行う．閉頭時の美容的な問題を考慮する場合には，この outer triangle の triangle 部分のみ drilling の後に bone saw で除去することで，皮質骨を残すことができる．ただし，transverse sinus，T-S junction の位置を正確に予測しておかないと，bone saw で静脈洞損傷を起こすことがあり，注意が必要である．

Drilling を行っていくが，原則として T-S junction の露出，temporal tegmen の露出はすべて egg-shell fashion で行う．Drilling は次の step で行っていく．

① Mastoid process 内の海綿骨を満遍なく drilling していく 図8A ．T-S junction，temporal tegmen の露出および sino-dural angle を十分に skeletonize し徐々に深部に進むと，中耳後方で大きな空洞が露出する．これが antrum であり incus が確認される 図8C ．

② Antrum 内に黄色の compact bone が露出することを確認する 図8B 図8C ．これが lateral semicircular canal（LCC）である．この LCC の高さのすぐ前下方に顔面神経を包む fallopian canal が存在する．Fallopian canal 内の perineurium 表面の栄養血管が透けて淡いピンク色にみえる compact bone を注意深く確認し，egg shell を守り fallopian canal の skeletonize が可能である．Fallopian canal は完全に露出してはいけない．慎重に NIM モニターで刺激し，走行を確認しながらその走行位置を把握するようにする 図8C 図8D ．

③ 引き続いて fallopian canal 後方で labyrinth 下方の海綿骨を drilling し，posterior semicircular canal の下方，後方の inner petrosa を形成する compact bone を egg shell technique により skeletonize し presigmoid dura を温存する．Posterior semicircular canal（PSC）の後下方に endolymphatic sac が確認できる（本症例では anterior petrosectomy 後に確認した 図11A ）．PSC の下方で fallopian canal と presigmoid dura との間で海綿骨を drilling していくと，jugular bulb が露出される 図9A ．Jugular bulb の壁は薄いの

1. Posterior-combined petrosal approach　1）手術②

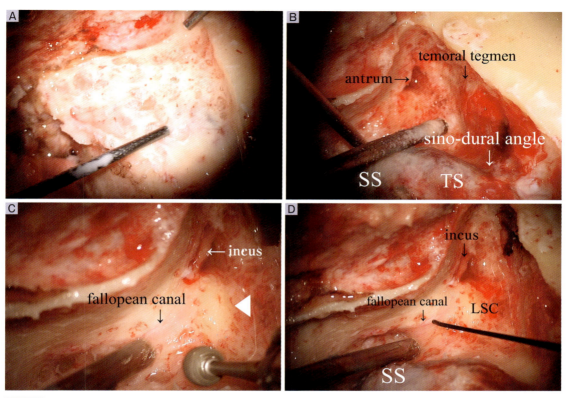

図8 Posterior petrosectomy の実際

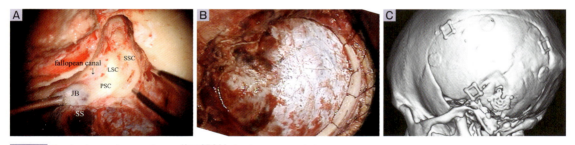

図9 Posterior petrosectomy 後の解剖と L shape craniotomy

　　で，損傷しないよう注意を要する．
　④次に L-shape で後頭骨，側頭骨合わせて開頭を行う 図9B 図9C ．Temporal base の指標は supra-mastoid crest であり，すでに一部 drilling されているが，drilling にて硬膜が露出した部分から十分に硬膜を剥離し頭蓋底の位置を確認することで骨欠損を最小限にする．

3. Anterior petrosectomy

　　開頭が終わったら temporal base に癒着する硬膜を骨から剥離していく．ここからの手技は特に止血が重要であり，たとえ時間を要しても完全に止まるまで念

Ⅲ．Posterior skull base

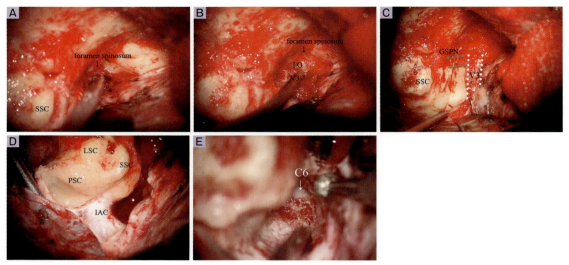

図10 Posterior petrosectomy から anterior petrosectomy への拡大

入りに行う．
① 最初の指標は中硬膜動静脈が走行する foramen spinosum であり 図10A ，これは posterior point of root of zygoma から内側に約 15mm の位置に存在する．これを鋭的に切離し凝固止血する．
② 次に foramen ovale（FO）を確認する 図10B ．Dura propria と inner cavernous membrane の間で dura propria を翻転していく（ただし，superficial middle cerebral vein〔SMCV〕が spheno-basal vein または sinus となり FO を経由し pterygoid plexus に流出するパターン，特に外側から FO に流出するものではこの手技を行うと main drainage ルートを遮断してしまうことになる）．翻転していくと同時に錐体骨に付着した硬膜も剝離し greater superficial petrosal nerve（GSPN）を確認する．GSPN およびその始まりである geniculate ganglion は NIM モニターの刺激で同定可能であり，損傷しないよう鋭的に剝離する．三叉神経は Gasserian ganglion 近傍で dura propria から硬い fibrous membrane（trigeminal fibrous ring）に変わるので，ここまで dura propria を翻転させる．
③ 錐体骨先端部まで硬膜を剝離し錐体骨縁に脳ベラを wedge させてかけ，三叉神経第三枝，GSPN, arcuate eminence, 錐体骨縁からなる temporal rhomboid を確認する 図10C ．Arcuate eminence と GSPN の 2 辺からなる角を 2 分するように internal auditory canal（IAC）が走行するので，これを目安に drilling を行う．ただし posterior petrosectomy が施行されている状態では，arcuate eminence を指標とするより superior semicircular canal を指標とする方がわかりやすい 図10C ．また，より後方からの視野から drilling が可能である 図10C ．

1. Posterior-combined petrosal approach　1）手術②

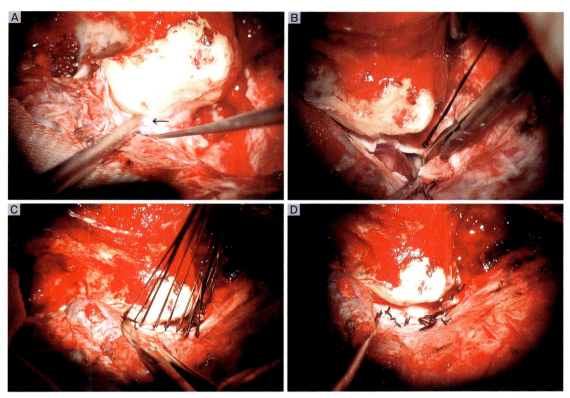

図11 Combined trans-petrosal approach での硬膜切開と硬膜閉鎖

④GSPN のほぼ直下の位置には内頚動脈 C6 部が走行するので，drilling は temporal rhomboid の前内側 corner から開始し，inner petrosa 硬膜，内耳道硬膜を露出しながら徐々に外側浅部へ drilling していく 図10D．Vital structure は C6 carotid 図10E，cochlea，IAC である．また Kawase triangle を完全に drilling すると深部の clivus の硬膜からは inferior petrosal sinus が透見される．残存した骨を完全に drilling し，必要な解剖学的 landmark が十分に露出することを確認する．本例ではこの時点で endolymphatic sac を確認した 図11A．

⑤硬膜切開は superior petrosal sinus（SPS）を横切るようにテント上下に渡って行う．閉創のことを考慮し，硬膜に縫いしろを残しておくとよい 図11B 図11C 図11D．SPS は T-S junction より 8 mm ほど proximal で結紮，切離する 図11B．SPS の切断にあたり，petrosal vein の灌流路を確保するために，注意しておくべきポイントがある．SPS が海綿静脈洞と交通している場合には，SPS の切断は petrosal vein の SPS への流入部の外側でも問題ないが，SPS が sigmoid sinus のみへの流出路しか持たない場合には，SPS の切断は petrosal vein 合流部よりも内側で行う必要がある．T-S junction には他にも vein of Labbé や spheno-petrosal sinus（or vein）などが流入するため，T-S

Ⅲ. Posterior skull base

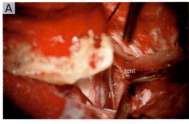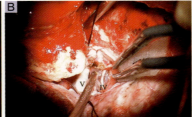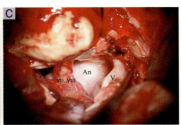

図12 テント切開と滑車神経の温存

junction と SPS の間のテント上硬膜には切開を入れてはならない．SPS は小脳テントの外側基部であり，そのままテント縁まで約60°の角度をもって切開を加える．テント縁では直下を滑車神経がくも膜に覆われ走行し，テントに入ってくるので，必ず滑車神経孔を確認しこれを損傷しないよう後方でテントを切開する 図12A 図12B ．

⑥硬膜を解放したら，各病変に対して必要な処置を行う 図12C ．

⑦閉創時は必要であれば fascia などを用いて可能な限り water tight に縫合閉鎖する．

⑧Drilling による骨欠損部には free abdominal fat graft などを充填する．Abdominal fat はたとえ free graft であってもよく生着し，有用である．

CTPA は難易度の高い頭蓋底アプローチであり，いきなり臨床症例で行うことは避けるべきである．中頭蓋窩，錐体骨，乳様突起，後頭骨，頭蓋頚椎後部，後頭下筋群の解剖を理解し術野でそのすべてを同定しながら展開しなければならない．

われわれは cadaver head による最低でも20回程度の練習が必要と考えている．

- 文献
1) Fukushima T, Nonaka Y, Day JD, et al. Fukushima Manual of Skull Base Dissection. 3rd ed. Raleif: AF-Neuro Video Inc; 2011.
2) Tanikawa R, Sugimura T, Hino K, et al. Surgical application of skull base technique for EC-IC bypass to P2 segment. Surg Cereb Stroke(Jpn). 2006; 34: 440-4.

〈太田仲郎，谷川緑野〉

Ⅲ. Posterior skull base

1 Posterior-combined petrosal approach
1）手術　③Transmastoid approach

■ 症例1：右聴神経鞘腫（動画1）

動画1

62歳，女性．
5年ほど前から，聴力喪失を自覚しており，術前の聴力検査ではスケールアウトしていたため，transmastoid approachにて腫瘍摘出術を行った 図1 ．

1. 体位と皮切

左側臥位にて，顔面神経モニタリングを設置し，右耳介後部に乳様突起を囲むようなC字型の皮膚切開を設けた．胸鎖乳突筋は前方に，頭板状筋は後下方に剝離翻転して乳様突起を露出した（次項2 カダバーの図6，7参照）．

2. Mastoidectomy

Root of zygoma, mastoid tip, asterion を囲んだ outer triangle の骨皮質を cutting burr もしくは extracoarse diamond burr で除去し 図2 ，mastoid air cells を開放しつつ，S状静脈洞を skeletonize しておく．まず，mastoid antrum を開放して耳小骨（incus）を露出すると，外側半規管のオリエンテーシ

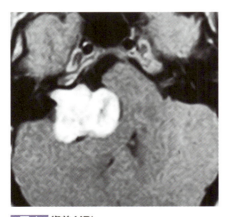

図1 術前MRI

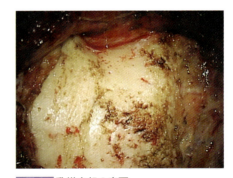

図2 乳様突起の表面
Root of zygoma, mastoid tip, asterion を囲んだ outer triangle の骨皮質を cutting burr もしくは extracoarse diamond burr で除去する．

動画1　http://www.chugaiigaku.jp/images/movie/cad_sb/3113_sameshima_1.mp4

Ⅲ．Posterior skull base

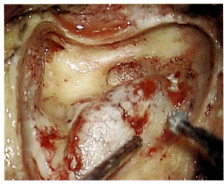

図3 三半規管，fallopian canal，S状静脈洞およびpresigmoid duraの露出

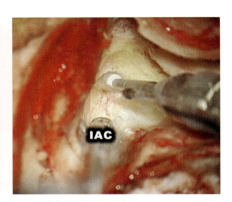

図4 内耳道硬膜の露出

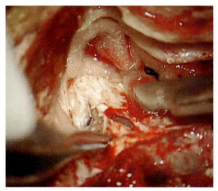

図5 内耳道硬膜の切開

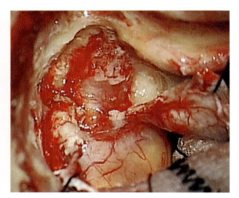

図6 Presigmoid duraの切開

ョンが付きやすくなり，順次，上半規管，後半規管が露出しやすくなる．外側半規管が露出できれば，それより深部に位置するfallopian canal（顔面神経）がstylomastoid foramenに沿って体軸方向に露出することができる．次にpresigmoid duraを露出し，S状静脈洞を後方に牽引できるようにしておく 図3 ．

3．内耳道硬膜の露出

外側半規管の上下端が内耳道の目安とし，translabyrinthine approachを行い，内耳道の硬膜を露出する．内耳道硬膜は薄いため，慎重に骨削開を行わないとドリルで顔面神経を損傷してしまう危険性がある 図4 ．

4．内耳道硬膜の切開

内耳道長軸に沿って硬膜を切開し 図5 ，腫瘍のサイズに応じてpresigmoid duraをS状静脈洞に沿って切開する．硬膜切開部の断端に糸をかけて展開し，S状静脈洞も必要に応じて後方に牽引する 図6 ．

1. Posterior-combined petrosal approach　1）手術③

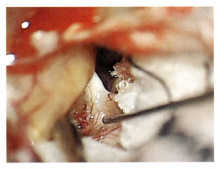

図7　顔面神経刺激プローブによる直接刺激

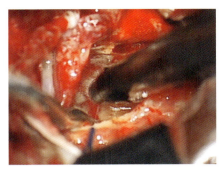

図8　CUSAを用いた腫瘍内減圧

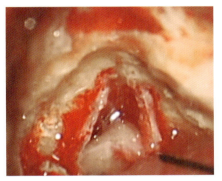

図9　内耳道底部からの腫瘍剝離

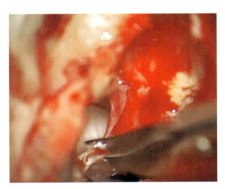

図10　顔面神経から腫瘍皮膜の剝離

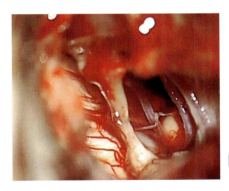

図11　腫瘍摘出後
中央は顔面神経．

5. 腫瘍内減圧

　顔面神経の走行をある程度確認しつつ，腫瘍の内減圧を行う 図7 図8 ．

6. 腫瘍皮膜の剝離

　内耳道底部側から腫瘍を起こしてくると比較的剝離が容易であり 図9 ，随時顔面神経の走行に注意しながら腫瘍皮膜を剝離していく 図10 図11 ．顔面神経との癒着が強かったり，薄く広がっている場合は無理をせずに被膜内摘出に

Ⅲ. Posterior skull base

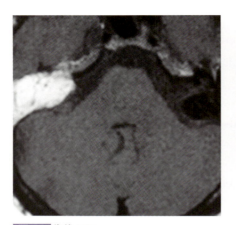

図12 術後 MRI
白い部分は充填した脂肪組織.

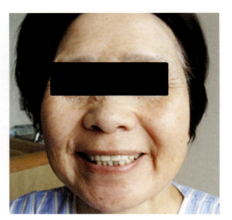

図13 術後の顔写真

とどめている.

7. 閉創

　切開した硬膜は可及的に縫合を行うが，内耳道硬膜の縫合は困難なので，腹部脂肪を採取して硬膜外スペースに充填し，フィブリン糊で固定しておく．充填する脂肪は一塊ではなく，短冊状にして複数重ねるようにして置いている 図12 図13 ．その上から形成的にチタンメッシュプレートでカバーし，筋層は元の位置で縫合固定して皮膚縫合を行っている．

〈鮫島哲朗〉

Ⅲ. Posterior skull base

1 Posterior-combined petrosal approach
2）カダバー

　　Mastoidectomy は脳神経外科専門医が習得すべき重要な手技の1つであり，このアプローチを習得できれば，対応できる症例の幅が格段に広くなる．例えば 図1 のように聴力温存を考慮しない聴神経腫瘍，大きな斜台錐体部髄膜腫，頸静脈孔を占拠する glomus 腫瘍や dumbbell 型の神経鞘腫，脳底動脈本幹や椎骨脳底動脈合流部に生じた動脈瘤などが，この手技を用いたよい適応症例となる．はじめに側頭骨のランドマーク，皮膚切開，体位について述べ，Part A で mastoidectomy（経乳様突起アプローチ）の基本を，Part B でその応用となる posterior transpetrosal approach, petrosectomy, combined transpetrosal approach について記述する．

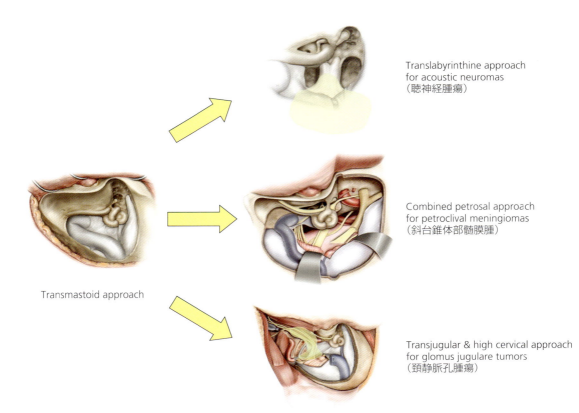

図1 Mastoidectomy が必要な症例（本項の図はすべて文献2より）

Ⅲ. Posterior skull base

■ 側頭骨のランドマーク

Mastoidectomy を行うにあたっては，まず最初に側頭骨のランドマーク 図2 ならびに錐体骨内における種々の重要構造器官における立体的な解剖学的位置関係について，理解しておかなくてはならない．術前に 3D-CTA や MRI との fusion image を用いて透見画像を作成しておくと参考になるのはいうまでもないが，骨削開における組織の硬さの違いや深さなどは，実際にカダバーを使ってトレーニングを繰り返してみないとなかなか理解しがたい．筆者が mas-

動画1

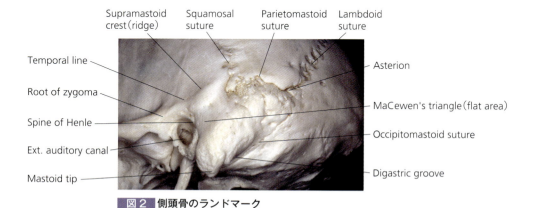

図2 側頭骨のランドマーク

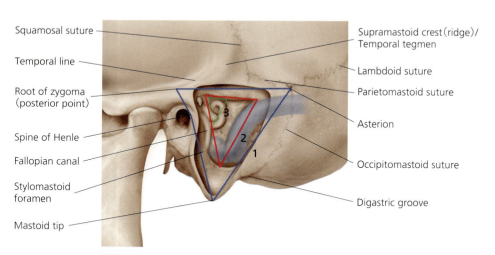

図3 Mastoid triangles
①Outer mastoid triangle：青い線で囲まれた三角
　Asterion-Root of zygoma posterior point-Mastoid tip
②Trautman's triangle：赤い線で囲まれた三角
　Sinodural angle-Superior aspect of the posterior semicircular canal-Jugular bulb
③MaCewen's triangle, Suprameatal triangle：緑の線で囲まれた三角
　Mastoid antrum

動画1　http://www.chugaiigaku.jp/images/movie/cad_sb/3120_sameshima_1.mp4

toidectomy を開始するランドマークは，asterion，頬骨弓後端，mastoid tip で囲まれた"outer mastoid triangle"とよばれている三角である 図3 （青い線で囲まれた三角）．最近は，後方および上方に少し膨らませて後頭蓋窩硬膜と側頭葉硬膜を早い段階で露出して，S状静脈洞や横静脈洞の深さを把握しておくようにしている．静脈洞を損傷してしまう危険性はさらに少なくなり，作業効率もよくなる．骨迷路，上錐体静脈洞，S状静脈洞前縁，頚静脈球に囲まれた三角 図3 （赤い線で囲まれた三角）は"Trautman's triangle"とよばれるもので，経迷路法で内耳道を開放して行う聴神経腫瘍などに用いられる．また，外耳道の上後方に位置するやや窪んだ領域は"MaCewen's triangle"とよばれ 図3 （緑の線で囲まれた三角），mastoid antrum（耳小骨が存在する）を開放する際のランドマークになる．

■ 皮膚切開

　皮膚切開は術者の好みにもよるが，著者は基本的には retroauricular C-shaped incision で行っている 図4 ．なぜなら後頭側から手を入れる場合に，土手高にならないからである．①は耳鼻科でよく用いられる translabyrinthine approach である．②は transmastoid approach（presigmoid approach）と retrosigmoid approach を組み合わせたり，上錐体静脈洞を切断し，小脳テントを遊離縁まで切開して行う posterior transpetrosal transtentorial approach などで，③もしくは④は combined transpetrosal approach の際に用いている．

①：Small C-shaped transmastoid incision
　-represents standard transmastoid, retrolabyrinthine or translabyrinthine incision used by neuro-otologists

②：Extended transmastoid incision
　-represents a combined transmastoid and suboccipital (retrosigmoid)

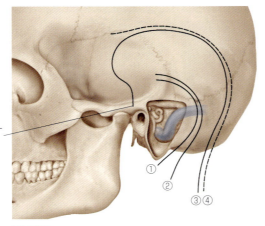

図4 皮膚切開

Ⅲ. Posterior skull base

approach and posterior transpetrosal transtentorial approach

③ or ④: Combined transpetrosal incision

　-represents a question-mark（③）or L-shaped incision（④）used in this skull base dissection for combined transpetrosal approach

■ 体位　図5

　Mastoidectomy を用いた手術や posterior transpetrosal approach, combined transpetrosal approach ではすべて lateral parkbench position で行っている．要点を列挙すると，

① ベッドの天板は可能な限り頭側に移動しておき，術者の足元が広く取れるようにする．術者自らが各種ペダルを配置し，コード類をあらかじめ整理しておく．背板は通常 15～20°程度挙上した状態で体位を取る．

② 3点固定を使用する場合，原則として後方の2ピンは inion のやや上方と mastoid body 付近に，前方の1ピンは前頭部の hair line より後方に刺入する．決して額に刺さないように留意する．

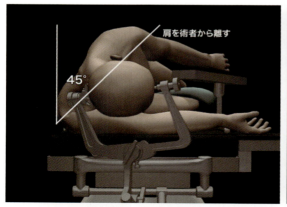
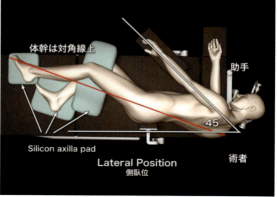
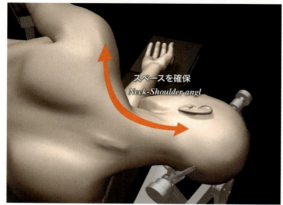

図5　体位

1. Posterior-combined petrosal approach 2）カダバー

③頭位を固定する際は，両手で頚部から下顎部を抱きかかえるようにして保持し，頚部のrotationとflexionの程度に留意して適切な位置を決定する．

④通常，頭頂部はわずかにvertex downとし，前後はアプローチによってほぼ水平からやや床面方向にrotationした位置で，下顎には指一本入る程度に前屈させる．

⑤背面はベッドの端，骨盤部はベッドのほぼ中央に位置し，体幹がベッド上に対角線上になるように固定する．

⑥髄液漏予防のための腹部脂肪を採取する場合，あらかじめ消毒とドレーピングを行っておく．

■ Part A: Mastoidectomy

Step 1: 皮膚切開と筋層の展開，ランドマークの確認

皮膚切開は前述のように症例に応じて種々のバリエーションがあるが，post-auricular C-shaped incisonを基本にしている 図6 ．皮弁はone layerでも構わないが，著者はまずsubgaleal connective tissueのlayerで皮弁を起こし，sternocleid mastoid muscle（胸鎖乳突筋）とsplenius capitis muscle（頭板状筋）を露出させ，上項線とmastoid bodyの付着部からそれぞれに剥離して，sternocleid mastoid muscleは前方に，splenius capitis muscleは下方に翻転し，mastoid bodyと後頭骨を露出させている．Sternocleid mastoid muscleの筋膜は硬膜閉創用として使えるため，ていねいに剥離しておく．

Mastoid bodyを十分に露出した後，外耳孔後縁，spine of Henle，頬骨弓後端，supramastoid crest, squamosal suture, parietomastoid suture, occipitomastoid suture, asterion, digastric groove, mastoid tipなどのbony landmarksを確認する 図7 ．

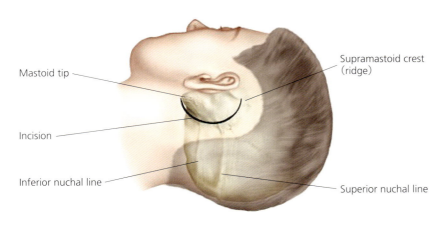

図6

Ⅲ. Posterior skull base

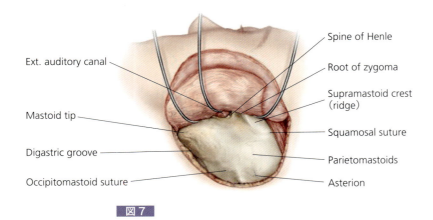

図7

Step 2：Mastoidectomy の基本手技

筆者はまず mastoid tip からドリリングを開始し（5〜6 mm サイズの cutting burr を用いている），外耳道の後縁に沿って上行し，次に上縁に沿うように前方に向きを変え頬骨弓後端に到達したら，その後，さらに後方に向きを変えて asterion の位置まで骨皮質を削開して溝を作る 図8 ．そして，mastoid tip と asterion を結んだ "triangle" 内の骨皮質を完全に除去する．このとき，側頭葉硬

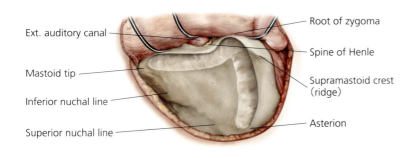

図8

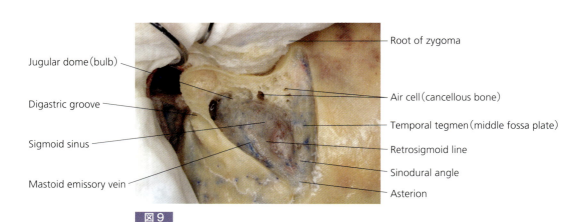

図9

1. Posterior-combined petrosal approach　2）カダバー

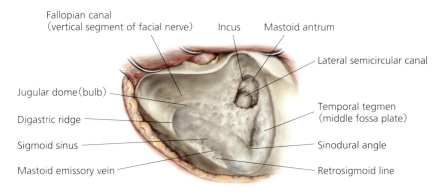

図10

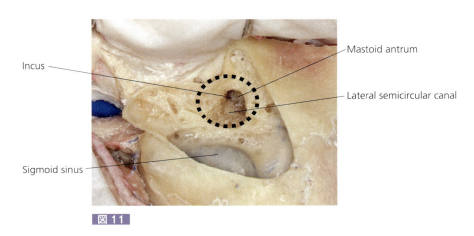

図11

膜（temporal tegmen）と後頭蓋窩硬膜を先に露出させておくと，S状静脈洞周囲の硬膜を露出することになるため，その後の静脈洞の露出がしやすくなる．S状静脈洞は可能な限り，skeletonization しておくが，乾燥による静脈洞閉塞を防ぐため，最後の硬膜切開時までは薄く骨を残したままにしておく 図9．

Sigmoid sinus の走行位置がある程度把握できたら，MaCewen's triangle の直下に位置する mastoid antrum を開放し，耳小骨（incus）と外側半規管を確認する 図10 図11 図12．その後，三半規管周囲の small air cells（cancellous bone）を2～3 mm サイズのダイヤモンドドリルで削開して，側頭葉硬膜から辿りながらS状静脈洞前方の硬膜（presigmoid dura）を露出する 図13．次に fallopian canal の露出に移るが，術野からみて fallopian canal は，通常，外側半規管の頂上の高さより下にあることを念頭に置き，mastoid tip までの cancellous bone を digastric ridge に遭遇するまで削開しておく．この digastric ridge の延長線上に fallopian canal が，前内側に stylomastoid foramen が存在することをイメージして 図13 図14，顔面神経刺激用のプローベを用いて顔面神経の走行と深さを確認しながらドリリングを進める．通常は完全に神経

Ⅲ. Posterior skull base

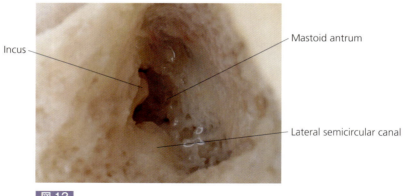

図 12

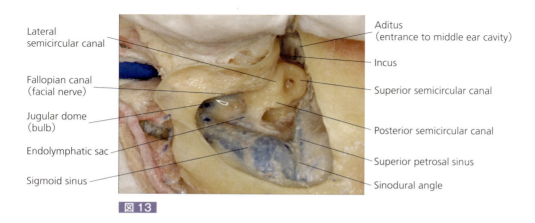

図 13

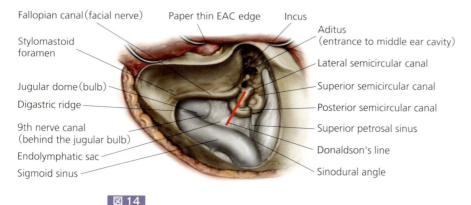

図 14

を露出する必要はなく，skeletonization で十分である．このとき，ドリルの熱による神経損傷を防ぐために常に冷水でのイリゲーションを行いながらドリリングを行う．Fallopian canal が完全に露出されれば，jugular bulb から presigmoid dura をさらに広く露出することが可能になるため，presigmoid からのワーキングスペースが広く取れる．外側半規管からS状静脈洞側に延長したライン

1. Posterior-combined petrosal approach　2）カダバー

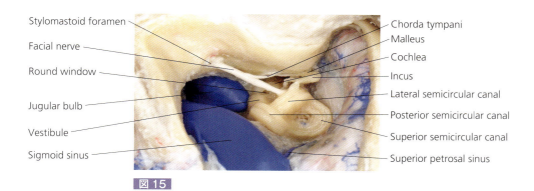

図15

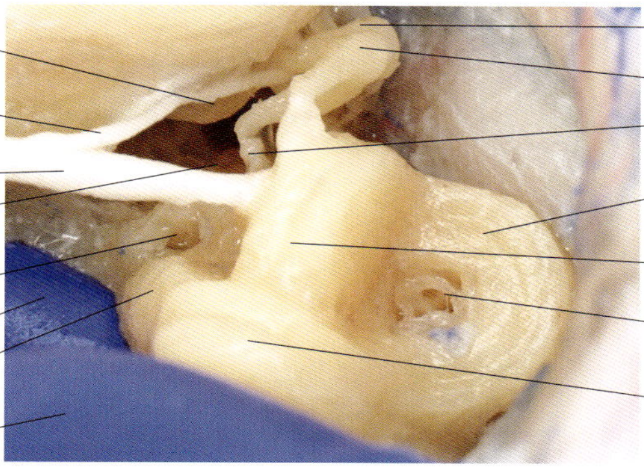

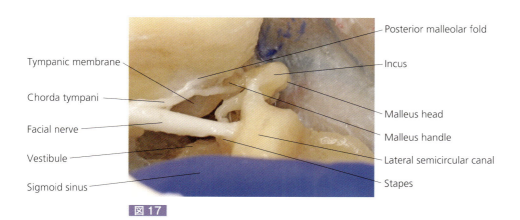

図16

図17

が，endolymphatic sac の位置の目安となる（Donaldson's line）図14．
　ここまでの段階で完成しておくべき Procedure を，再度確認しておく 図15 図16 図17．
　①S 状静脈洞と jugular bulb の skeletonization が完成していること．
　②Presigmoid dura と middle fossa dura が可及的に広く露出されており，ワーキングスペースが確保されていること．

Ⅲ. Posterior skull base

　　③骨性三半規管がそれぞれ露出されていること．
　　④Fallopian canal の skeletonization が完成しており，乳様突起内の顔面神経の走行が把握できていること．

Step 3：三半規管の削開と内耳道の露出

　　骨性半規管を削開して内耳道を露出する行程に入る前に，顔面神経の vertical segment, tympanic segment, 三半規管，前庭（vestibule），総脚部（common crus）の解剖学的位置関係を確認しておく 図18 図19 ．Fallopian canal（顔面神経 vertical segment）を三半規管に向かって辿っていくと外側半規管の下面で急速に角度を変えて耳小骨との間を通り tympanic segment につながっていく 図19 ．また，外側半規管下面と後半規管膨大部および顔面神経で囲まれた部位に vestibule が存在し，外側半規管と後半規管を削開すると common crus につながる 図20 ．さらに後方に vestibular aqueduct が位置する．筆者は内耳道硬膜の露出にあたっては，内耳道の上端と下端をイメージするために外側半規管の前上端と後下端の水平線を指標にしている（ 図21 の点線）．内耳道硬膜は非常に薄いため（特に腫瘍が充満している場合），一気に硬膜を露出せずに可及的

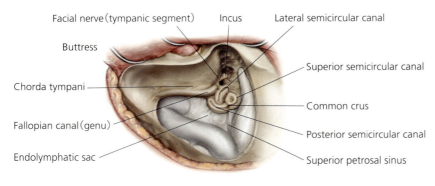

図18

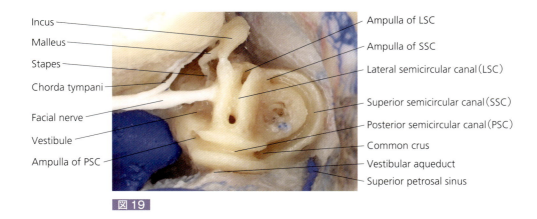

図19

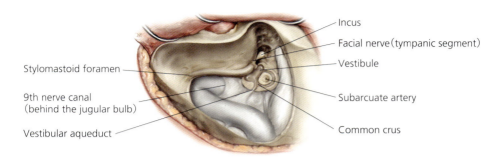

図20

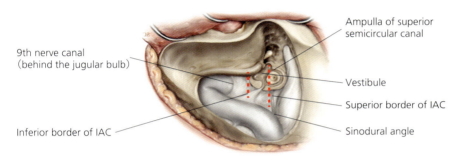

図21

に skeletonization しておき，先端の薄い剥離子で最後に剥離していく方が安全である．また，presigmoid dura 側から Sonopet（先端の薄いチップを用いる）で内耳道底側に向かって硬膜を露出する方法も有効である．内耳道底は上下前庭神経間の transverse crest，上前庭神経と顔面神経間の horizontal crest（Bill's bar）が目安となる 図22 図23 ．硬膜切開は， 図24 のように逆 T 字型に切開して左右に展開し，内耳道底側の硬膜は完全に切除している．聴神経腫瘍の場合は，内減圧を可及的に行うと小脳の牽引がなくても広い術野が確保される．内耳道内で上下前庭神経を同定し，これらを切断して腫瘍を起こしていく．その際にも horizontal crest（Bill's bar）が顔面神経と上前庭神経との境界の目安になる 図25 図26 ．腫瘍摘出後，watertight に硬膜閉創を行うことは困難であるため，腹部脂肪とフィブリン糊を用いている．この場合，脂肪片は一塊ではなく，短冊状に刻んで重ねるようにしてカバーした方が硬膜内に落ち込むことなく，より髄液漏を予防できると考えている．

Ⅲ. Posterior skull base

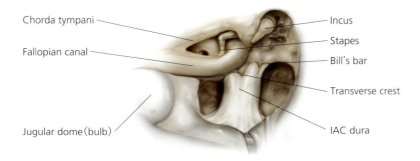

図22

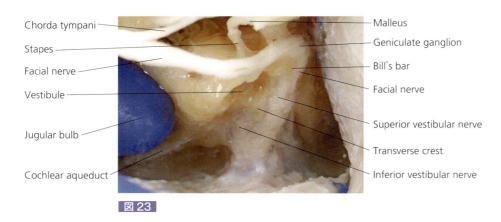

図23

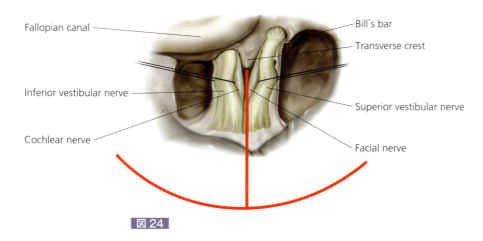

図24

1. Posterior-combined petrosal approach　2）カダバー

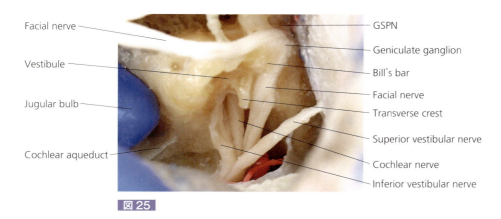

図25

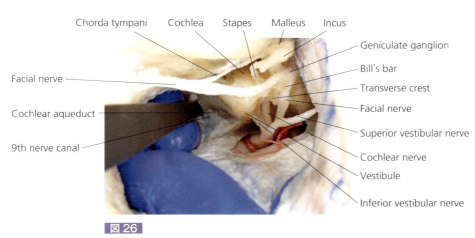

図26

■ Part B: Combined transpetrosal approach

　　Combined transpetrosal approach は，anterior transpetrosal approach （他項参照）と Part A で記述した mastoidectomy がきちんとマスターできれば，術野の展開は可能である 図27．通常，大きな斜台錐体部髄膜腫の症例に用いることがほとんどであるため，広くて浅い術野と長時間手術のための快適な手術環境を作る工夫が必要である．

Step 1: 体位と皮切

　　体位の項で記述した通りだが，セッティングの際に術者が患者の後頭部側と頭頂部側の間を移動できるスペースを確保しておくのはもちろんのこと，直介看護師と器械台の位置も指示しておく．皮切は，頭皮がそれほど分厚くない患者であれば L 字型の皮切で可能である．その際は前額部に切り込まないように注意する 図28．側頭後頭筋膜と前頭頭頂骨膜とを連続させて長い有茎弁を確保しておき，腹部脂肪とともに閉頭の際の死腔閉鎖と髄液漏防止に有用である．

Ⅲ. Posterior skull base

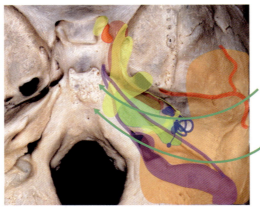

図27 Combined transpetrosal approach

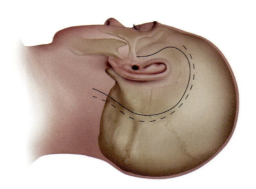

図28 "?" or "L" shaped skin incision

Step 2: Mastoidectomy と開頭

　骨削除は，① mastoidectomy，② craniotomy，③ anterior transpetrosal approach の順番で行っている．Craniotomy は zygoma と supramastoid crest に沿った側頭下（subtemporal grooving）と inferior nuchal line に沿った後頭下（suboccipital grooving）にドリルで溝を作成しておき，squamosal suture および横静脈洞近辺に burr hole を穿ち，craniotome で行う．筆者は腫瘍摘出に先立って retrosigmoid area からも硬膜内にアプローチし，腫瘍と下位脳神経，顔面神経，聴神経，三叉神経，外転神経などとの位置関係や癒着の程度を確認し，それぞれの神経からの剝離を試みることもあるため，開頭の際に retrosigmoid space も広く確保するようにしている 図29 ．

Step 3: Anterior transpetrosal approach

　詳しくは他項を参照していただきたいが，著者は，① foramen spinosum と foramen ovale の位置確認と中硬膜動脈（MMA）の凝固切断 図30 ，② dura propria の挙上 図31 ，③ anterior petrosectomy による後頭蓋窩硬膜の露出

1. Posterior-combined petrosal approach　2）カダバー

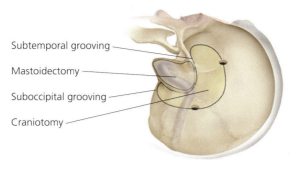

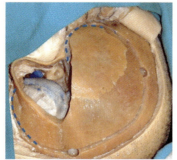
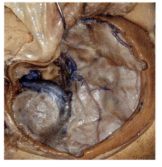

図29　Mastoidectomy and craniotomy

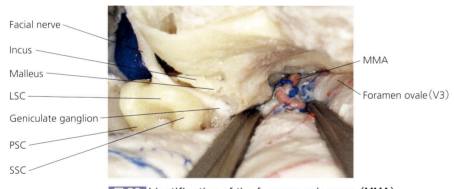

図30　Identification of the foramen spinosum（MMA）

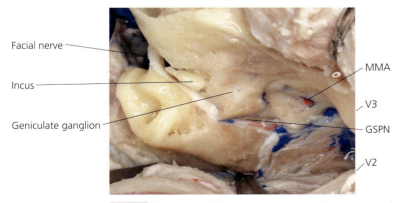

図31　Elevation of the temporal dura（Dura propria）

Ⅲ. Posterior skull base

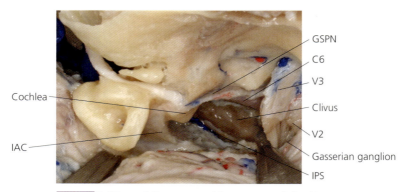

図32 Drilling of the petrosal bone around the IA

図32 の順で anterior transpetrosal approach を行っている．三半規管周囲のスペース（いわゆる supra and retrolabyrinthine space）を少しでも広くするために，開頭を行ってから再度骨迷路を可能な限り shave しておく．

Step 4：硬膜切開と主要解剖構造の観察

硬膜切開の方法には，病変の大きさや静脈還流によってもさまざまなバリエーションがあるが，後頭蓋窩側は jugular bulb 上縁から S 状静脈洞に沿って三半規管後上縁の presigmoid dura を切開する．次に側頭葉硬膜と後頭蓋窩硬膜に縦切開を設け，間の上錐体静脈洞を結紮切断する（上錐体静脈洞の切断については，術前の血管造影にて錐体静脈などの静脈還流方向を確認しておく）．側頭葉下面に脳へらを挿入し，軽く挙上した状態で小脳テントを脳幹に向かって遊離縁まで切開する（tentorial sinus の発達の程度にも注意）．通常，この位置で滑車神経を切断することはなく（硬膜に入るのは鞍背より約 7 mm 後方といわれている），遊離縁とくも膜の間に糸付き綿などを滑り込ませておいて滑車神経を直視下に確認しながら切開する．また，必要に応じて側頭下面の硬膜切開を前後に追加するが，このときも Labbé 静脈のみならず temporal dural sinus や bridging vein についても必ず術前に確認しておく．最後に後頭蓋窩側の硬膜切開と連続させて上錐体静脈洞の結紮糸を前後に牽引し，Meckel's cave を開放するとテント上下における広い術野が展開する 図33 ．また，Step 2 にて記述した通り，retrosigmoid space からも硬膜内にアプローチし，腫瘍と各脳神経との位置関係を確認する．

Step 5：Total petrosectomy（錐体削開）

Total petrosectomy を行って，正常解剖構造を露出したカダバー写真を掲示する（三半規管，内耳，中耳構造を削開し，聴神経，GSPN は切断） 図34 ．

1. Posterior-combined petrosal approach 2）カダバー

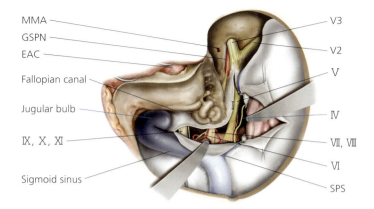

図33 Intradural exposure

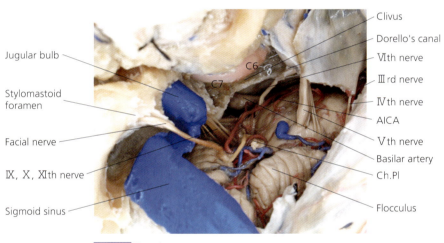

図34 Total petrosectomy

- 参考文献
  1) 鮫島哲朗. 入門 頭蓋底手術—側頭骨アプローチのための解剖と手術の実際. 東京: メジカルビュー社; 2014.
  2) Sameshima T, Fukushima T. Manual of Skull Base Dissection. 2nd ed. Pittsburgh: AF-Neurovideo Inc; 2004.

〈鮫島哲朗〉

Ⅲ. Posterior skull base

2 Transcondylar approach
1）手術

　Transcondylar approach は suboccipital approach の拡大型 modification の１つとして，1991 年 Bertalanffy and Seeger[1] によって論文として報告命名された．同様の手術法は 1978 年に Seeger らの text[2] にて記載されている．1980 年代後半より椎骨脳底動脈系の血管病変や大孔前方の腫瘍に対する種々の到達法が報告命名され，若い先生にはやや混乱を招く結果となっているかもしれない．まずは歴史をたどり到達法の整理をすることとする．

■ 拡大型後頭下開頭の変遷

　1986 年 Heros[3] が椎骨脳底動脈瘤に対する手術法として，従来の後頭下開頭に加え，大孔を condylar fossa まで骨削除し，外側からの視野をよくする工夫を報告した．論文の中でも，新しい手術法ではなく外側まで骨削除を追加する工夫を加えた lateral suboccipital approach として報告している．現在でいう condylar fossa approach とほぼ同じだが，頚静脈結節の骨削除に関しては言及していない．同年，Perneczky[4] は text の中で後頭下開頭に頚静脈結節骨削除を追加した手術法を記載している．1988 年 George ら[5] は大孔前方腫瘍に対し，後頭下開頭に partial mastoidectomy を加えて S 状静脈洞を露出（もしくは一部切離）し，さらに C1 hemilaminectomy および C1 横突孔を開放し，椎骨動脈の転位を行い外側の術野を確保する lateral approach を報告した．現在はこの 2 つを far lateral approach として扱う論文が多い．1990 年 Sen and Sekhar[6] が大孔髄膜腫や上位頚椎神経線維腫に対し，後頭下開頭に partial mastoidectomy および partial condylectomy を加えた extreme lateral approach を報告した．1991 年に Bertalanffy and Seeger[1] が大孔腹側腫瘍に対する dorsolateral suboccipital transcondylar approach を報告した．後頭下開頭に partial condylectomy，頚静脈結節削除，舌下神経管開放を加え，さらに C1 横突孔を開放し，椎骨動脈を転位する．この報告により論文上初めて transcondylar approach が命名された．舌下神経管開放までの partial condylectomy は頭蓋頚椎移行部の安定性に問題はないとしている．その後，1990 年半ばに Sekhar[7] や Al-Mefty[8] のグループから斜台下方や歯突起（axis）近傍の硬膜外病変に対する complete condylectomy を加えた拡大型の transcondylar approach が報告され，本手術法では bone fusion の必要性が記載されている．2001 年には

2. Transcondylar approach　1）手術

Matsushima ら[9] により transcondylar fossa approach が報告された．Condylectomy は行わず，posterior condylar emissary vein を切離し，condylar fossa の骨削除を行い，必要に応じて頚静脈結節の骨削除を追加している．Nanda らは大孔髄膜腫の切除率は condylectomy の追加の有無はほとんど影響しなかったと報告している．現在のコンセンサスとしても，大孔髄膜腫や他の硬膜内腫瘍症例では多くの場合，腫瘍の外側に進展した部分の腫瘍摘出に伴い，working apace が確保されるため，いわゆる condylar fossa approach で対応可能と考えられている．Condylectomy の真の適応は延髄前面の小さな腫瘍もしくは血管障害，大型椎骨動脈瘤の一部，椎骨動脈や後頭顆に進展する大きな腫瘍，斜台下方，C1C2 前方の硬膜外病変とされている．

後頭下開頭では大孔の外側をできるだけ削ることで小脳の圧排を減らし，延髄腹側への視野を展開することができる．すなわち，大孔の外側縁（lateral rim）が前外側頭開頭での sphenoid ridge に相当する．その際，少しでも後頭顆の一部を削除した場合，椎骨動脈転位の有無にかかわらず，transcondylar approach とよんで差し支えないと考える．後頭蓋窩手術で重要なことは，後頭下開頭の拡大型オプションを熟知し，正しい適応で適切な手術法を選択することである．

■ 手術症例の呈示：大孔部髄膜腫

症例は 79 歳女性．入院 1 年前より右後頚部痛，3 カ月前から左手のしびれを自覚．徐々に体幹失調が進行し，頚部から上腹部までのしびれ感の悪化および呼吸困難感を自覚するようになった．術前の四肢徒手筋力テスト（manual muscle test：MMT）は 2/5 まで低下．開頭術の方針となった．

■ 術前画像所見

術前 MRI では，斜台下方より C1 下縁に至る大孔髄膜腫 図1A を認めた．軸位画像 図1B にて腫瘍は右外側への進展を認め，右方からの到達法を選択した．

手術計画をする際，術前 3DCTA にて後頭骨，椎骨動脈，C1，静脈洞，頚静脈，posterior condylar emissary vein などの解剖学的情報を把握しておくことはきわめて重要である 図2 ．

■ 手術所見

体位は左側パークベンチ体位で上半身を 15°挙上し，後頭顆関節面を露出できるように頚部を軽度屈曲，回旋させて頭部を 3 点固定．術中電気生理学的モニターとして，経頭蓋運動誘発電位（transcranial motor evoked potential：Tc-MEP），体性感覚誘発電位（sensory evoked potential：SEP），筋電図（顔面神経：Ⅶ，声帯：Ⅹ），聴性脳幹反応（auditory brainstem response：ABR）を行

Ⅲ. Posterior skull base

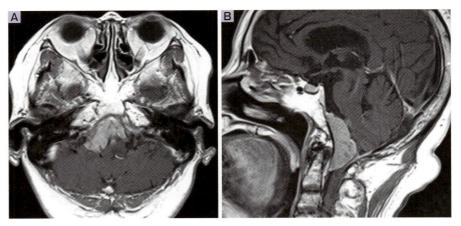

図1 術前造影 MRI
A：軸位断，B：矢状断．斜台下方から C1 下縁に至る大孔髄膜腫を認め，延髄は腫瘍により著明に後方に圧迫されている．腫瘍は右外側に進展している．

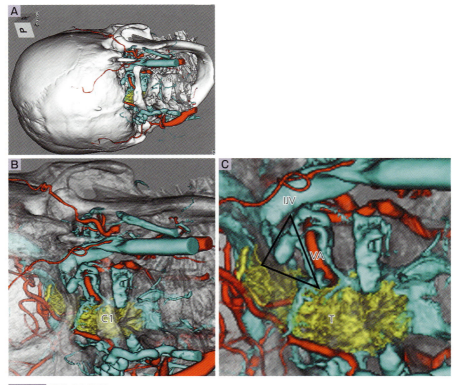

図2 術前 3DCTA
3DCTA の 3 次元立体画像で骨の透過性を変えることで後頭骨と静脈系の詳細な解剖学的関係を把握することができる．A：骨条件，B：骨と静脈系の関係，C：静脈系．C1：cervical vertebrae 1, IJV：internal jugular vein, T：tumor, VA：vertebral artery, △：骨削除部位（partial condylectomy）

った．頭部固定後に，SEP に変化がない（延髄圧迫が悪化していない）ことを確認しておくことを怠ってはならない．

1. 第 1 段階：後頭下開頭

　右耳介後部に S 字型の皮膚切開を置き，後頚筋群を層々に剝離．上斜筋，下斜筋，小後頭直筋を露出し，後頭下三角で椎骨動脈および周辺の静脈叢を確保した．この際，後頭骨側および C1 後弓を骨膜下に剝離し，静脈叢を包むように剝離することがコツである．

　右後頭下開頭後に，大孔部は対側まで広く開放．右 C1 の片側椎弓切除を施行．Posterior condylar emissary vein の発達は症例によって違うが，後頭顆の骨削除を行うためには，この静脈を凝固切離し，condylar fossa を露出し，術野を確保する必要がある．

2. 第 2 段階：硬膜外操作（動画 1）

動画 1

　C1 後弓の頭側で椎骨動脈と静脈叢を一塊として確保し，軽度尾側に変位させ，骨削除のための術野を確保する．顕微鏡下にドリルを用いて舌下神経管の皮質骨を確認するまで condylar fossa，後頭顆内側の骨削除を進める．舌下神経管の尾側が後頭顆，頭側が頚静脈結節となる．頚静脈結節を削除するためには舌下神経管の頭側をさらに奥まで骨削除を進める必要がある．頚静脈結節の削除範囲は腫瘍進展範囲によって決定するが，本症例では頚静脈孔内部に腫瘍進展がないため，基部のみの削除にとどめた 図8C ．

3. 第 3 段階：腫瘍摘出（動画 1）

　硬膜を Y 字型に切開し硬膜を翻転すると，くも膜を透して副神経（XI），腫瘍および腫瘍により後方に圧迫された延髄を確認した 図3 ．腫瘍は大孔腹側の硬膜に広く付着し，同側の頚静脈孔近傍まで及んでいた．まずくも膜を切開し，XIおよびC2 root を確認し，歯状靭帯を切断し術野を確保した 図4 ．腫瘍はC2 root の内側に入り込んでおり，腫瘍の内減圧後，尾側の腫瘍を摘出した．腫瘍を減圧すると，腫瘍に埋もれていた右椎骨動脈を硬膜貫入部で確認できた．さらに椎骨動脈の背側から腫瘍の内減圧を行いながら腫瘍の摘出を進めた．延髄境界面との癒着も想定されたが，腫瘍との境界にくも膜層が存在していたため，比較的容易に剝離できた．続いて腫瘍の頭側を確認すると舌咽神経，迷走神経は腫瘍によって頭側に圧排されていたが，いずれも温存可能であった 図5 ．椎骨動脈の頭側，下位脳神経の下方のスペースから頚静脈結節に沿って腫瘍の摘出を進めると腫瘍に埋もれていた舌下神経（XII）を同定できた．さらに椎骨動脈の頭側から腫瘍の摘出を進めると深部正中側の硬膜面を確認できた．最後に大孔部腹側の腫瘍発生母地を凝固し，対側に伸びた腫瘍を摘出．対側では舌下神経管に腫瘍

動画 1　http://www.chugaiigaku.jp/images/movie/cad_sb/3210_sakata_1.mp4

Ⅲ. Posterior skull base

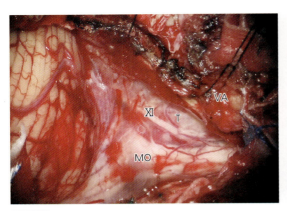

図3 術中写真（硬膜翻転後）
くも膜を透して副神経（XI），腫瘍（T）および腫瘍により後方に圧迫された延髄（MO）を確認した．VA: 硬膜外椎骨動脈

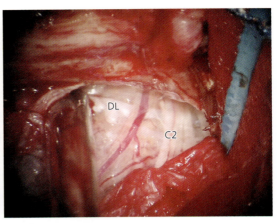

図4 術中写真（歯状靭帯，C2 root）
くも膜下に C2 root（C2），歯状靭帯（DL）を認め，その奥に腫瘍を確認できる．

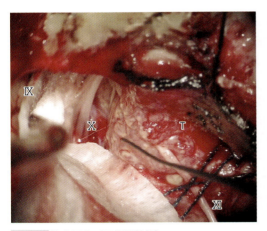

図5 術中写真（下位脳神経）
腫瘍の頭側に下位脳神経を認める．
T：tumor，Ⅸ：舌咽神経，Ⅹ：迷走神経，Ⅺ：副神経

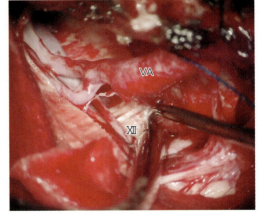

図6 術中写真（対側舌下神経）
腫瘍摘出後に対側の舌下神経を認めた．VA：椎骨動脈，Ⅻ：舌下神経

の一部が侵入していたが，同部の腫瘍を摘出し，対側Ⅻを同定温存することができた 図6 ．付着部硬膜をよく焼灼し，Simpson grade 2 の摘出となった 図7 ．術中 MEP，SEP，ABR，神経筋電図モニターに変化を認めなかった．胸鎖乳突筋の筋膜を使用し，硬膜形成．骨弁を固定し筋層下に drain を留置．筋層から皮膚を層々閉創し手術終了した．

4. 術後経過

術直後は抜管せずに呼吸管理をし，手術翌日に ICU で抜管した．術後，右声帯麻痺と喉頭浮腫を認めたが，手術操作に伴う下位脳神経麻痺の影響よりは，気管内挿管の影響による一過性障害と考えられ，徐々に改善した．運動機能は直後か

2. Transcondylar approach　1）手術

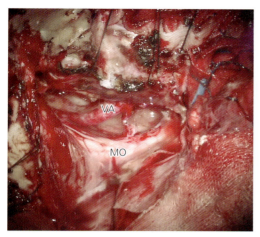

図7　術中写真（腫瘍摘出後）
MO：延髄，VA：椎骨動脈

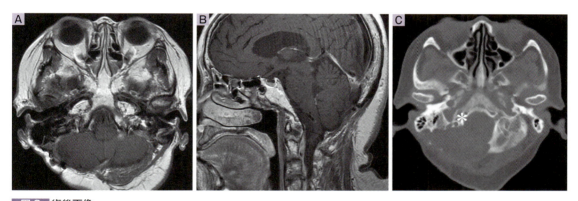

図8　術後画像
MRI 造影 T1 強調画像軸位断（A），矢状断（B）．腫瘍は全摘出されている（Simpson grade 2）．単純 CT 骨条件像（C）では舌下神経管の手前まで骨削除されている．＊：舌下神経管

らMMT4/5に改善．回復期リハビリを経て自宅，外来独歩通院レベルに改善した．術後造影 MRI では腫瘍の全摘出が確認され，術後 CT では舌下神経管手前まで骨削除されていた　図8．

　頭蓋底手術手技を習得するには多くのエキスパートの手術を学び，cadaver dissection を行い，そして実際の手術の経験を積む．その螺旋階段を何回も回りながら少しずつ上っていくしかない．柳生新陰流に"三磨の位（習・練・工）"という教えがある．技術の習得には習い，稽古し，そして工夫する，そのサイクルを何度も回りながら，練り上げることが重要である．本書がこれから頭蓋底外科手術を習得する若い先生にとって少しでもお役に立てれば望外の喜びである．

Ⅲ. Posterior skull base

▪ 文献

1) Bertalanffy H, Seeger W. The dorsolateral, suboccipital, transcondylar approach to the lower clivus and anterior portion of the craniovertebral junction. Neurosurgery. 1991; 29: 815-21.

2) Seeger W. Atlas of Topographycal Anatomy of the Brain and Surrounding Structures. Wien: Springer-Verlag; 1978. p.486-9.

3) Heros RC. Lateral suboccipital approach for vertebral and vertebrobasilar artery lesions. J Neurosurg. 1986; 64: 559-62.

4) Perneczky A. The posterolateral approach to the foramen magnum. In: Sammi M, editor. Surgery in and around the Brain Stem and the Third Ventricle. Berlin: Springer-Verlag; 1986. p.460-89.

5) George B, Dematons C, Cophignon J. Lateral approach to the anterior portion of the foramen magnum. Application to surgical removal of 14 benign tumors: technical note. Surg Neurol. 1988; 29: 484-90.

6) Sen CN, Sekhar LN. An extreme lateral approach to intradural lesions of the cervical spine and foramen magnum. Neurosurgery. 1990; 27: 197-204.

7) Baru RP, Sekhar LN, Wright DC. Extreme lateral transcondylar approach: technical improvements and lessons learned. J Neurosurg. 1994; 81: 49-59.

8) Al-Mefty O, Borba LAB, Aoki N, et al. The transcondylar approach to extradural nonneoplastic lesions of the craniovertebral junction. J Neurosurg. 1996; 84: 1-6

9) Matsushima T, Matsukado K, Natori Y, et al. Surgery on a saccular vertebral artery-posterior inferior cerebellar artery aneurysm via the transcondylar fossa (supracondylar transjugular tubercle) approach or the transcondylar approach: surgical results and indications for using two different approaches. J Neurosurg. 2001; 95: 268-74.

〈坂田勝巳, 末永　潤, 田中貴大, 川原信隆〉

Ⅲ. Posterior skull base

2 Transcondylar approach
2）カダバー

　Transcondylar approach は，1991 年 Bertalanffy H and Seeger W[1] によって斜台下方，延髄前面病変に対する suboccipital approach の拡大型 modification の 1 つとして報告命名された．本手術法は通常の後頭下開頭に，partial condylectomy，舌下神経管の開放，頸静脈結節の骨削除を加え，必要に応じて，椎骨動脈の転位を行う．本術式は解剖学的に 3 段階に分けると理解しやすい．第 1 段階は皮膚切開および後頭下筋群の剝離．第 2 段階は硬膜外操作および骨削除で partial condylectomy，hypoglossal canal の開放，jugular tubercle の骨削除および頭蓋外椎骨動脈の剝離．そして第 3 段階は硬膜内操作で，椎骨動脈，後下小脳動脈，下位脳神経，上位頸椎神経根，歯状靭帯などが key anatomy となる．カダバーの写真および動画を用いて step by step に解説を加える．

■ 第 1 段階：皮膚切開および後頭下筋群（動画 1）

動画 1

　動画では皮膚切開は乳様突起先端部から正中 C5 に至る hockey stick incision を用いている．皮下組織の剝離において，後頭動脈および大後頭神経の走行を把握しておくとよい．後頭動脈は乳様突起の根部から顎二腹筋，最長筋，頭板状筋の下を走行し，頭板状筋と頭半棘筋の間から皮下組織に出る 図1．したがって

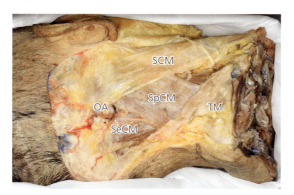

図1　後頭筋群第 1 層
SCM：胸鎖乳突筋，TM：僧帽筋，SpCM：頭板状筋，SeCM：頭半棘筋，OA：後頭動脈

動画 1　http://www.chugaiigaku.jp/images/movie/cad_sb/3220_sakata_1.mp4

Ⅲ. Posterior skull base

皮下で後頭動脈を同定し，頭板状筋，頭最長筋を後頭骨の付着から剝離，翻転すれば，乳様突起基部まで後頭動脈を確認することができる．OA-PICA 吻合術などで後頭動脈を露出する際には，この筋層に関する手術解剖の理解がきわめて重要である．大後頭神経は第 2 頸神経の後根で，第 1・第 2 頸椎椎弓間から後方に走行し，下斜筋の尾側から出て第 3 層の上を内側に走行し，多くの場合頭半棘筋を貫通して皮下に至る．この貫通部位は外後頭隆起の尾側約 3 cm，正中から約 1.5 cm とされ，大後頭神経の存在部位の指標となる．上項線上の皮下で外側から走行してくる後頭動脈の上で交差する．しばしば蛇行した後頭動脈の周囲に大後頭神経が神経ネットワークを形成する．

1. 後頭下筋層の解剖　図2

後頭下筋層の理解は，後頭蓋窩手術到達法を修得する上で避けて通れない．

Condylar fossa approach では筋層を一塊として，正中から外側に剝離することで多くの場合，術野を確保することができる．C1 横突孔を開放し，椎骨動脈の転位を行う場合は，筋層ごとの剝離を行い，より外側の術野を展開する必要がある．この場合，各後頭下筋群の起始および付着を理解しておくことは必須である．

第 1 層　図1

①僧帽筋（trapezius muscle）
　　起始：後頭骨の上項線内側部，外後頭隆起，項靱帯，第 7 頸椎以下全胸椎の棘
　　　　　突起および棘上靱帯
　　付着：肩甲棘，肩峰，鎖骨外側方 1/3
　　作用：主に肩を後方に引く

②胸鎖乳突筋（sternocleidomastoid muscle）
　　起始：胸骨頭，鎖骨頭
　　付着：乳様突起，上項線の外側
　　作用：頭部の回旋，前屈

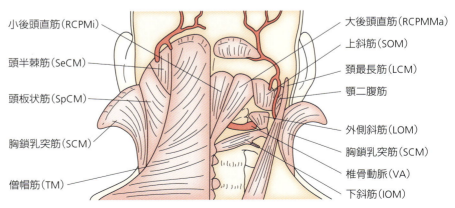

図2　後頭筋群イラスト（文献 1 より改変）

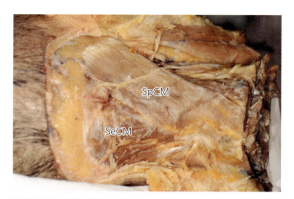

図3 後頭筋群第2層
SpCM：頭板状筋，SeCM：頭半棘筋

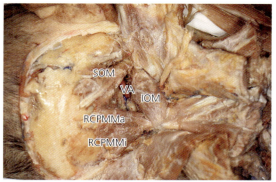

図4 後頭下筋群第3層（後頭下三角）
SOM：上斜筋，IOM：下斜筋，RCPMMa：大後頭直筋，
RCPMMi：小後頭直筋，VA：椎骨動脈

第2層 図3

③頭板状筋（splenius capitis muscle）
　起始：下位5頸椎項靭帯，上位2〜3胸椎棘突起
　付着：乳様突起，上項線外側部
　作用：頭部の回旋，後屈

④頭最長筋（longissimus capitis muscle）
　起始：第3胸椎から第3頸椎間の横突起および関節突起
　付着：乳様突起上内側
　作用：頭部を後方に引く

⑤頭半棘筋（semispinalis capitis muscle）
　起始：上位6胸椎の横突起および下位3〜4胸椎の棘突起
　付着：後頭骨の上項線と下項線間の内側2/3
　作用：頭を後方に引く

第3層 図4

⑥小後頭直筋（rectus capitis posterior minor muscle）
　起始：環椎（C1）後結節
　付着：下項線内側1/3
　作用：頭部を後方に引く

⑦大後頭直筋（rectus capitis posterior major muscle）
　起始：軸椎（C2）棘突起
　付着：下項線中央1/3
　作用：頭部を後方に引く

⑧上斜筋（superior oblique muscle）
　起始：環椎（C1）横突起
　付着：下項線外側部
　作用：頭部を後方に引く

⑨下斜筋（inferior oblique muscle）
　　起始：軸椎（C2）棘突起
　　付着：環椎（C1）横突起
　　作用：頭部（環椎）の回旋
⑩外側後頭直筋（rectus capitus lateral muscle）
　　起始：環椎横突起
　　付着：頚静脈孔の後外側と後頭顆の外側
⑪顎二腹筋（digastric muscle）
　　起始：乳突切痕から中間腱（後腹）
　　付着：中間腱から下顎骨二腹筋窩に付着（前腹）
　　作用：舌骨を引き上げ，下顎を引く
　　※中間腱は線維性滑車によって舌骨体に固定

　胸鎖乳突筋を切離し下方に翻転すると頭板上筋の付着部が露出され，僧帽筋と頭板状筋を切離し内側に翻転すると最長筋の付着部が露出される．最長筋を切離し下方に翻転すると内側に頭半棘筋，外側下方に第3層の上斜筋，下斜筋が露出され，C1 横突起が触知できる．頭半棘筋を切離し，内側に翻転すると後頭三角が同定できる．上斜筋を C1 横突起から切離し，内側に翻転すると外側後頭直筋が露出されその奥が頚静脈孔となる．

2. 後頭下三角 図4

　大後頭直筋，上頭斜筋，下頭斜筋によって形成される三角の間隙が後頭下三角とよばれ，その深部に椎骨動脈（V3）が横走する．手術の実際では三角の底辺を環椎（C1）後弓の上縁と認識した方がよい指標となる．環椎（C1）後弓骨膜を後弓に沿って切開し，骨膜下に後弓上縁，前面へと剥離し，posterior atlantooccipital membrane の一部と椎骨動脈周囲の静脈叢とともに椎骨動脈を確保する．頭側も同様に後頭顆側から骨膜下に椎骨動脈前面を剥離する．ときに椎骨動脈が後方に突出していることもあり，術前の 3DCTA で C1 後弓と椎骨動脈（V3）の位置関係を確認しておくと安心である．頭蓋外椎骨動脈の転位を行うには，環椎（C1）横突起を露出する必要がある．そのためには C1 横突起に付着する外側斜筋，下斜筋を切離すると比較的広い術野を得ることができる．

3. 後頭蓋窩手術に必要な骨学 図5

　後頭下開頭を行う上で骨表面のランドマークを理解しておくことは必須事項である．特に露出した骨のどこに横静脈洞，Ｓ状静脈洞が走行しているかをイメージできることが大切である．おおまかには静脈洞交会は外後頭隆起の下に存在し，上項線に沿って横静脈洞が走行し，asterion（parieto-mastoid suture とラムダ縫合の交点）の上で下方に屈曲しＳ状静脈洞となって parieto-mastoid suture の直下を下方に走行する．横静脈洞は平坦で剥離も容易であり，クラニオトーム

2. Transcondylar approach　2）カダバー

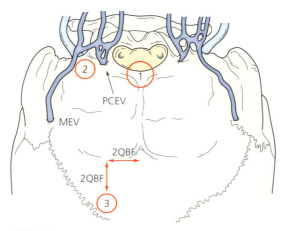

図5 後頭骨と emissary vein（文献1より改変）
MEV: mastoid emissary vein, PCEV: posterior condylar emissary vein,
1: 大孔, 2: condylar fossa, 3: 後角穿刺ポイント

で骨切りすることも可能である．S状静脈洞は上に凸で骨に強く癒着していることが多く，容易に損傷されるので剝離の際はより慎重を要する．Extreme lateral approach においてS状静脈洞を完全に露出する場合は，表面の骨を薄く削り，横静脈洞の方から剝離しながらリューエルにて削除していくのがよいが，詳細は他稿にゆずる．さらに大孔外側への剝離を進め，postreior emissary condylar vein を同定し凝固切離することで condylar fossa を完全に露出する．後頭下開頭時の脳室穿刺ポイントは外後頭隆起（inion）から2横指外側，2横指頭側である　図5．

■ 第2段階：硬膜外操作（動画2）

動画2

Posterior condylar emissary vein を凝固切離し，condylar fossa を露出する　図6．後頭下開頭を行い，大孔後方を開放し，外側に骨削除を進める．必要に応じて C1 hemilaminectomy を行い，椎骨動脈およびその周囲の静脈叢を骨膜で包むように剝離を進める．Condylar fossa および後頭顆の後内側1/3の骨削除を行い，舌下神経管を開放する　図7．舌下神経管が開放されると舌下神経管の頭側が頸静脈結節，尾側が後頭顆となる　図8．同部を硬膜外から剝離しつつ，高速ドリルを用いて骨削除を行う．C1外側塊の関節面を削除する場合は，C1横突孔を開放し，椎骨動脈を内側に転位する必要がある　図9．大後頭孔近傍の静脈系は，大後頭孔部硬膜内の辺縁静脈洞（marginal sinus），椎骨動脈周囲を取り巻く椎骨静脈叢，舌下神経管の中を走行する静脈叢，顆管の中を走る顆導出静脈（posterior condylar emissary vein）であり，これらが大孔外側にあ

動画2　http://www.chugaiigaku.jp/images/movie/cad_sb/3220_sakata_2.mp4

Ⅲ．Posterior skull base

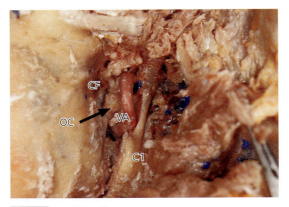

図6 Condylar fossa
CF：condylar fossa，OC：後頭顆，VA：椎骨動脈

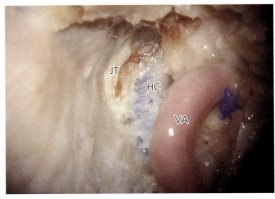

図7 舌下神経管，頚静脈結節
舌下神経管が開放され神経を取り囲む静脈叢が確認できる．
HC：舌下神経管，JT：頚静脈結節，VA：椎骨動脈

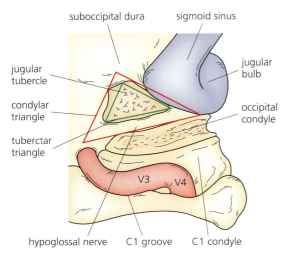

図8 舌下神経管イラスト（文献2より改変）
舌下神経管の頭側が頚静脈結節，尾側が後頭顆となる．

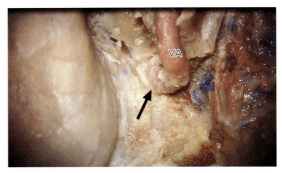

図9 椎骨動脈硬膜外硬膜貫通部（矢印）
VA：椎骨動脈

る頚静脈球（jugular bulb）と交通する．

■ 第3段階：硬膜内操作（動画3）

動画3

本到達法における最も重要な解剖は椎骨動脈硬膜貫通部近傍の解剖であり，椎骨動脈，歯状靭帯，副神経，頚髄神経根（C1，C2）の関係を理解しておく必要がある 図10 ．頭蓋外の椎骨動脈は大後頭孔と環椎の間の硬膜を貫通して頭蓋内に入る 図9 ．歯状靭帯は脊髄と硬膜をつなぐpia-arachnoid membraneで

動画3　http://www.chugaiigaku.jp/images/movie/cad_sb/3220_sakata_3.mp4

2. Transcondylar approach　2）カダバー

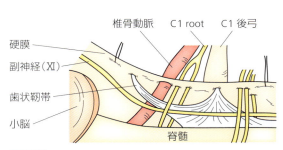

図10 大孔近傍硬膜内解剖イラスト（文献1より改変）

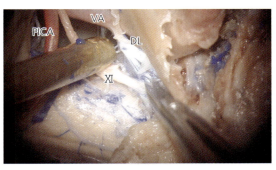

図11 歯状靭帯

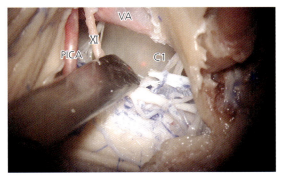

図12 C1 root
硬膜内椎骨動脈貫通部に付着した歯状靭帯を切離すると奥にC1 root が確認できる．VA：椎骨動脈，PICA：後下小脳動脈，XI：副神経

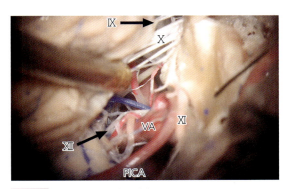

図13 舌下神経，下位脳神経
IX：舌咽神経，X：迷走神経，XI：副神経，XII：舌下神経，VA：椎骨動脈，PICA：後下小脳動脈

あり，脊髄神経の前根，後根の間に存在する．頭蓋内に入った直後の椎骨動脈は，歯状靭帯で上から固定されている 図11．したがって，大孔髄膜腫の手術などで腫瘍の中に椎骨動脈が埋もれている場合でも，歯状靭帯が椎骨動脈貫入部のよい指標となる．さらに歯状靭帯の背側を副神経と第2頚髄神経後根が走行する．C1前根 図12 は歯状靭帯の腹側で椎骨動脈の下方を走行し硬膜外に続く．C1後根は欠損している場合が多い．硬膜貫通部近傍の椎骨動脈からは延髄や頚髄に枝を出す後脊髄動脈が分枝するので注意する．歯状靭帯を切離することで上位頚髄の固定が解除され，腫瘍を減圧する術野を確保できる．椎骨動脈を頭側に追っていくと，舌下神経，下位脳神経，後下小脳動脈が確認できる 図13．さらに腹側では走行によって対側の椎骨動脈が確認でき，頭側では椎骨動脈合流部が確認できる 図14．

頭蓋底手術手技を習得するためには，cadaver dissectionによって得られた手術解剖の知識やドリル操作技術の上に，実際の手術で培った止血法，剥離術や腫瘍摘出のエッセンスを積み重ねていく必要がある．したがって，解剖は必要条

Ⅲ. Posterior skull base

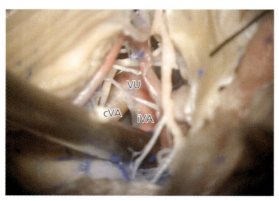

図14 椎骨動脈合流部
VU：椎骨動脈合流部，iVA：同側椎骨動脈（右），cVA：対側椎骨動脈（左）

件であるが，十分条件ではない．しかし，通常の術野ではみえないひとつ向こうの世界を知っているだけでも術中の安心感は得られる．本稿がこれから頭蓋底外科エキスパートを目指す若い先生の一助となれば望外の喜びである．最後に脊髄硬膜外静脈叢で有名なBatson先生の言葉を紹介し筆をおく．

"Living anatomy is slowly editing and replacing the anatomy of the dead room." by Batson OV.

- 文献

1) 坂田勝巳．後頭蓋窩頭蓋底の解剖総論．In：斉藤延人，編．ビジュアル脳神経外科7 頭蓋底2 後頭蓋窩・斜台錐体部．東京：メジカルビュー社；2012．p.2-15.
2) Fukushima T. Manual of Skull Base Dissection. 2nd ed. Raleigh: AF Neuro Video Inc; 2004.

〈坂田勝巳，田中貴大，末永　潤，川原信隆〉

Ⅲ. Posterior skull base

3 Cervicocranial approach
1）手術

本稿のタイトルは cervicocranial approach であるが，transcondyle approach や transpetrosal approach のように cervicocranial approach という特定のアプローチ方法があるわけではない．ここでは頭蓋頚椎移行部病変に対する最も基本的なアプローチである midline approach での術野展開における tips や手術症例を通して硬膜内操作での要点などを概説する．

■ Midline approach で対応可能な頭蓋頚椎移行部病変

上衣腫，髄芽腫など小脳発生の腫瘍は当然だが，その他にこのアプローチで対応可能な病変で，比較的遭遇頻度が高いものとしては以下のものが挙げられる．
- 大後頭孔 ～C1, 2 レベルの髄膜腫（付着部が腹側正中に達しないもの）
- C1 に発生した脊髄硬膜動静脈瘻
- C2 神経根に発生した神経鞘腫

この他，脊髄空洞症を伴った Chiari I 型奇形に対する大後頭孔減圧術，環軸椎亜脱臼に対する C1-2 後方固定術，などが midline approach の適応症例に含まれる．

■ 大後頭孔から環軸椎の手術解剖的特徴

大後頭孔から環軸椎の手術解剖における特徴を小項目に分けて解説する．
①椎骨動脈が立体的に走行する
椎骨動脈は C2 横突孔から出たあとに C1 横突孔へと上外側へ走行し，C1 横突孔を出た直後に後内側へ方向を変え，C1 椎弓上の椎骨動脈溝（groove for the vertebral artery）を走行し，大後頭孔・C1 間で硬膜を貫通してくも膜下腔へと進入する．C1 椎弓上を走行する椎骨動脈は C1 横突孔を出た後にいったん，椎弓から平均 6.8 mm 程度，逸脱して椎骨動脈溝へと戻る 図1 [1]．椎骨動脈の逸脱部分は上下頭斜筋，大後頭直筋に囲まれた suboccipital triangle 内の椎骨動脈に相当する．この逸脱という現象は動脈硬化の進んだ高齢者のみでなく，若年者でも同程度に認められるため，患者年齢に関係なく同部位の展開時における椎骨動脈損傷には注意が必要である[1]．

Ⅲ. Posterior skull base

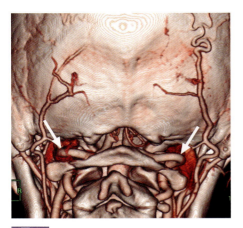

図1
椎骨動脈はC1からいったん逸脱して椎骨動脈溝へと戻って走行する（矢印）．

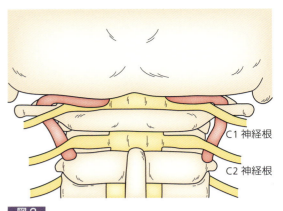

図2
後頭骨とC1の間からはC1神経根が，C1-2の間からはC2神経根が後外側方向へ分枝され，C3以下では神経根は前外側へ分枝することと対照的である．

②椎骨動脈周囲には静脈叢が発達している

C1椎弓上での椎骨動脈周囲の静脈叢をArnautovićがsuboccipital cavernous sinusと命名したように[2]，この部位の椎骨動脈は静脈叢に内包された形で走行する．この静脈叢はC1-2間の椎骨動脈でも同様に発達しており，頭蓋頚椎移行部での術野展開，椎骨動脈に対する操作はこの静脈叢からの出血をいかにコントロールするかが重要なポイントになる．

③脊髄神経が後外側に向かって走行する

後頭骨とC1の間からはC1神経根が，C1-2の間からはC2神経根が後外側方向へ分枝される．C3以下では神経根は前外側へ分枝することと対照的である 図2 ．C1神経根は椎骨動脈が硬膜を貫通する部位で椎骨動脈とC1椎弓の間から硬膜を貫通して後外側へと走行するが，C1神経根の多くは低形成で術中に確認すること自体が難しいことが多い．C2神経根はC1-2椎弓間で椎骨動脈と同様に静脈叢に囲まれた形で存在する．硬膜内病変の手術でこの神経根を操作することはないが，C1-2後方固定におけるC1外側塊の展開やC2に発生した神経鞘腫の手術では静脈叢からの出血をコントロールしながらC2神経根を展開する必要がある．

④頭蓋頚椎移行部は先天奇形が稀ではない

また，C1椎弓上の椎骨動脈溝上を骨が架橋している（osseous bridge）症例もある 図3A ．この場合，C1椎弓上面で椎骨動脈を確保するには架橋している骨を削除して開放する必要がある．また，C1と後頭骨が癒合している場合や 図3B ，椎骨動脈がC1の横突孔を通らずにC1椎弓下の脊柱管を通る（segmental course of the vertebral artery），あるいは椎骨動脈がduplicationとなり，C1椎弓上，下面を通ることもある 図3C ．また，後下小脳動脈が大後頭孔より尾側で分枝する（extracranial PICA）症例もある 図3D ．術前3D CTA

3. Cervicocranial approach　1）手術

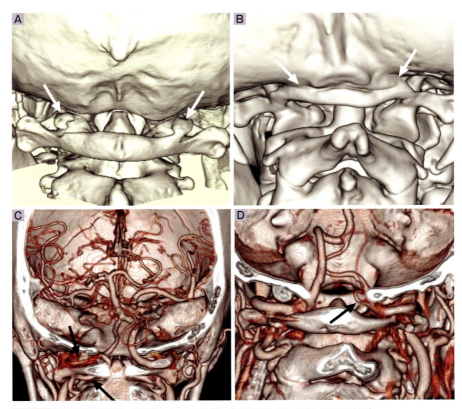

図3 頭蓋頸椎移行部で遭遇することの多い先天奇形（それぞれ矢印で表示）
A：C1 椎弓上の椎骨動脈溝上を骨が架橋．
B：C1 と後頭骨が癒合．
C：左椎骨動脈が duplication となり，C1 椎弓上，下面をそれぞれ走行．
D：右後下小脳動脈が大後頭孔外で分枝．

画像を対象にした筆者らの調査では，C1 osseous bridge は 9.3%，C1 椎弓下を通る椎骨動脈は 1.8%，extracranial PICA は 8.2% に認められ，術前には MRA のみでなく，3DCTA で解剖学的破格がないかを確認しておく必要がある[1]．

⑤C1 以下の展開には脊椎・脊髄解剖の知識を要する

　当然のことではあるが，C1-2 はそれより下位の脊椎と共通要素をもっている．C1-2 椎弓間の硬膜背側には黄色靱帯が存在し，後頭骨と C1 の間の黄色靱帯は名を変えて後環椎後頭膜とよばれる．後環椎後頭膜と硬膜は通常強く癒着しているが，C1-2 の黄色靱帯と脊髄硬膜の間には硬膜外脂肪組織，静脈叢が存在する．また，延髄頸髄移行部は大後頭孔近傍で複数の神経，血管や索状物が立体的に交叉する場所である．脊髄軟膜に起始する歯状靱帯は最上位のものが椎骨動脈の硬膜貫通部を越えて大後頭孔内側縁に付着する．2 番目の歯状靱帯は椎骨動脈硬膜貫通部の直下（尾側）に付着する．歯状靱帯の腹側には椎骨動脈，C1・C2 前根，後脊髄動脈の枝が，背側には C1・C2 後根，副神経脊髄根が走行する[3]．なお，C1 後根と副神経脊髄根の間には頻繁に交通枝が存在する．後述するが，脊髄硬

膜外腔を意識した術野展開や，硬膜内操作における歯状靱帯，脊髄神経根，副神経脊髄根などの認識，必要に応じた切断（sacrifice）の可否，などを知っておく必要がある．

■ 手術手技

後頭骨からC1-2レベル病変に対する手術症例から代表的手技を文章と動画で解説する．各動画の手術内容は以下の通りであるが，ここでは手技そのものを解説することが目的であるため，動画 1, 2, 4 には病変に対する手技（腫瘍の摘出，血管病変の遮断など）は含まれていないことを了承いただきたい．

　　動画 1： Chiari I 型奇形，脊髄空洞症に対する大後頭孔減圧術
　　動画 2： 右 C2 神経根に発生した硬膜外神経鞘腫の腫瘍摘出術
　　動画 3： C1-2 レベルに発生した髄膜腫の摘出術
　　動画 4： 右 C1 脊髄硬膜動静脈瘻の draining vein 遮断術

1. 後頭骨下面からC2までの展開

皮膚切開を正中においた場合，左右の筋群の正中癒合部分である項靱帯をモノポーラで切離する．後頭骨，C1 椎弓，C2 棘突起などモノポーラが接触しても安全な部位はモノポーラで露出する．後頭骨から C2 棘突起までが正中である程度露出されたら，外側展開のため顕微鏡を導入する．

①C1 の展開（動画 1）

動画 1

上記操作で露出したC1椎弓の露出面から骨膜を確保し，粘膜剝離子や鋭匙などを用いてC1椎弓上を滑らせるように骨膜下に筋群を外側へ剝離するが，C1椎弓上縁に付着する小後頭直筋は付着部を切断する必要がある．切断に際し，直下の静脈叢および椎骨動脈を損傷しないためにはモノポーラよりもバイポーラで付着部を凝固してハサミで切断するのが安全かつ確実である．小後頭直筋を処理したら，再びC1椎弓上で骨膜下に椎骨動脈溝を剝離して椎骨動脈を周囲静脈叢ごと剝離する．さらに椎骨動脈溝上で椎弓を外側まで展開するとC1の椎弓根，横突孔までを確認することができる．この操作はC1-2後方固定（Tan法）でC1外側塊にスクリューを挿入する際に必要である[4]．

②C1-2 椎弓間の展開（動画 1）

C1-2椎弓間には黄色靱帯と硬膜外脂肪織・静脈叢を有する空間（硬膜外腔）が存在する．硬膜展開の際，硬膜外腔に入るまではマイクロハサミなどで黄色靱帯を sharp dissection しても硬膜を損傷することはない．脂肪組織と硬膜外静脈叢の出現をもって硬膜外腔に入ったことを認識し，黄色靱帯を C1 下縁，C2 上縁沿いに外側へ切離すれば硬膜管外側にある発達した静脈叢を損傷することなく硬膜を確保できる．硬膜外腔や拡張した静脈叢はカダバーでは確認困難であるため，

動画 1　http://www.chugaiigaku.jp/images/movie/cad_sb/3310_yamaguchi_1.mp4

3. Cervicocranial approach　1）手術

実際の手術でこの腔の存在を認識する必要がある．C2 椎弓上縁には大後頭直筋が付着しており，C1 での小後頭直筋と同様に筋の付着部を切断する必要がある．

③**大後頭孔を含む後頭下開頭**（動画 1）

大後頭孔を第 0 頚椎（C0）と見立てて，環椎（C1）と同じような骨が後頭骨と癒合していると考えると後頭下開頭の手順を理解しやすい．Chiari I 型奇形に対する大後頭孔開放術では大後頭孔後縁より 2.5 cm 程度の開頭を行うが，C0 より上の後頭骨は 3〜4 mm の diamond burr で骨切りを行い，C0 部分は C1 の椎弓切除を行うようなイメージで大後頭孔直下の後環椎後頭膜・硬膜が露出するまで drilling で削除する．最後は，C0 削除部分と骨切り部分で囲まれた後頭骨弁を大後頭孔側へ挙上し，内板に付着した静脈叢を凝固，切離すると出血や硬膜損傷をきたすことなく大後頭孔を開放できる．

④**C2 神経根の展開**（動画 2）

動画 2

この操作は C2 神経根に発生した神経鞘腫の摘出，C1-2 後方固定（Goel-Harms 法）での C1 外側塊の展開などに限定される[5]．C2 神経根も椎骨動脈同様，その周囲に発達した静脈叢を有する．C2 神経根を露出するには静脈叢の一部を凝固・退縮させて，凝固面を少しずつ切断する操作を繰り返しながら外側へ展開することになる．いったん，静脈叢の壁に穴を開けると凝固止血でかえって静脈壁の孔が拡大することもあり，コラーゲンフリース（アビテン）やフィブリン糊つきゼラチンスポンジ（ゼルフォーム）を適宜使用する必要がある．なお，C2 神経根に発生した神経鞘腫では腫瘍の周囲に静脈叢が薄く引き延ばされて付着しているため，一見，静脈叢とわからないことが多いが，腫瘍の内減圧とともに静脈叢が拡張して出血してくる．このため，腫瘍の内減圧を行う前に腫瘍表面を十分に凝固し，静脈叢を退縮させてから真の腫瘍表面を露出させる必要がある．

2．硬膜内操作における注意点

動画 3

この部位の手術対象として最も多いと思われる髄膜腫を例示しながら，硬膜内操作における注意点を述べる（動画 3）．大後頭孔から C1-2 レベルの髄膜腫は延髄，脊髄の外側から腹側にかけて付着部を有する．牽引に弱い延髄や脊髄，硬膜を貫通した直後の椎骨動脈など重要な構造物に囲まれた髄膜腫を後方から detach するには術野の展開・形成が重要であることは論を俟たない．そのためには腫瘍周囲の構造物を認識し，場合によっては sacrifice 可能なものがどれであるかを知っておく必要がある．大後頭孔から C2 レベルで切断しても症状が出ない，あるいは重篤な症状が出ないものとしては以下のものが挙げられる．

- 歯状靱帯
- C1, C2 神経根，特に後根
- 副神経脊髄根と C1 後根の間の交通枝

動画 2　http://www.chugaiigaku.jp/images/movie/cad_sb/3310_yamaguchi_2.mp4
動画 3　http://www.chugaiigaku.jp/images/movie/cad_sb/3310_yamaguchi_3.mp4

Ⅲ．Posterior skull base

　歯状靱帯は硬膜内面の付着部で切離することで脊髄に可動性をもたせることができ，歯状靱帯に7-0プロリンなどの糸をかけて脊髄を軽く牽引する操作も術野の確保には有用である．また，副神経脊髄根は大後頭孔を越えて頸静脈孔へ向かう際，椎骨動脈の硬膜貫通部と交叉するように走行する．椎骨動脈硬膜貫通部付近で凝固操作を行うと副神経の刺激となり，胸鎖乳突筋や僧帽筋などボリュームの大きな筋群が収縮して術野が揺れるため手術の妨げとなる．副神経脊髄根とC1後根の間に交通枝が存在する場合は，この交通枝を切断して副神経を内側へ少し移動するだけで手術操作が容易になることもある（この操作のみ動画4参照）．また，くも膜下腔を走行する椎骨動脈や前後脊髄動脈などの損傷を防ぐために髄膜腫表面のくも膜をなるべく温存しながら，くも膜外で腫瘍をdetachしていくことも重要である．付着部が脊髄腹側面の正中に達する髄膜腫ではfar lateral approachなどのpostero-lateral approachが必要になるが，付着部が外側から正中に達しないレベルの腫瘍ではposterior midline approachでも十分に腫瘍を摘出可能である．ただし，detachがより容易になるようにC1椎弓を十分に外側まで削るなどの工夫が必要である．

動画4

▪文献

1) Yamaguchi S, Eguchi K, Kiura Y, et al. Posterolateral protrusion of the vertebral artery over the posterior arch of the atlas: quantitative anatomical study using three-dimensional computed tomography angiography. J Neurosurg Spine. 2008; 9: 167-74.

2) Arnautović KI, al-Mefty O, Pait TG, et al. The suboccipital cavernous sinus. J Neurosurg. 1997; 86: 252-62.

3) Rhoton AL Jr. The foramen magnum. Neurosurgery. 2000; 47(3 Suppl): S155-93.

4) Tan M, Wang H, Wang Y, et al. Morphometric evaluation of screw fixation in atlas via posterior arch and lateral mass. Spine. 2003; 28: 888-95.

5) Harms J, Melcher RP. Posterior C1-C2 fusion with polyaxial screw and rod fixation. Spine. 2001; 26: 2467-71.

〈山口　智〉

動画4　http://www.chugaiigaku.jp/images/movie/cad_sb/3310_yamaguchi_4.mp4

Ⅲ. Posterior skull base

3 Cervicocranial approach
2）カダバー

　後頭骨下部〜大後頭孔〜環軸椎にかけては，頭蓋（脳）から頚椎（脊髄）の移行部であり，解剖学的に特異な部位である．Cervicocranial approach とは頭蓋頚椎移行部に対する広義のアプローチ総称である．つまり，transcondyle approach や transpetrosal approach のように，cervicocranial approach という特定のアプローチ方法があるわけではない．ここでは頭蓋頚椎移行部病変に対する基本的アプローチである midline approach を用いて，基本解剖をカダバーで概説する．

　頚椎下部で断頭し，灌流固定したカダバーを用いた．色素の血管内注入を行ったが，対象領域に注入されていない箇所を認めた．後方正中からの術野を展開し，左側を dissection した．術野を対比できるように，右側は筋肉を含め構造物を温存した．

■ 硬膜外の解剖（皮膚切開〜筋肉剥離〜後頭骨）（動画1）

動画1

　Midline approach で硬膜外の基本解剖を確認する．後頭下開頭において，頭蓋外の椎骨動脈を安全に露出することを目的に，その解剖を理解することを第一義とする．
- 後頭蓋下筋群
- 後頭顆（occipital condyle）
- 環椎（C1），軸椎（C2）
- 椎骨動脈（vertebral artery：VA）
- 第1頚髄神経（C1神経），第2頚髄神経（C2神経）

1．皮膚切開

　皮切は正中から両側乳様突起に及ぶ馬蹄型の切開を入れ，次に外後頭隆起の上方から下位頚椎にかけて正中切開を行う．正中切開においては，左右筋群の正中癒合部分である項靱帯を確認する．項靱帯は下位頚椎でよく発達しており，左右の筋群が正中で融合し，断層面ではT字型をなしている．項靱帯を切開後，C2棘突起を指標として正中で触れながら，下方に正中切開を進める．

動画1　http://www.chugaiigaku.jp/images/movie/cad_sb/3320_harada_1.mp4

2. 筋肉切開〜後頭骨露出　図1

　大後頭孔下縁に向けて，後頭骨に付着する筋肉を一塊として剥離しながら骨面を露出してゆく．今回のカダバーでは左側の後頭下筋群は，皮膚・筋肉片を一塊として付着部から切離し後方へ翻転した．

　知識としては以下の各筋群の解剖（層・起始・停止）を整理する．後頭下筋群は3層よりなるが，VA確保の観点からは特に第3層の筋肉を理解する[1]．

①第1層
・僧帽筋（起始：上項線・項靭帯・C7-Th12棘突起，停止：肩甲骨）
・胸鎖乳突筋（起始：胸骨・鎖骨，停止：上項線）

②第2層
・頭板状筋（起始：項靭帯，停止：上項線・乳様突起）
・頭半棘筋（起始：下位頚椎／上位胸椎の横突起，停止：上項線）

③第3層
・大後頭直筋（起始：C2棘突起，停止：下項線）
・小後頭直筋（起始：C1，停止：下項線）
・上斜筋（起始：C1，停止：下項線外側）
・下斜筋（起始：C2，停止：C1横突起）

　後頭骨表面の正中上部には，外後頭隆起が突出している．外後頭隆起からは，弧状の隆起線である上項線が外側に走り，後頭下筋肉が付着する，その下方に平行して下項線を認める．

　剥離を進めると後頭窩の外側下面に，骨の窪みである顆窩（condylar fossa）が存在する．その底部には顆導出静脈（posterior condylar emissary vein）の通り道である顆管を確認できる．顆導出静脈はVA周囲の静脈叢と連続する．顆管の下方奥には後頭顆（occipital condyle）の，光沢のある白い関節面をみることができる．後頭顆は関節包に包まれているので，露出する際には大孔レベルの

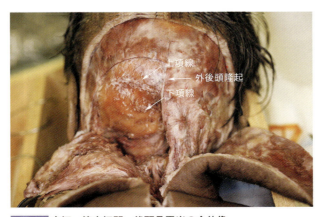

図1　皮切，筋肉切開，後頭骨露出の全体像
右側の筋群は残し，左側を剥離，露出している．

3. Cervicocranial approach　2）カダバー

骨縁にある，この関節包を切開する必要がある．

　第3層の後頭下筋肉を付着部の下項線より切離して反転すると，VAは第3層筋である大・小後頭直筋で覆われるため，頭蓋外のVAや周囲静脈叢を安全に露出できる[2]．

■ 椎骨動脈　図2

　頭蓋頸椎移行部の主幹動脈はVAである．大後頭孔外側部では，後頭骨の後頭顆と，環椎の外側塊上面にある上関節窩が環椎後頭関節を作る．C1の横突孔を出たVAは，環椎後頭関節の周囲を取り巻くようにC1の上縁を走行し，大後頭孔側方で後環椎後頭膜と硬膜とを貫き頭蓋内へと進入する．

　正中移行部に戻り剥離を進め，後頭骨表面，C1後弓正中の一部を露出する．露出したC1後弓の骨膜を，正中から外側へ，C1上縁に沿って剥離子などを用いて剥離する．C1の骨の感触を参考にしながら剥離するとよい．C1上縁に付着する小後頭直筋は，付着部から切断しながら剥離を進める．外側に向かって約10 mm程度剥離を進めると，C1上縁にわずかな骨の窪みを認める．この骨の窪みの上に，VAが静脈叢に囲まれて存在する（椎骨静脈叢）．VAに静脈叢をつけたまま剥離を進める．この部位はV3 portionに相当する．このC1上縁の骨の窪みにはいくつかの名称があるが，椎骨動脈溝，C1 notch，bony grooveなどと呼称される．この骨の窪みをみつけることにより，VAの位置が把握できる点で非常に重要である．

　VAはC2横突孔からC1横突孔へと上行し，C1横突孔を出た後に後内側に走行する．このC1上のVAは，椎弓より後方（背側）へ突出するように走行することがあるので露出の際に注意する[3]．上下頭斜筋，大後頭直筋で構成される，いわゆる後頭下三角の中のVAはこの部位に相当する．

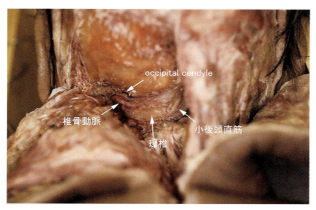

図2　椎骨動脈周囲の解剖（全体像）
環椎の横突孔を出たVAは，環椎後頭関節（occipital condyle）の周囲を取り巻くように環椎の上縁を走行し，硬膜を貫き頭蓋内へと進入する．

Ⅲ．Posterior skull base

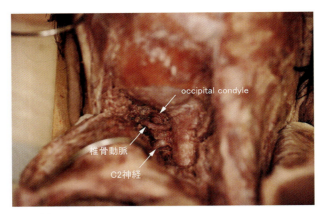

図3　後頭下開頭後の硬膜外解剖
左側の後頭下開頭後，大孔の骨縁を関節面まで削除，環椎と軸椎を削除，C2神経を露出．

　この部位のVAは，周囲を発達した静脈叢に覆われているため，VAを直接視認できない．頭蓋外のVAが発達した静脈に包まれることは，頭蓋頚椎移行部の解剖上重要である．大孔周囲には多数の静脈が存在する．椎骨静脈叢，顆導出静脈，舌下神経管内の静脈，などが互いに交通しているが，カダバーでは静脈が虚脱するため，その確認は困難である．

C1，C2神経　図3

　次にC1神経，C2神経を確認するためにC1とC2椎弓を露出する．C2椎弓には大後頭直筋が付着しており，筋の付着部を切離して露出する．C1とC2椎弓間の硬膜背側には黄色靭帯が存在し，後頭骨とC1の間の黄色靭帯は後環椎後頭膜と呼ばれる．

　後頭骨とC1の間からはC1神経根が，C1とC2の間からはC2神経根が，椎弓間の後外側面から出てくる．C1神経，C2神経には椎間孔がない．C1神経はVAが硬膜を貫通する部位で，VAとC1の間から硬膜を貫通して硬膜外へ出る．C1神経は低形成であることが多く，VAを露出した時点で切断されていることも多いため確認することが難しい．C2神経はVA同様に，その周囲に静脈叢が存在する．

■ 後頭下開頭～硬膜内の解剖　図4（動画2）

動画2

Midline approachでの硬膜内の基本解剖を確認する．
・VA
・下位脳神経（副神経～副神経脊髄枝　舌下神経）
・歯状靭帯（dentate ligament）

動画2　http://www.chugaiigaku.jp/images/movie/cad_sb/3320_harada_2.mp4

3. Cervicocranial approach　2）カダバー

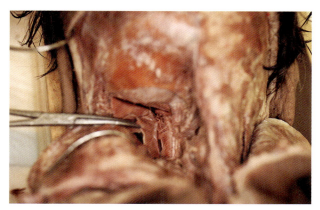

図4　硬膜切開，くも膜切開後の全体像

・C1 神経，C2 神経

　大後頭孔を含む片側の後頭下開頭を行う．後頭下縁を削除し，大後頭孔を開放する．側方は condyle 近傍まで骨削除し，外側塊まで C1 の椎弓切除を行う．同様に C2 の椎弓削除も行う．

　開頭後，硬膜とくも膜に縦切開を加え，頭蓋頸椎移行部を観察する．歯状靱帯は脊髄側面の軟膜に起始して，脊髄神経の前根と後根の間を通り，上位のものが VA の硬膜貫通部の背側部に付着する．次の歯状靱帯付着部は VA の硬膜貫通部の直下にある．歯状靱帯を硬膜付着部で切離することで，脊髄に可動性を持たせることができる．

　歯状靱帯の腹側には VA，C1・C2 前根，後脊髄動脈が存在し，背側には C1・C2 後根，副神経脊髄枝が存在する[4]．副神経脊髄枝は大後頭孔を経て頸静脈孔へ向かう際，VA の硬膜貫通部と交叉するように走る．硬膜内へ入った VA は，舌下神経管と延髄の間を上行する．

文献

1) 河島雅到, 松島俊夫. 頭蓋頸椎移行部の微小外科解剖. 脳神経外科ジャーナル. 2014; 23: 108-13.
2) 松島俊夫, 一ツ松　勤, 松角宗一郎. 椎骨動脈瘤の手術と大後頭孔外側部の外科解剖. In: 詠田眞治, 編. 顕微鏡下のための脳神経外科解剖 XVII. 1 版. 東京: サイメッドパブリケーション; 2005. p.76-86.
3) Yamaguchi S, Eguchi K, Kiura Y, et al. Posterolateral protrusion of the vertebral artery over the posterior arch of the atlas: quantitative anatomical study using three-dimensional computed tomography angiography. J Neurosurg Spine. 2008; 9: 167-74.
4) Rhoton AL Jr. The foramen magnum. Neurosurgery. 2000; 47（3 Suppl）: S155-93.

〈原田洋一〉

おわりに

　頭蓋底外科手術は，それぞれの手術手技そのものは他の脳神経外科手術と大きく変わりはないが，複雑な頭蓋底解剖を術野展開に応じて立体的に理解することが非常に難しい．このため，頭蓋底外科解剖に習熟するためにはカダバーでの手術シミュレーション実習が非常に重要となるが，カダバーが容易にできる環境に恵まれた施設は少ない．また，微小解剖を詳細に記載した解剖書はいくつかあるが，解剖の特徴がどのように実際の手術に反映されるかを理解するにはある程度の手術経験を必要とする．本書はこうした問題を解決するため，それぞれの到達法に対するエキスパートの先生方に実際の手術展開に応じた動画をカダバーでお示しいただき，詳しく解説を述べていただきました．頭蓋底手術解剖を理解する上で非常に役に立つ内容となっています．

　この付録のカダバー動画はこれまで私たち頭蓋底外科医が行っていたいわゆる先輩の手術を見て学ぶ学習を短期間で可能にする内容となっています．また手術手技の項目では，手術症例を上げながら手術の適応，実際のコツも含めた内容が詳しく解説されています．どの項目においても，これから頭蓋底外科を始めようとする先生から経験を積んだ頭蓋底外科医の先生まで幅広い脳神経外科医に役立つ内容となっています．さらに今回は経鼻内視鏡下頭蓋底手術についても十分な内容と動画が含まれているため，頭蓋底外科医にとって必要となるすべての到達法が網羅されています．

　もちろん頭蓋底手術は教科書および手術動画を見ただけで容易に行えるものではありませんが，手術に助手として参加する度に本書の該当箇所を復習いただくと，読者の頭蓋底外科医としての経験値は何倍にもなると確信します．

　今回は頭蓋底外科医の一人として本書の作成にかかわることができたことを非常に光栄に思います．また各項目において手術動画，解説で手術のコツ，解剖をあますことなく解説いただいた先生方には深く感謝しております．最後に頭蓋底外科医としてまだまだ若輩な私を本書編集にお誘いいただきました広島大学脳神経外科井川房夫先生に感謝いたします．

　　　　2017 年 3 月

　　　　　　　　　　　　　　　　　　　　　　　　　　後 藤 剛 夫

索引

あ行

鞍隔膜	31
鞍底形成	3, 8
咽頭後壁	51

か行

外側視神経内頚動脈陥凹	30
外側半規管	176, 183, 187, 211
外転神経	44, 54, 104, 128, 135, 185
海綿静脈洞	2, 3, 90, 95, 127, 153
顆窩	244
下顎神経	62, 67
下眼窩裂	104
蝸牛	129, 175
拡大経蝶形骨洞手術	2
顎動脈	60
下行口蓋動脈	66
下垂体	31
下垂体茎	31
下垂体腺腫	2, 3, 7
下垂体柄	20
仮性被膜	5, 9
仮性被膜外摘出	4, 6, 7
滑車神経	104, 129, 185, 188, 220
顆導出静脈	244
眼窩下神経	60
眼窩骨膜	103
眼球運動モニタリング	2
眼神経	104
眼動脈	91
顔面神経	103, 185
顔面神経膝神経節	187
顔面神経の vertical segment, tympanic segment	214
顔面神経迷路部	166, 175
キヌタ骨	176
機能性腺腫	5
嗅上皮	17

弓状隆起	165, 172, 183
頬骨弓後端	207
胸鎖乳突筋	194
棘孔	105, 129, 172, 187
頚静脈球	234
頚静脈結節	222
経錐体骨到達法	190
経蝶形骨洞手術	2
経鼻孔アプローチ	2
後環椎後頭膜	239
後交通動脈	185, 186, 188
後床突起	37, 130
鉤状突起	26
後錐体骨到達法	190
硬性再建	3
後大脳動脈	185, 186
後頭顆	243
後頭下筋層	230
後頭下三角	225, 232
後頭顆内側	55
後頭動脈	230
後半規管	183, 187
後鼻孔	26
骨膜硬膜	105, 110
固有硬膜	105, 110, 119, 121

さ行

サジ状突起	176
三叉神経	185
三叉神経鞘腫	137, 145
三叉神経第一枝	129, 130, 135
三叉神経第二枝	105
三叉神経第三枝	129, 172
三叉神経隆起	29, 61, 65
三半規管	214
耳介軟骨部	177
耳管	68
耳管咽頭口	47
耳管開口部	52, 68
耳管骨部	177
視交叉	31
視交叉下面	188

視交叉後方型頭蓋咽頭腫	186
篩骨洞	91
篩骨胞	26
自在鉗子	7
視索	188
視床下部	22
歯状靭帯	225, 239, 246
視神経	20, 31, 186
視神経管	104, 122
視神経鞘	105, 132
膝神経節	165
斜台	43, 52
斜台鼻咽頭部	47
術中モニタリング	46
上顎神経	62, 64
上顎洞	65
上顎洞膜様部	60
上下垂体動脈	20, 31
上眼窩裂	104, 110, 131
上小脳動脈	185
上錐体静脈洞	141, 156, 184, 188, 220
上前庭神経	166, 175
上半規管	166, 183, 187
神経内視鏡	2, 3
髄液漏	7, 8, 44, 49
錐体骨削除	41
錐体骨先端	188
錐体骨稜	172
錐体斜台部髄膜腫	137, 149, 180
錐体静脈	184
髄膜腫	129
頭蓋咽頭腫	3, 96, 129
頭蓋頚椎移行部	245
頭蓋底再建	22
頭蓋底病変	127
正円孔	62, 66, 110
正常下垂体	4
舌咽神経	185
舌下神経管	222
線維脂肪組織	103

前下小脳動脈	185	内頸動脈傍床部動脈瘤	109

前下小脳動脈　185
前床突起　93, 102, 132
前錐体骨到達法　190
前頭蓋底一塊切除　78
前脊髄動脈　55
前庭　166, 175, 214
前頭篩骨縫合　71
総脚部　214
側頭下窩　58, 62, 65
側頭葉固有硬膜　95

た行

第 0 頸椎　241
第Ⅶ・Ⅷ脳神経　185
大口蓋神経　66
大後頭孔　243
大孔腹側腫瘍　222
第三脳室底　54
第三脳室壁　188
大錐体神経　138, 154, 155, 165, 172
大浅錐体神経　182, 187
大腿筋膜弁　22
中硬膜動脈　105, 142, 182, 187
中大脳静脈　141
中鼻甲介　60
蝶形口蓋動脈　17
蝶形骨洞　3, 61
蝶形骨洞自然口　26
蝶口蓋孔　60, 65
蝶口蓋動脈　28, 60, 64, 65
蝶篩陥凹　26
蝶篩骨縫合　71
聴神経　185
蝶前頭縫合　71
椎骨静脈叢　245
椎骨動脈　55, 225, 243
椎骨動脈溝　237, 245
椎前筋　55
ツチ骨　176
動眼神経　53, 95, 104, 129, 185, 186, 188
トルコ鞍底　3

な行

内頸動脈　67, 186, 188
内頸動脈 C4 segment　135

内頸動脈傍床部動脈瘤　109
内嘴靱帯　87
内耳道　187
内側視神経内頸動脈陥凹　30
内リンパ嚢　182, 183
ナビゲーションシステム　46
乳頭体　53
乳様突起　201
脳底静脈叢　48
脳底動脈　185, 186
脳底動脈上小脳動脈分岐部動脈瘤　94
脳底動脈先端部　53, 97, 185
脳底動脈先端部動脈瘤　109, 115

は行

破裂孔　67
鼻中隔粘膜フラップ　47, 49
フィブリン糊　118
副神経　185, 246
副神経脊髄根　239
副神経脊髄枝　246
帽状腱膜弁　73, 83
傍床部動脈瘤　111
傍前床突起部動脈瘤　102

ま行

迷走神経　185

や行

有茎鼻中隔粘膜弁　16
翼口蓋窩　58, 64, 65
翼口蓋神経節　62, 64, 66
翼突管　30, 52, 61, 66
翼突管神経　61, 64
翼突管動脈　61

ら行

卵円孔　58, 67, 129

数字

3rd division of trigeminal nerve　164, 172
6-0 プロリン糸　94
Ⅶ labyrinthine portion　166, 175

A

abducens nerve　54
ABR　162
anterior craniofacial approach　72, 82
anterior intercavernous sinus　18
anterior petroclinoid fold　130
anterior petroclinoid ligament　123
anterico petrosal approach　137, 153
anterior petrosectomy　137, 142, 155
anterior spinal artery　55
anterior transpetrosal approach　170, 190, 217
anterior transpetrosal-transtentorial approach　129
anterolateral triangle　102
anteromedial triangle　133
anteromedial triangle approach　102
arcuate eminence　129, 130, 165, 172, 198
ascending C5　135
asterion　195, 201, 207, 232

B

basilar artery　129
Bill's bar　166, 175, 215
bipedicled temporoparietal galeal flap　74, 83
bony groove　245
bridging vein　220

C

C1 notch　245
C1 神経　246
C1 神経根　238
C2 神経　246
C2 神経根　238
C6 carotid　199
cancellous bone　92
carotico-oculomotor membrane　132

carotid cave 123
carotid-clinoid foramen 108
carotid-oculomotor membrane 110
carotid siphone 132
cavernous sinus 128
cervicocranial approach 237, 243
chiasma 31
clinoid space 107
clivus 52
CNAP 162
cochlea 175, 199
cochleariform process 176
combined transpetrosal approach 190, 205, 207, 217
common crus 214
condylar fossa 244
condyle 55

D

deep temporal fat pad 103
dentate ligament 246
digastric ridge 211
distal dural ring 93, 111, 119, 123, 133
Dolenc 128
Dolenc approach 102, 107, 119
Dolenc's triangle 107, 122, 124, 133
Donaldson's line 213
Dorello's canal 44, 128, 135
dura propria 131, 218

E

empty nose syndrome 20
endolymphatic sac 187, 199, 213
eustachian tube 52
eustachian tube bony part 177
eustachian tube cartilagious part 177
extended approach 25

extended transsphenoidal surgery 13
extradural anterior clinoidectomy 107, 119, 122
extradural temporopolar approach 102, 107, 119

F

falciform ligament 105, 111, 119, 123
fallopian canal 196, 202, 211
far lateral triangle 102
fibrin glue 136
fibrofatty system 103
foramen ovale 130, 218
foramen rotundum 120
foramen spinosum 172, 198, 218

G

Galea frontalis flap 74, 83
Gasserian ganglion 198
Gelform® 136
geniculate ganglion 130, 165, 198
greater superficial petrosal nerve 165, 172, 198
Grüber's ligament 54, 130, 135
GSPN 129

H

Hakuba's triangle 124, 133
horizontal crest 215

I

IAC 199
incus 176
inferior petrosal sinus 199
infratemporal fossa 130
inner reticular layer 135
inter clinoid osseous bridge 108
intercavernous sinus 3
interclinoid fold 131
interfascial fat pad 103

J

jugular bulb 196, 212, 234

K

Kawase's triangle 129
Knosp grade 7

L

Labbé 静脈 220
lateral opticocarotid recess 30
lateral parkbench position 208
lateral semicircular canal 176, 196
lateral sphenoid ridge 110
Liliequist membrane 133
longissimus capitis muscle 195

M

MaCewen's triangle 207, 211
malleus 176
mammillary body 53
mastoid antrum 211
mastoid tip 195, 201, 207
mastoidectomy 205
Meckel's cave 129, 135, 138, 185, 220
medial opticocarotid recess 13, 30
medial triangle 133
meningohypophyseal trunk 129, 135
meningo-orbital band 90, 105, 110, 121, 131, 136
middle fossa approach 130, 160, 170
midline approach 237, 243
modified Dolenc approach 90
modified orbitozygomatic approach 103
Mullan's triangle 118, 121, 124, 130

253

索引

N

nasopharynx 51

O

occipital condyle 243
occipital muscle 194
oculomotor nerve 53
olfactory unit 76, 84
Onodi cell 29
optic canal roof 110
optic nerve 31
optic strut 104, 110, 122, 132
orbito-naso-glabellar bone
 75, 84
orbito-zygomatic bar 103
orbitozygomatic approach
 102
orbitozygomatic osteotomy
 115, 131
outer mastoid triangle 207
outer triangle 195

P

palatovaginal artery 61
Parkinson's triangle 124, 135
peel off 91
periorbita 132
petroclival ligament 130
petroclival meningioma 129
petros ridge 172
petrosal vein
 143, 156, 188, 199
petrosectomy 205
petrosphenoidal ligament
 130
petrous apex 130
petrous ridge 130
pontomedullary junction 54
porus oculomotorius 133
porus trigeminus 129
posterior-combined petrosal
 approach 180
posterior condylar emissary
 vein 223, 244
posterior petroclinoid fold 131

posterior point of root of
 zygoma 195
posterior transpetrosal
 approach 190, 205
posterior transpetrosal
 transtentorial approach 207
postauricular C-shaped
 incison 209
presigmoid dura 212
presigmoid retrolabyrinthine
 posterior petrosectomy 180
prevertebral muscle 55
proximal dural ring 132
pseudocapsule 4, 7
pterigoid process 34, 41

R

recurrent meningeal artery
 91
rescue flap incision 17
retro-carotid space 108, 123
root of zygoma 201
Rosenmüller fossa 52

S

SHA 31, 105
sino-dural angle 196
skin-galea-fascial flap 103
sliding-lock-knot 法 23
spheno-basal sinus 109
spheno-petrosal sinus 109
sphenoparietal sinus 91
splenius capitis muscle
 194, 209
splitting mastoidotomy
 181, 187
stalk 31
sternocleid mastoid muscle
 209
subgaleal fascia 162
subgaleal fascia flap 163
suction decompression 113
superficial middle cerebral
 vein 109, 160, 192
superior orbital fissure 120
superior petrosal sinus 199

superior semicircular canal
 130, 166
superior vestibular nerve
 166, 175
supra-mastoid crest 197
supracondylar groove 55

T

temporal dural sinus 220
temporal rhomboid 198
temporal tegmen 196, 211
trans-cavernous approach
 107, 119
trans-maxillary approach
 58, 65
transbasal approach 70, 82
transclival approach 43
transcondylar approach
 222, 229
transcondylar fossa approach
 223
translabyrinthine approach
 202, 207
transmastoid approach
 201, 207
transpetrosal approach 190
transplanum-tuberculum
 approach 13
transsphenoidal approach
 2, 13, 25
transverse crest 215
Trautman's triangle 207
triangles 127
trigeminocardiac reflex 139

V

V-R ライン 62, 64
vertebral artery 55, 243
vestibule 166, 175, 214
vidian artery 41
vidian canal 30, 52
vidian nerve 17, 36
visual evoked potential 2, 93

W

wide sphenoidotomy 28

カダバーと動画で学ぶ頭蓋底アプローチ　　Ⓒ

| 発　行 | 2017 年 5 月 15 日　　1 版 1 刷 |

| 監修者 | 栗栖　薫 |

編著者	井川房夫
	川原信隆
	後藤剛夫

| 発行者 | 株式会社　中外医学社 |
| | 代表取締役　青木　滋 |

〒 162-0805　東京都新宿区矢来町 62
電　　話　03-3268-2701（代）
振替口座　00190-1-98814 番

印刷・製本/横山印刷（株）　　　　　　　　　〈RM・HU〉
ISBN978-4-498-22884-9　　　　　　　　Printed in Japan

JCOPY ＜（社）出版者著作権管理機構 委託出版物＞

本書の無断複写は著作権法上での例外を除き禁じられています.
複写される場合は，そのつど事前に，（社）出版者著作権管理機構
（電話 03-3513-6969, FAX 03-3513-6979, e-mail: info@jcopy.
or.jp）の許諾を得てください.